历代名医经方一剂起疴录

尤虎 苏克雷 熊兴江 编著

中国中医药出版社

·北京·

图书在版编目（CIP）数据

历代名医经方一剂起疴录 / 尤虎，苏克雷，熊兴江编著 .—北京：中国中医药出版社，2016.6（2024.8重印）

ISBN 978-7-5132-3294-4

Ⅰ . ①历…　Ⅱ . ①尤…　②苏…　③熊　Ⅲ . ①经方—汇编　Ⅳ . ① R289.2

中国版本图书馆 CIP 数据核字（2016）第 084796 号

中国中医药出版社出版

北京经济技术开发区科创十三街 31 号院二区 8 号楼

邮政编码　100176

传真　010-64405721

万卷书坊印刷（天津）有限公司印刷

各地新华书店经销

开本 880 × 1230　1/32　印张 18.5　字数 412 千字

2016 年 6 月第 1 版　2024 年 8 月第 8 次印刷

书号　ISBN 978 – 7 – 5132 – 3294 – 4

定价　68.00 元

网址　www.cptcm.com

服 务 热 线　010-64405510

购 书 热 线　010-89535836

维 权 打 假　010-64405753

微信服务号　zgzyycbs

微商城网址　https://kdt.im/LIdUGr

官 方 微 博　http://e.weibo.com/cptcm

天猫旗舰店网址　https://zgzyycbs.tmall.com

如有印装质量问题请与本社出版部联系（010-64405510）

内容提要

本书在汗牛充栋的古今中外历代经方医案文献中披沙拣金，严格筛选出“一剂治愈”或是“一剂显效”的经方验案，这不仅是理论联系实际的真实写照，而且还反映了医家的临床经验及思维活动。因其中又包括了对经典的阐发、具体疾病的辨证分析、经方的加减应用、药物性味功效的探讨等诸多方面的内容，浓缩、涵盖了中医理论和临床各方面的知识，故对于经方医案的研究、仲景著作的研读、中医基础理论的理解、古今中外历代医家学术思想的掌握以及临床各学科的深化等各方面都具有重要意义。

黄　序

无论是史料记载，还是临床所见，只要对证下药，中医看病起效是很快的。但是，不知从何时起，中医被戴上一顶“慢郎中”的帽子，似乎那些急症重病已经与中医无缘。于是，好多中医改做保健，美其名曰“治未病”，开出来的中药方也成为一种吃不好也吃不坏的保健品。这种认识不符合中医的历史和传统，这种现状亟需改变！

尤虎、苏克雷、熊兴江三位后起才俊，从古今中外历代中医著作所载的名医医案中，选择了一剂治愈或是一剂显效的案例，编成《历代名医经方一剂起疴录》一书。这是一本让人眼目清亮的好书。这本书不仅告诉我们中医原来不是“慢郎中”，可以看重病急症；更告诉我们临床要取效，需用经方。经方是《伤寒论》《金匮要略》等经典医著中记载的配方，这些千古相传的古代经验方，其方证明确，配伍严谨，只要方与证相应，就能起到古代医家所谓的“效如桴鼓”的疗效。

这本书没有多少理论的说教，而是摆出了许多事实，那就是医案。这些医案鲜活生动，具有现场感，让读者可以感知当时救治患者时惊心动魄的场面，可以了解医家辨证论治的细腻思路，也可以感知那些名医大家们举重若轻的胆量。

希望本书拥有更多的读者，希望更多的青年中医热爱中医并掌握经方，也希望中医临床工作者要多多记录并积累临床案例，若干年后，也可以让我们的后人再能编一本具有21世纪特色的“经方起疴录”！

南京中医药大学　**黄　煌**

2016年3月9日

编写说明

《长沙方歌括·卷首·劝读十则》云:“经方效如桴鼓。非若后世以地黄补阴,以人参补阳,以香、砂调气,以归、芎调血,笼统浮泛,待病气衰而自愈也。”《内经》云:“一剂知,二剂已。”又云:“覆杯而卧。”《伤寒论》云:“一服愈,不必尽剂。”可知古人用药,除宿病痼病外,其效只在半剂或一二剂之间。后世如薛立斋医案云:“服三十余剂及百剂效。”李士材云:“备参五斤,期于三月奏效。此岂果服药之效哉。乃病气衰而自愈,若辈贪天之功而为己力也。余阅其案,深悯病患之困于药甚于桎梏也。则以经方之疗效神速,为第三劝。”

章太炎先生言:“中医之成绩,医案最著。欲求前人之经验心得,医案最有线索可寻,循此钻研,事半功倍。”

本书广泛收集了古今中外历代中医著作所载的名医经方医案,并严格筛选出“一剂治愈”,或是“一剂显效”的经典验案,所查阅医籍包括医案专著、医案类书、医案丛书、医案合刊以及附有医案的其他论著（如本草、方书、医论医话类著作、临床各科医著、综合性医著、期刊杂志等），现编撰成册，以飨读者。

选案标准：

（1）医家姓名在医案中能够确认。

（2）明确提出经方方名者。

（3）虽未明确方名，但视其药物组成，确为经方者。

（4）非经方原方，已经加减变化，但组成仍以经方为主者。

（5）已经化裁，加减药物虽多，仍能体现经方法度且作用卓著者。

（6）与他方合用，取其功效相加或取长避短者。

（7）剂量不作为重点参考依据。

（8）仅选择一剂治愈，或是一剂显效的医案。

（9）如果在24小时之内治愈或显效，虽超过一剂，也收录在内。

除上述情况外，虽有经方之名，但已失经方之义，如加减过多、过杂者，或缺少经方主药者，难以体现经方法度，或两剂、多剂以上有效者，一概不选。

本书所谓之“经方”，是指医圣张仲景之方，即《伤寒杂病论》所载之方。《伤寒杂病论》共16卷，为东汉末年张仲景撰。其中《伤寒论》载方113首（实为112首），《金匮要略》载方262首，除去重复，两书实际收方269首。诸方法度严谨、药味精简、层次分明、疗效卓著，受到后世医家的推崇，《伤寒杂病论》更是因此被誉为“方书之祖”。

成无已曾言:“自古诸方，难以考评，唯仲景之方，最为医方之祖，是以仲景本伊尹之法，伊尹本神农之经，医帙之中，最为枢要。”朱丹溪亦言:“仲景诸方，实万世医门之规矩准绳也，后之欲为方圆平直者，必于是而取则焉。”足见经方的地位和价值。

历代医家在实践过程中，不断对经方进行阐释和发挥，并在临床应用中留下了大量的诊疗记录，以医案的形式保存至今，即经方医案。

经方医案是经方具体应用的记录，是仲景著作与临床实践的有机结合，具有极其重要的研究价值。历代经方医案文献数量众多，且涉及临床各科，内容丰富，是对经方理论的继承和发展。

有的施原方而起沉病，精于辨证；有的巧加减而疗顽疾，贵在灵活；有的合数方而攻一病；有的持一方而治百证；既有一般病而诊疗别具一格，又有疑难证而处治独辟蹊径。

本书在汗牛充栋的古今中外历代经方医案文献中披沙拣金，严格筛选出“一剂治愈”，或是“一剂显效”的经方验案，不仅是理论联系实际的真实写照，而且还反映了医家的临床经验及思维活动。因其中又包括了对经典的阐发、具体疾病的辨证分析、经方的加减应用、药物性味功效的探讨等诸多方面的内容，浓缩、涵盖了中医理论和临床各方面的知识，故对于经方医案的研究、仲景著作的研读、中医基础理论的理解、古今中外历代医家学术思想的掌握以及临床各学科的深化等各方面都具有重要意义。

本书可读性强，一个个鲜活的病例如在眼前，读者可身临其境，随历代名医 269 人（包括日本医家）跟诊抄方，有耳提面命、醍醐灌顶之感。医家按拼音排序。

需要特别说明的是，本书不可能涵盖历代名医经方一剂起疴的全部医案，主要因为原书作者记录医案的方法不同，很多医案不记录服药后的效果，或者记录不完整，故无法收录，如叶天士医案等。另外，还有一些两剂起效的医案，本书依照上述原则也未能收录，实为可惜。

在编写本书的过程中，笔者发现一剂起疴的医案有集中性：有些经方如大承气汤、四逆汤等方一剂起疴的案例非常多；汗法、吐法、下法之方剂，一剂起疴的案例也很多；而补法一剂起疴的案例少；有些医家特别擅长用某个经方，故记录的医案就比较多或比较详细……读者可以从各个医案中去体悟。

本书为中医药专业技术人员，中医院校师生必备的参考书之一，为中国传统文化爱好者、中医药爱好者、经方爱好者的收藏佳作。

目　录

A

奥田谦藏 …… 1

B

抱灵居士 …… 2
北山友松 …… 2

C

蔡仁山 …… 3
曹颖甫 …… 4
柴屿青 …… 13
巢渭芳 …… 13
陈葆厚 …… 14
陈伯坛 …… 15
陈艮山 …… 16
陈会心 …… 18
陈菊生 …… 19
陈良甫 …… 20
陈全忠 …… 21

陈三农 …… 22
陈绍宏 …… 22
陈逊斋 …… 26
陈治恒 …… 27
陈作仁 …… 28
程从周 …… 29
程凤图 …… 32
程仁甫 …… 34
程杏轩 …… 35
程原仲 …… 38
程祖培 …… 39

D

大仓滕云泽 …… 40
大塚敬节 …… 40
戴丽三 …… 48
荻野台洲 …… 49
刁本恕 …… 50
丁甘仁 …… 52
丁佑之 …… 53
杜钟骏 …… 54

F

樊伯贤 …… 55
范文甫 …… 58
范中林 …… 65
方　略 …… 67
方公溥 …… 68

方南薰 …… 68
费绳甫 …… 70
冯兆张 …… 73
福井枫亭 …… 74
傅松元 …… 75

G

高鼓峰 …… 76
高桥道史 …… 77
高泳霓 …… 78
龚廷贤 …… 79
龚志贤 …… 80
管先正 …… 84

H

何　任 …… 85
何鸿舫 …… 86
何绍奇 …… 87
何世英 …… 90
何拯华 …… 91
和田东郭 …… 92
和田启十郎 …… 93
和田正西 …… 94
洪裕封 …… 95
胡剑华 …… 96
胡慎柔 …… 97
胡天成 …… 97
胡希恕 …… 99

滑伯仁 …… 102
荒木性次 …… 103
黄超凡 …… 107
黄凯钧 …… 107
惠美宁固 …… 108

J

吉益东洞 …… 109
吉益南涯 …… 112
吉原南峰 …… 118
江篁南 …… 118
江应宿 …… 119
姜春华 …… 121
姜佐景 …… 122
蒋仲芳 …… 131
焦树德 …… 132

L

赖良蒲 …… 133
雷　声 …… 136
黎庇留 …… 136
李　炳 …… 143
李　铎 …… 144
李　培 …… 148
李冠仙 …… 149
李翰卿 …… 154
李孔定 …… 155
李师昉 …… 156

李文瑞 …… 157
李兴培 …… 158
李用粹 …… 159
李肇翚 …… 161
李中梓 …… 162
林珮琴 …… 163
林善星 …… 165
林上卿 …… 166
刘渡舟 …… 171
刘宏璧 …… 182
刘景琪 …… 183
刘荣年 …… 185
刘世祯 …… 186
刘云湖 …… 186
六角重任 …… 188
卢　复 …… 191
陆　严 …… 193
陆放山 …… 193
陆祖愚 …… 194
罗天益 …… 196
罗知悌 …… 200
吕用晦 …… 201

M

马光亚 …… 201
马培之 …… 203
马元仪 …… 204

门纯德 …… 209
明　鸣 …… 226
缪仲淳 …… 227

N

聂惠民 …… 229

P

潘明熊 …… 231
彭静山 …… 232
蒲辅周 …… 233

Q

齐秉慧 …… 237
前田文良 …… 239
钱　艺 …… 239
钱存济 …… 240
钱国宾 …… 242
浅田宗伯 …… 243
秦昌遇 …… 246
裘沛然 …… 246
权依经 …… 247

R

冉雪峰 …… 251
茹十眉 …… 253

S

山田光胤 …… 254
上田椿年 …… 255
邵章祥 …… 256

沈　源 …… 257
施　沛 …… 258
石野信安 …… 261
矢数道明 …… 261
矢数有道 …… 276
苏寿仁 …… 278
邃　岩 …… 279
孙　兆 …… 279
孙采邻 …… 281
孙奉职 …… 282
孙文垣 …… 282
孙一奎 …… 283

T

汤本求真 …… 287
唐朗山 …… 288
陶节庵 …… 289
藤平健 …… 290

W

万密斋 …… 291
万友生 …… 295
汪石山 …… 296
汪希说 …… 297
王　堉 …… 297
王好古 …… 300
王焕庭 …… 301
王季儒 …… 302

王建红 …… 305
王肯堂 …… 306
王孟英 …… 307
王三尊 …… 310
王廷俊 …… 313
王显夫 …… 316
王占玺 …… 317
王执中 …… 320
尾台榕堂 …… 320
魏树春 …… 321
魏长春 …… 322
魏之琇 …… 323
温载之 …… 325
吴　篪 …… 329
吴　楚 …… 330
吴　桥 …… 334
吴　缓 …… 335
吴才伦 …… 335
吴孚先 …… 336
吴茭山 …… 337
吴鞠通 …… 338
吴考槃 …… 339
吴佩衡 …… 340
吴仁斋 …… 354
吴棹仙 …… 355
吴灼燊 …… 357

X

西园公 …… 358
奚伯初 …… 359
席梁丞 …… 360
夏德馨 …… 361
相见三郎 …… 362
项彦章 …… 362
萧　京 …… 363
萧伯章 …… 364
萧瑞器 …… 368
小川幸男 …… 370
谢甘澍 …… 370
谢映庐 …… 371
星野俊良 …… 376
邢锡波 …… 377
徐灵胎 …… 399
徐守愚 …… 401
徐玉台 …… 406
许恩普 …… 406
许叔微 …… 408
薛　己 …… 414

Y

严苍山 …… 420
燕庆祥 …… 422
杨乘六 …… 424
杨仁旭 …… 426

杨志一 …… 427
姚龙光 …… 428
野津猛男 …… 430
叶橘泉 …… 430
易巨荪 …… 432
易聘海 …… 435
印会河 …… 435
永富独啸庵 …… 437
有持桂里 …… 438
余国俊 …… 439
余听鸿 …… 441
余无言 …… 446
俞长荣 …… 448
虞 抟 …… 457
喻嘉言 …… 458
袁 焯 …… 466
原南阳 …… 467
岳美中 …… 468
恽铁樵 …… 474

Z

翟竹亭 …… 475
张 琪 …… 478
张安钦 …… 481
张伯臾 …… 482
张凤逵 …… 483
张介安 …… 483

张景岳 …… 485
张菊人 …… 486
张令韶 …… 488
张路玉 …… 489
张梦侬 …… 492
张三锡 …… 493
张天锡 …… 494
张文选 …… 495
张锡纯 …… 497
张晓云 …… 507
张意田 …… 508
张友樵 …… 509
张宇庆 …… 510
张志聪 …… 512
张志民 …… 513
张仲华 …… 517
张子和 …… 518
张子淮 …… 522
章次公 …… 524
长泽道寿 …… 525
赵寄凡 …… 526
赵明锐 …… 527
赵绍琴 …… 534
赵守真 …… 537
赵锡武 …… 551
赵献可 …… 552

郑钦安 …… 553
郑叔渔 …… 554
郑重光 …… 555
中神琴溪 …… 558
周慎斋 …… 560
朱丹溪 …… 561
朱阜山 …… 563
朱增籍 …… 564
祝仲宁 …… 566
邹维德 …… 566
邹五峰 …… 567
邹趾痕 …… 568

奥田谦藏

医家简介：日本著名汉方医，古方派，著有《汉方古方要方解说》《伤寒论阶梯》等书。

高热

出处:《临床应用汉方处方解说》。

（某）1月15日，发病后第5日，服用葛根汤、小柴胡汤加石膏、小柴胡合白虎加人参汤，病情未见好转，因为痛苦，晨4时即醒来。严重口渴，一口喝下一玻璃杯水。心前区不适。高热达40.2℃，头面、身躯、四肢汗出如洗，然而脊背寒如泡在冷水中。心下痞硬，鸠尾至脐腹满而上冲。晨5时不待天明即给奥田先生打电话，主诉胸中痛苦难忍，辗转反侧。8时热度为39.7℃。或感冒，或肠伤寒，或败血症，令人不解。10时，奥田先生至而诊之，其脉洪大，烦渴自汗，背恶寒，心下痞硬。诊为典型三阳合病，完全符合白虎加人参汤证。背微恶寒，微为幽微之微，即恶寒源于身之深处。

服用白虎加人参汤1小时，恶寒、心下痞硬先消失，随之背中变温，心下轻爽。3个半小时，体温已降至37.5℃，诸症全部消失，有食欲，很快入睡。

抱灵居士

医家简介：清代医家，名李文来，代表作有《李氏医案》，刊于1686年。抱灵居士将汪昂《医方集解》与《本草备要》重新分类，合为一体，并参考其他有关医方著作纂集而成此书。书中将疾病分为60余类，按病载方，方后释药。书后并附用药加减、治法提纲等。现有康熙等刻本。

伤寒寒热如疟下利

出处:《李氏医案·伤寒利门》卷一。

张麻，伤寒十余日，屡治不效。予诊尺脉濡数，寸关伏，发热口渴，舌黄，微呕不食，至夜寒热如疟，大小便坠，日夜利黄赤色二十行。此阳陷阴中也。以小柴胡汤加花粉、茯苓一剂，寒热退，泻止，胸中饱闷，微呕。以前汤去花粉，加枳壳、陈皮一剂愈。次日腹痛泻痢，以三白汤加黄芩一剂而愈。

北山友松

医家简介：日本著名汉方医，其父为唐朝通事（翻译），于1627年后入籍于日。北山被誉为具有“旷世之才”“触手生春之妙”。代表作《北山医案》一书中对各医案的记述全面，脉证俱详，且多有诊疗过程中的治病思路，以及所涉及到的《内经》《难经》《神农本草经》等著作的相关论述。既用经典的论述作为辨证论治的指导方针，同时又用疗效来反证经典的权威和正确性。两者相辅相成，相得益彰，理论与实际紧密结合，告诉今人如何治病。

中风发热燥渴呕吐

出处：《伤寒论今释》卷二引《医方口诀集》。

平野庄一民，伤风发热，口燥而渴，与水则吐。后服汤药亦吐。诸医袖手。请治于予。脉之，浮数。记得《伤寒论》曰：中风六七日不解而烦，有表里证，渴欲饮水，水入则吐者，名曰水逆，五苓散主之。遂以五苓末，白饮和服。一匕知，三匕已。

蔡仁山

医家简介：湖南著名中医赵守真先生的老师，医德高尚，医术高超。蔡先生的医案仅见两案，记录在赵守真先生的《治验回忆录》中。

小儿肢厥神昏

出处：《治验回忆录》。

此吾师蔡仁山先生之验案也。有王香山者，家寒，子女多，次儿三岁，病吐泻，初不以为意，病亟始求医，治又不如法，半日间，病转剧，吐如涌，泻如注，旋又搐搦，继则肢厥神昏，气如悬丝。认为不治，弃于地，待气绝葬之口时，吾师出诊经其门，邻人不忍而代邀诊，先生欣然往。见儿僵卧地上，肢厥如冰，关纹不见，以手掐人中，不呻，又掐合谷，亦不呻，呼吸若有若无，抚心有微热，重手按其腹，儿目忽启，神光莹晶，切足三部脉亦不显。窃思该儿病虽沉笃，而神光未散，尚存一线生机，有可为力之处，讵能坐视不救。师先以艾火灸气海、关元、天枢、阳强及两足三里诸穴，并儿脐满填食盐，切生姜薄片，戳细孔无数，置盐上，再放艾团烧之，以作急救处理。当处人参四逆汤。

党参六钱，生附四钱，干姜三钱，炙草二钱。急火浓煎。

陆续灌下，尚能咽，两时内服完二煎，无转变，接进二剂，约四时许，身肢转温，目能启视，不吐不泻，气虚不能言。师曰：病庆再生，已无顾虑，可接服黄芪理中汤三剂调理即愈。此吾随诊经历其证，故能亲切言之，时在气十年以前事也。

曹颖甫

医家简介：曹颖甫（1866—1938年），名家达，字颖甫，一字尹孚，号鹏南，晚署拙巢老人，江苏江阴人。近代经方大家。著作有《伤寒发微》《金匮发微》《经方实验录》《曹颖甫医案》等，理论透彻周详而又切实用。

1. 伤寒头痛恶寒，发热不甚

出处:《经方实验录》上卷。

予友沈镜芙之房客某君，十二月起，即患伤寒。因贫无力延医，延至一月之久。沈先生伤其遇，乃代延余义务诊治。察其脉浮紧，头痛恶寒，发热不甚，据云初得病时即如是。因予：麻黄二钱，桂枝二钱，杏仁三钱，甘草一钱。又因其病久胃气弱也，嘱自加生姜三片，红枣两枚，急煎热服，盖被而卧。果一刻后，其病若失。

2. 伤寒欲呕

出处:《经方实验录》上卷。

黄汉栋，夜行风雪中，冒寒，因而恶寒，时欲呕，脉浮紧，宜麻黄汤。

生麻黄三钱，川桂枝三钱，光杏仁三钱，生甘草钱半。

汉栋服后，汗出，继以桔梗五钱，生草三钱，泡汤饮之，愈。

3. 伤寒发热无汗

出处:《经方实验录》上卷。

曹某之弟志松病，发热无汗脉浮紧，予用麻黄三钱，桂枝四钱，生草三钱，杏仁五钱，服后，微汗出，脉微，嗜卧，热退身凉，不待再诊，病已愈矣。

4. 月经不行，蓄血发狂

出处:《经方实验录》上卷。

住毛家弄鸿兴里门人沈石顽之妹，年未二十，体颇羸弱。一日出外市场，骤受惊吓，归即发狂，逢人乱殴，力大无穷。石顽亦被击伤腰部，因不能起。数日后，乃邀余诊。病已七八日矣，狂仍如故。石顽扶伤出见。问之，方知病者经事二月未行。遂乘睡入室诊察，脉沉紧，少腹似胀。因出谓石顽曰，此蓄血证也，下之可愈。遂疏桃核承气汤与之。

桃仁一两，生军五钱，芒硝二钱，炙甘草二钱，桂枝二钱，枳实三钱。

翌日问之，知服后下黑血甚多，狂止，体亦不疲，且能吸粥，见人羞避不出。乃书一善后之方与之，不复再诊。

5. 寒热往来，一日再发

出处:《经方实验录》中卷。

王右，六月二十二日。寒热往来，一日两度发，仲景所谓宜桂枝二麻黄一汤之证也。前医用小柴胡，原自不谬，但差一间耳！

川桂枝五钱，白芍四钱，生草三钱，生麻黄二钱，光杏仁五钱，生姜三片，红枣五枚。

按：病者服此，盖被自卧，须臾发热，遍身漐漐汗出，其病愈矣。又服药时，最好在寒热发作前一二小时许，其效为著。依仲圣法，凡发热恶寒自一日再发（指发热两次，非谓合发热恶寒为两次）以至十数度发，皆为太阳病。若一日一发，以至三数日一发，皆为少阳病。少阳病多先寒而后热。太阳如疟证却有先热而后寒者，观大论称少阳曰寒热往来，称太阳如疟曰发热恶寒，热多寒少，不无微意于其间欤。以言治法，少阳病宜柴胡剂，太阳病宜麻桂剂，证之实验，历历不爽。若反其道以行之，以柴胡剂治寒热日数度发之太阳如疟，每每不效，以麻桂剂治寒热一作之少阳病，虽偶或得效，究未能恰中规矩。《方极》云：桂枝二麻黄一汤治桂枝汤证多，麻黄汤证少。桂枝麻黄各半汤治桂枝汤、麻黄汤二方证相半者。此言似是而非，将令人有无从衡量之苦。余则凭证用方，凡发热恶寒同时皆作，有汗者用桂枝汤，无汗者用麻黄汤；发热恶寒次第间作，自再发以至十数度发者，择用桂二麻一等三方，层次厘然，绝无混淆。

曹颖甫曰：少阳病之所以异于太阳者，以其有间也。若日再发或二三度发，则为无间矣。太阳所以异于阳明者，以其有寒也，若但热不寒，直谓之阳明可矣，恶得谓之太阳病乎？固知有寒有热，一日之中循环不已者为太阳病，寒热日发，有间隙如无病之人者为少阳病，此麻桂二汤合用与柴胡汤独用之别也。病理既明，随证用药可矣。

6. 奔豚

出处:《经方实验录》下卷。

刘右，初诊九月十六日。始病巾中脘痛而吐水，自今年六月每日晨泄，有时气从少腹上冲，似有瘕块。气还则决然不觉。此但肝郁不调，则中气凝滞耳。治宜吴茱萸汤合理中。

淡吴萸四钱，生潞党五钱，干姜三钱，炙草三钱，生白术五钱，生姜三片，红枣十二枚。

二诊九月十八日:两服吴茱萸合理中汤，酸味减而冲气亦低，且晨泄已痊愈。惟每值黄昏，吐清水一二口，气从少腹挟痞上冲者，或见或否。治宜从欲作奔豚例，用桂枝加桂汤，更纳半夏以去水。

川桂枝二钱，白芍三钱，生草钱半，桂心钱半，制半夏五钱，生姜五片，红枣七枚。

服后痊愈。

7. 眩冒呕吐

出处:《经方实验录》中卷。

管右……九月一日咳吐沫，业经多年，时眩冒，冒则呕吐，大便燥，小便少，咳则胸满。此为支饮，宜泽泻汤。

泽泻一两三钱，生白术六钱。

本案病者管妇，年三十余……素有痰饮病，自少已然。每届冬令必发，剧时头眩，不能平卧。师与本汤，妇服之一剂，即觉小溲畅行。而咳嗽大平。续服五剂，其冬竟得安度。明年春，天转寒，病又发。师仍与本方，泽泻加至二两，白术加至一两，又加苍术以助之，病愈。至其年冬，又发。宿疾之难除根，有如是者！

8. 壮热便闭，头痛目不了了

出处：《经方实验录》上卷。

予尝诊江阴街肉庄吴姓妇人，病起已六七日，壮热，头汗出，脉大，便闭，七日未行，身不发黄，胸不结，腹不胀满，惟满头剧痛，不言语，眼张，瞳神不能瞬，人过其前，亦不能辨，证颇危重。余曰：目中不了了，睛不和，燥热上冲，此阳明篇三急下证第一证也。不速治，病不可为矣。于是遂书大承气汤方与之。

大黄四钱，枳实三钱，川朴一钱，芒硝三钱。

并嘱其家人速煎服之，竟一剂而愈。盖阳明燥气上冲颠顶，故头汗出，满头剧痛，神识不清，目不辨人，其势危在顷刻。今一剂而下，亦如釜底抽薪，泄去胃热，胃热一平，则上冲燥气因下无所继，随之俱下，故头目清明，病遂霍然。非若有宿食积滞，腹胀而痛，壮热谵语，必经数剂方能奏效，此缓急之所由分。是故无形之气与有形之积，宜加辨别，方不至临诊茫然也。

9. 满头剧痛

出处：《经方实验录》上卷。

女儿若华，忽病头痛，干呕，服吴茱萸汤，痛益甚，眠则稍轻，坐则满头剧痛，咳嗽引腹中痛，按之，则益不可忍，身无热，脉微弱，但恶见火光，日中燥，不类阳明腑实证状，盖病不专系肠中，而所重在脑，此张隐庵所谓阳明悍热之气上循入脑之证也。按即西医所谓脑膜炎之类。及其身无热，脉微弱之时，而急下之，所谓釜底抽薪也。若身有大热，脉大而实，然后论治，晚矣。

处方：生川军三钱，芒硝三钱，枳实四钱，厚朴一钱。

佐景按：若华女士服本方后约三小时，即下，所下非燥矢，盖为水浊也，而恙乃悉除，不需再诊。

10. 肠痈

出处:《经方实验录》下卷。

周，复发初诊，大便不甚畅行，自以他药下之，痛而不行，仲师所谓非其治也。今拟用承气汤加桃仁主之。

生川军三钱(后入)，枳实四钱，川朴二钱，桃仁四钱，芒硝二钱(冲)。

服后，便畅下，痛大除，惟有时按之还作小痛耳。

11. 产后燥热腹胀

出处:《经方实验录》下卷。

同乡姻亲高长顺之女……产后六七日，体健能食，无病，忽觉胃纳反佳，食肉甚多。数日后，日晡所，觉身热烦躁，中夜略瘥，次日又如是。延恽医诊，断为阴亏阳越。投药五六剂，不效。改请同乡朱医，谓此乃桂枝汤证，如何可用养阴药？即予轻剂桂枝汤，内有桂枝五分，白芍一钱。二十日许，病益剧。长顺之弟长利与余善，乃延余诊。知其产后恶露不多，腹胀，予桃核承气汤，次日稍愈。但仍发热，脉大，乃疑《金匮》有产后大承气汤条，得毋指此证乎？即予之，方用：生大黄五钱，枳实三钱，芒硝三钱，厚朴二钱。方成，病家不敢服，请示于恽医。恽曰：不可服。病家迟疑，取决于长顺。长顺主与服，并愿负责。服后，当夜不下，次早，方下一次，干燥而黑。午时又来请诊，谓热已退。但觉腹中胀，脉仍洪大，嘱仍服原方。实则依余意，当加重大黄，以病家胆小，姑从轻。次日，大下五六次，得溏薄之黑粪，粪后得水，能起坐，调理而愈。

12. 发热结胸便秘

出处：《经方实验录》上卷。

沈家湾陈姓孩年十四，独生子也，其母爱逾掌珠。一日忽得病，邀余出诊。脉洪大，大热口干，自汗，右足不得伸屈。病属阳明，然口虽渴，终日不欲饮水。胸部如塞，按之似痛，不胀不硬，又类悬饮内痛。大便五日未通。上湿下燥，于此可见。且太阳之湿内入胸膈，与阳明内热同病。不攻其湿痰，燥热焉除？于是遂书大陷胸汤与之。

制甘遂一钱五分，大黄三钱，芒硝二钱。

返寓后，心殊不安。盖以孩提娇嫩之躯，而予猛烈锐利之剂，倘体不胜任，则咎将谁归？且《伤寒论》中之大陷胸汤证，必心下痞硬而自痛，其甚者或有从心下至少腹硬满，而痛不可近为定例。今此证并未见痞硬，不过闷极而塞，况又似小儿积滞之证，并非太阳早下失治所致。事后追思，深悔孟浪。至翌日黎明，即亲往询问。据其母曰，服后大便通畅，燥屎与痰涎先后俱下，今已安适矣。其余诸恙，均各霍然。乃复书一清热之方以肃余邪。

嗣后余屡用此方治胸膈有湿痰、肠胃有热结之证，上下双解，辄收奇效。

13. 肠痈

出处:《金匮发微·疮痈肠痈浸淫病脉证治第十八》。

若华之母病此（肠痈），腰腹俱肿，有时发热自汗，有时不甚发热，痛不可忍，按之稍定，于冬至前二日，用大黄五钱，丹皮一两，桃仁五十粒，冬瓜子八十粒，芒硝三钱，服后腹中大痛，午后下血半净桶，而腹平痛止，不啻平人矣。

14. 肠痈

出处:《金匮发微·疮痈肠痈浸淫病脉证治第十八》。

辛未四月，强鸿培嗣子福全病此(肠痈)，既就宝隆医院矣。西医指为盲肠炎，并言三日后大开刀，福全不解，私问看护，以破腹告，福全惧，弃其衣物而遁。翌日，抵予小西门寓所，以腹中剧痛求诊。按其脉紧而数，发热有汗，但不恶寒，予即疏方(大黄牡丹汤)与之，明日复诊，盖下经三次而腹痛止矣。

15. 肠痈

出处:《金匮发微·疮痈肠痈浸淫病脉证治第十八》。

癸酉年治陆姓少女腹右旁痛，痛经四月，身体瘦弱。西医不敢开刀，由同乡高长佑推荐，予以此方(大黄牡丹汤)减轻授之，当夕下泥黑粪，痛未止，稍稍加重，遂大下黑粪，如河泥，其痛乃安，调理一月，方能出险，盖亦危矣。

16. 痛经

出处:《经方实验录》中卷。

顾右。十月二十六日。产后月事每四十日一行，饭后则心下胀痛，日来行经，腹及少腹俱痛，痛必大下，下后忽然中止，或至明日午后再痛，痛则经水又来，又中止，至明日却又来又去。两脉俱弦。此为肝胆乘脾脏之虚，宜小建中加柴、芩。

桂枝三钱，生白芍五钱，炙草二钱，软柴胡三钱，酒芩一钱，台乌药钱半，生姜五片，红枣十二枚，饴糖三两。

拙巢注：一剂痛止，经停，病家因连服二剂，痊愈。

按：余初疑本证当用温经汤加楂、曲之属，而吴兄凝轩则力赞本方之得。师曰：大论云："伤寒，阳脉涩，阴脉弦，法当腹中急痛，先与小建中汤，若不差者，小柴胡汤主之。"我今不待其不差，先其时加柴、芩以治之，不亦可乎？况妇人经水之病，多属柴胡主治，尔侪察诸云云。翌日据报，病向愈矣。

17. 腹痛纳减

出处:《经方实验录》上卷。

史左，阙上痛，胃中气机不顺。前医投平胃散不应，当必有停滞之宿食，纳谷日减，殆以此也。拟小承气汤以和之。

生川军三钱(后入)，中川朴二钱，枳实四钱。

拙巢注：服此应手。

18. 热利下重

出处:《经方实验录》中卷。

米右，高年七十有八，而体气壮实，热利下重，两脉大，苔黄，夜不安寐，宜白头翁汤为主方。

白头翁三钱，秦皮三钱，川连五分，黄柏三钱，生川军三钱(后下)，枳实一钱，桃仁泥三钱，芒硝二钱(另冲)。

服此之后，得快利，得安寐……竟复健康如中年人。

柴屿青

医家简介：身世具体不详，为清代魏之琇所编《续名医类案》中记录的医家。该书成书于清乾隆三十五年(1770年)，魏氏本身是一位学验俱富的临床医家。因鉴于明代《名医类案》所选资料尚多缺漏，而明后新见医案亦颇繁，乃“杂取近代医书及史传地志、文集说部之类，分门排纂”。

言语恍惚，恶食不寐

出处：《续名医类案·内伤》卷十。

少司马讳雅尔图，以扈从打围至德州，抱病给假回京。医投小陷胸汤一剂，顿即仰卧，神昏不语。又一医进参三钱，神气稍苏，言语恍惚，恶食不寐。延诊，雅云：素有肝病，遂述前方。按左关脉平和，惟心部空大。此心家之疾，与肝无涉，用酸枣仁汤而愈。

巢渭芳

医家简介：巢渭芳(1869—1929年)，师从孟河名医马培之，擅内、外、妇、儿各科，治伤寒有特长。对时病急症有独到之功，尤精于应用火针治肠痈和化脓性外科疾病，深得患者信服。他认为治症务在辨证明确，提出“药有专任，贵在不失时机，求稳每致贻误，顾全反觉掣肘”，家有病家赠送给他的“愿为民医，不作良相”的匾额。著有《巢渭芳医话》一册，是他一生诊疾治病的经验总结。除授徒朱彦彬、贡肇基等人都有成就外，其儿子巢少芳、孙子巢念祖、曾孙巢重庆，都秉承祖业，世代为医，悬壶孟河、万绥等地，为当地老百姓服务。

伤寒谵语下利

出处:《巢渭芳医话》。

孙社川妻年未四旬，值四月中，伤寒两候，已成陷症。谵语，舌垢黄、中焦黑，便泄一夜三四次，目红胸痞，举家以为祟症。邀补山寺诸僧礼忏不应，又用女巫画朱符咒等法，迟误至三候矣。社川岳丈与渭本家，邀往诊之。两脉沉细而伏，目昏红，言语若癫状。此六急下症之一也，以大承气下之，两剂而痊。病退后面浮肢肿，用建中收功。

陈葆厚

医家简介：清末民国时江苏名医，生卒年代不详，事迹见曹颖甫、姜佐景著《经方实验录》。精研伤寒论，医术甚高，深为曹颖甫敬重的老师之一。

经停腹痛

出处:《经方实验录》中卷。

常熟鹿苑钱钦伯之妻，经停九月，腹中有块攻痛，自知非孕。医予三棱、莪术多剂，未应。当延陈葆厚先生诊。先生曰：三棱、莪术仅能治血结之初起者，及其已结，则力不胜矣。吾有药能治之，顾药有反响，受者幸勿骂我也。主人诺。当予抵当丸三钱，开水送下。

入夜，病者在床上反复爬行，腹痛不堪，果大骂医者不已。天将旦，随大便下污物甚多，其色黄白红夹杂不一，痛乃大除。

次日复诊，陈先生诘曰：昨夜骂我否？主人不能隐，具以情告。乃予加味四物汤，调理而瘥。

陈伯坛

医家简介：出身贫家，得族亲资助入学，熟读经史义理，兼学中医。年弱冠，在广州大马站悬壶济世。著有《读过伤寒论》《读过金匮》和《麻痘蠡言》。深得《伤寒论》要旨，旁及各家，不固守旧说，着意创新，以精、警、整、醒四字为运行医术的方法（即：精通三阴三阳、五运六气；警觉那些有误的，对医书不生搬硬套；整理有层次，或从表面入里，或由里而发外；醒神清脑，随机应变）；对医理坚持“四不”（不剥削、不阿附、不随便敷衍、不拾人唾余），对前人注释张仲景《伤寒论》和《金匮要略》绝不盲从附和，悉心探索，创新医理；对传统中医的规例有所突破。特别是使用大剂量，对病人大胆对症下药，其用药剂量多至一剂有三四斤（1500～2000g），故被称为“陈大剂”，有广东四大名医之一和广东四大怪医之一的称誉。

1. 腹痛便秘

出处:《广州近代老中医医案医话选编》。

黄某，男，患腹满疼痛，不大便十余日。医以丸药下之，均不见效，延至二十余日，仍无大便。余诊其脉迟弱，认为中气虚而寒气凝也，如冰结焉，虽日施攻下，反伤中气，不特不通，反而伤害中气。当以温中祛寒为治。用重剂大建中汤，服后便通而愈。

2. 睡中昏迷

出处:《广州近代老中医医案医话选编》。

吴某，男，年四十许。一次为家人发现夜半睡中昏迷，不知人事，一二时后渐清醒，如是者屡见。余诊脉弦大，认为诸风掉眩，皆属于肝。且肝为罢极之本，魂之处也。睡时发生，是肝不藏魂故也。以吴茱萸汤治之而愈。

陈艮山

医家简介：陈艮山，精医术，曾业医南昌。身世具体不详，为何廉臣选编《全国名医验案类编》中记录的医家。该书刊于1929年，征集当时全国各地名医医案，共选辑三百余案。案后由何廉臣另加按语评述，对如何掌握这些病证的病机和辨证治疗，有一定的启发。

妊娠恶阻伴咳痰

出处:《全国名医验案类编·风淫病案》卷一。

病者：吴尧耕之女，年十九岁，住省城。

病名：伤风兼恶阻。

原因：体弱多痰，腊月行经，后感冒风寒，咳嗽发热，因食贝母蒸梨，以致寒痰凝结胸中。延医调治，投以滋阴降痰之品，复患呕吐，饮食下咽，顷刻倾出。更换多方，暂止复吐。病者辗转床褥，已越三月，骨瘦皮黄，奄奄一息。友人萧孟伯力荐余治，吴君乃延余往。

证候：呕吐不止，饮食罕进，咳痰稀白，大便干燥。

诊断：细按脉象，滑数有力，两尺不断，此孕脉也。何以有此久病？盖因受孕不知，旋因伤风咳嗽，以为贝母蒸梨可以治咳，不知适以凝痰。而医者不察脉情，泛用治痰通用之轻剂以治之，痰不下而气反上逆，遂成呕吐。所幸腹中有孕，虽呕吐数月，尚无大碍，否则殆矣。

疗法：用大半夏汤，先治其标以止呕。盖非半夏不能降胃气之逆，非人参不能补中气之虚，非白蜜不能润大肠之燥。开方后，吴曰：孕有征乎？余曰：安得无征！征之于脉，脉象显然；征之于病，若非有孕，君见有呕吐数月少纳饮食而不毙者乎？吴固知医，见余执方不疑，欣然曰：君可谓得此中三昧。余亦爱岐黄，略识一二，曩亦曾拟用半夏汤，群医非之而止。乃急以药进，至夜呕止酣睡。次早吴见余曰：非君独见，吾女几殆。乃立保胎和气之方，以善其后。

处方：仙半夏三两，白蜜三两，人参两半。河水扬二百四十遍，煎服。

又方：安胎。净归身三钱，抚川芎八分，高丽参三钱，漂於术二钱，酒条芩钱半，真阿胶三钱，大熟地二钱，法半夏钱半，蜜甘草钱半。墨鱼一两(熬水，去鱼)为引，水煎服。

效果：初方服一剂，呕吐即止，便亦略润，并无痰嗽，乃服次方四剂而胎安。嘱用饮食调养，而体健生子。

陈会心

医家简介：沈阳市名老中医。身世具体不详，为《沈阳市老中医医案选编》中记录的医家。

小儿完全性肠梗阻

出处:《沈阳市老中医医案选编》第一集。

关某，男，3个月。

患者其父代诉：日前原因不明阵发性哭闹，当时腹胀，可能有腹痛，三日间，不大便，吐奶不止，以后吐出黄色如大便样物，此间未曾进食，症状日益加剧。

曾经两个医院诊治，检查腹部可见肠影，腹壁紧张而拒按，经X光腹部单透，发现有液平面6～7个，并充满气体，确诊为完全性肠梗阻，经灌肠、下胃管等对症治疗，不见好转，终于决定手术疗法，患者家属考虑到小儿只3个月，不同意手术，而来中医处诊治。

1974年4月5日来诊：患儿面色苍白，精神萎靡，时出冷汗，腹胀拒按，大便不通。系脾阳不运，积滞内停所致。以厚朴七物汤治之。

方剂：厚朴 10g，桂枝 7.5g，甘草 10g，枳实 10g，川军 2.5g，生姜 5g。

按上方顿服一次即效。服药后 1 ～ 2 小时内，排出脓块样大便，以后两小时内，共排出三次稀便，随着腹胀消失，腹痛减轻。已经十余日，逐渐好转，与健康婴儿无异。

陈菊生

医家简介：清代常州阳湖人，身世具体不详，著《诊余举隅录》一书，原书虽有活字本，印行不多。

1. 霍乱

出处：《诊余举隅录》卷下。

戊子，余授徒于家，及门梅诠生之父，夜半患霍乱，医治以来复丹等方，吐泻不止，势甚可危，天甫明，来延余诊。切其脉，细数无伦，面赤舌绛，苔黄而薄，腹痛时作，知是阴虚有火。用复脉汤，易麻仁为枣仁，去桂枝、生姜，加川连、白芍。

服后，吐泻即止，渐进粥饮，再仍是方加减，眠食俱安而愈。

2. 咽痛

出处：《诊余举隅录》卷下。

辛卯春，余客济南，高君仲闻之妾，患咽痛，饮食不进，夜寐不安，身热便闭，病势颇危。用符祝、针砭法治之，不应，来延余诊。脉象洪大，审是温邪内蕴，不能下达，迫而上升所致，用三黄泻心汤加石膏、小生地。一剂痛减，二剂痛平。后以清养药调理而愈。

3. 吐血

出处：《诊余举隅录》卷下。

辛卯春，余客济南，有孙某患病月余，目赤唇裂，喉痛舌刺，吐血盈碗，证势颇危。前医用清火解毒之味，盖闻其人好服丹石，以为药毒迅发故也。迭饮不效，来延余诊。余切其脉，浮举似洪，沉按则细，知是命火外灾，无所归宿所致。用引火归元法，桂附八味丸加人参、牛膝为方，投剂辄应，数服而愈。此乃真寒似热之症也。与阴盛格阳、阴极似阳治法相同，与阳气有余、药用寒凉者迥别。个中辨法，全以脉为凭。

薛慎曰：人知数为热，而不知沉细中见数为寒甚。真阴寒证，脉常有七八至者，但按之无力而数耳，是寒热真假之辨也。且内伤与外感，治法亦异，外感宜散，可用姜附汤，内伤宜补，须用桂附八味法……桂附八味，补水中之火也。真阳得补，返归其元，热自收矣。使误假为真，恣用寒剂，祸如反掌，不可不慎。

陈良甫

医家简介：陈自明，南宋医学家。字良甫，临川(今属江西)人。三世业医，曾任建康府明医书院医谕。因认为前代妇科诸书过于简略，曾遍行东南各地，访求医学文献。采集各家学说之长，附以家传经验，辑成《妇人大全良方》，于妇科证治方法，收集较为详备。另着有《外科精要》等。他认为“世无难治之病，有不善治之医；药无难代之名，有不善代之人”，使得他的医誉远近闻名。

丹药致衄

出处:《续名医类案·丹石毒》卷二十二。

一富室男子。鼻血不止，六脉洪数。究竟云服丹药太过。遂用黄连、黄芩、大黄为末，水煎服愈。调服亦可。

陈全忠

医家简介：陈全忠，自号岐黄山人，法名智海，厦门市老中医，厦门市佛教文化学会理事，精中医，通儒释道，在鼓浪屿寓所辟百草园，种植中草药，不辞遐龄，行医济世，间或撰写医学、文史书稿，著述颇丰，深受学界瞩目。

热入血室

出处:《伤寒论方医案选编》。

郑某，女，29岁，工人。

患者因月经来潮忽然中止，初起发热恶寒，继即寒热往来，傍晚发热更甚，并自言乱语，天亮时出汗，汗后热退，又复恶寒。口苦咽干，目眩目赤，胸胁苦满，心烦喜呕，不欲饮食，神倦，9天不大便。经某医疗室血液检查：疟原虫阳性。诊为疟疾，按疟疾治疗无效。追查病史，据云：结婚多年，未曾生育。月经不正常，一般都是推迟，3～4个月来潮一次，经期甚短量少，继即恶寒发热。虽经服药治疗，但未能根治。舌苔白，脉象弦数。

处方：黄芩、柴胡、半夏、党参、生姜各9g，炙甘草6g，大枣6g，芒硝9g（另冲）。加清水2杯，煎取半杯，一次服。

当日上午10时服药，下午4时许通下燥屎，所有症状解除。嘱常服当归流浸膏，月经恢复正常。至今4年未见复发，并生育2个女孩。

陈 三 农

医家简介：身世具体不详，为清代魏之琇所著《续名医类案》中记录的医家。

时疫心下痞，咳逆

出处：《续名医类案·呃逆》卷十四。

一妇患时疫，饮水过多，心下坚痞，咳逆倚息，短气不卧，诸药无效。作停饮治之，进以五苓散，一剂而安。

陈 绍 宏

医家简介：陈绍宏，男。1966年毕业于成都中医学院医学系。现任主任中医师、教授、博士生导师、成都中医药大学附属医院急诊科主任、“全国中医急症医疗中心”主任、中华中医药学会急救学会副主任委员、中华中医药学会内科学会常委，为国家有突出贡献专家，享受国务院特殊津贴。

1. 上呼吸道感染

出处:《四川名家经方实验录》。

李某，女，65岁。1987年11月30日初诊。

患者3天前受凉后发热，体温持续39℃～40℃，自服抗病毒冲剂无效，遂来急诊就诊。查体：体温39.8℃，双咽部充血，扁桃体I度肿大，无脓点，心肺（-）。血常规：白细胞12.6×10^9/L，中性粒细胞0.82，淋巴细胞0.18。胸透：心肺未见异常。急诊医师诊为上呼吸道感染，要求其输液治疗，但因其经济困难，笔者遂让其留院观察服中药治疗。

症见恶寒，盖衣被而不减，恶风，不敢外出，严闭门窗，发热，恶寒重，发热轻，无汗，头项强痛，难以转侧，尤其是全身皮肤肌肉酸痛，不能触摸，口干不渴，小便少。舌质淡，苔薄白，脉浮数。

中医辨证：太阳伤寒，卫气闭郁。

治法：麻黄15g，桂枝15g，杏仁12g，葛根30g，白芍15g，生甘草10g。

嘱其1剂熬500mL，每2小时温服150mL，盖被而睡，病人于当晚10时服药，于第三服后半小时，病人觉全身烘热，微微汗出，皮肤、肌肉酸痛遂明显缓解，值班医师嘱其不要再服药，于第二日晨体温降至正常（36.7℃），复查血常规白细胞8.5×10^9/L，中性粒细胞0.67，淋巴细胞0.33，痊愈回家。

2. 伤寒发热，头身痛伴咳痰

出处:《四川名家经方实验录》。

田某，女，17岁，1997年3月21日初诊。

患者于7天前受凉后发热，体温39℃～40℃，于某医院急诊，查体：体温40℃，双咽部充血，扁桃体I度肿大，心肺（–）。血常规：白细胞6.0×10^{9}/L，中性粒细胞0.64，淋巴细胞0.46。胸透正常。于华西医大急诊静脉滴注青霉素、双黄连5天，体温仍不退，给予安痛定肌内注射后，大汗出，体温可暂时降至正常，但随即上升，遂转入笔者医院就诊。

症见恶寒，发热，恶寒重发热轻，无汗，口干不喜饮，头痛，身痛，肢节烦痛，咳嗽，少痰，痰白不易咳出。舌淡，苔薄白，脉浮数。

中医辨证：太阳伤寒。

治法：散寒解表。

处方：麻黄15g，桂枝15g，杏仁12g，甘草10g。

病人当日每2小时服150mL，连服2剂，于夜间12时开始出汗，体温渐退，第二日早晨降至正常。

3. 慢性肾功能不全

出处：《四川名家经方实验录》。

瞿某，女，45岁，工人。1993年11月20日初诊。

患者有慢性肾功能不全病史3年，继发肾性贫血，血红蛋白(HB)在6～8g/dL之间。肾性高血压，服用卡托普利25mg，1日3次；哌唑嗪1mg，1日3次。血压在(140～160)/(90～100)mmHg，相对较为稳定。血清尿素氮(BUN)15～18mmol/L，血清肌酐（Cr）300～400μmol/L，也较为稳定，院外服中药治疗。2周前因受凉而致肺部感染，致血压升至200/120mmHg，无尿，血清尿素氮32mmol/L，血清Cr800～1000μmol/L。住院抗炎治疗，静脉滴注节苄胺唑啉降压及其他对症治疗2周，肺部感染已痊愈，但血压须靠静脉滴注苄胺唑啉才能维持在150/90mmHg，少尿，每日400mL左右，血清BUN 20mmol/L，血清Cr不低于800μmol/L。主管医生劝其透析治疗，因经济原因而拒绝，而找笔者求治，就诊时症见神情萎靡，颜面白、面目浮肿，畏寒肢厥，裹以衣被，心悸，短气，动则难续，口淡无味，呕恶清水口涎，不喜饮，饮食少思，腹胀，食入则甚，大便稀溏，小便色白短少，下肢水肿按之如泥。舌质青淡，苔白厚腻，脉沉而细。

中医辨证：脾肾阳虚，水湿内停。

治法：温补脾肾，引水下行。

处方：金匮肾气丸合理中汤化裁。

制附片30g，桂枝15g，茯苓30g，泽泻30g，牡丹皮15g，生地黄30g，怀山药30g，山茱萸15g，党参30g，炒白术30g，干姜15g，怀牛膝15g，车前草30g。

服药1剂后，尿量开始明显增多，每日1000～1500mL，血压立即下降，停用苄胺唑啉，以心痛定10mg，1日3次，哌唑嗪1mg，1日2次，可使血压控制在(120～140)/(70～80)mmHg。服药5剂后，全身水肿消退，饮食基本正常，血清BUN降至10mmol/L，血清Cr降至180μmol/L，停止输液。再服15剂，血清BUN、血清Cr降至正常，血红蛋白升至9.2g/dL，好转出院。出院后每月服此方10～15剂，直至2001年因急性肾盂肾炎致肾功能严重损害，血清Cr 1200μmol/L，服中药无效，而转为腹透治疗。

陈逊斋

医家简介：陈逊斋（1888—1948年），福建长乐县人，清陈修园七世孙，少习科举，中年行医，曾至南京主办国医传习所，著有《伤寒篇注》《金匮要略注》及《温病学讲义》。抗日时，避地四川，在广安县与承淡安先生合办国医内科训练班，后即逝世。先生治医，专宗仲景，而能灵活运用，不拘泥于成法。遗著除上述数种外，尚有笔记一橱，乃先生应用仲景方，历验有得之言。

伤寒喉间白腐，下利吐脓血

出处:《伤寒论译释》下册。

李梦如子，曾二次患喉痰，一次患溏泄，治之愈。今复患寒热病，历十余日不退，邀余诊。切脉未竟，已下利二次，头痛，腹痛，骨节痛，喉头尽白而腐，吐脓样痰夹血，六脉浮中两按皆无，重按亦微缓，不能辨其至数，口渴需水，小便少，两足少阴脉似有似无。诊毕无法立方，且不明其病理，连拟排脓汤、黄连阿胶汤、苦酒汤，皆不惬意，复拟干姜芩连人参汤，终觉未妥，又改拟小柴胡汤加减，以求稳妥。复询其父，病人曾出汗过几次？曰：始终无汗。曾服下剂否？曰：曾服泻盐三次，而至水泻频仍，脉忽变阴。余曰：得之矣，此麻黄升麻汤证也（以未曾寒解而攻其里，表热内攻，故上热，下之里虚，故下寒）。病人脉弱易动，素有喉痰，是下虚上热体质。新患太阳伤寒而误下之，表邪不退，外热内陷，触动喉痰旧疾，故喉间白腐，脓血交并。

脾弱湿重之体，复因大下而成水泻，水走大肠，故小便不利。上焦热甚，故口渴。表邪未退，故寒热头痛骨节痛，各症仍在。热闭于内，故四肢厥冷。大下之后，气血奔集于里，故阳脉沉弱。水液趋于下部，故阴脉亦闭歇。本方组织，有桂枝汤加麻黄，所以解表发汗，有苓、术、干姜化水，利小便，所以止利，用当归助其行血通脉，用黄芩、知母、石膏以清热兼生津液，用升麻解咽喉之毒，用玉竹以祛脓血，天冬以清利痰脓。明日，服此方……后果愈。

陈治恒

医家简介：陈治恒，名和文，男，1929年生，四川省巴县人。出身于中医世家，幼承庭训，喜好医学。专门师事著名伤寒专家邓绍先先生，精研中医经典及历代名家著述。历任助教、讲师、副教授、教授，曾任内科教研室副主任、伤寒金匮教研室副主任、伤寒教研室主任，为伤寒硕士研究生导师，1991年被国家中医药管理局、人事部遴选为全国名老中医师带徒指导老师。兼任四川省中医学会仲景学说专业委员会主任委员、中国人体科学会理事、四川省人体科学学会常务理事。享受国务院政府特殊津贴。

伤寒寒热往来

出处：《四川名家经方实验录》。

帅某，女，76岁，某研究院退休职工。

据家属代诉，因发热10多天，住院已1周多，经查血、胸透及多种检查，尚未明确诊断，治疗亦未见好转。近又发现左侧颈部有一如黄豆大之淋巴结肿大，医生拟做活检，患者坚持不愿接受，要求服用中药治疗，故前来求笔者往诊。询其详情：病因受凉而起，初觉畏寒、发热、头痛，自服感冒药未好，便到门诊输液两天，发热仍然不退，遂入院治疗。每天寒热时作，犹如发疟疾一样，体温时高时低，高时达39℃以上。头晕目眩，口干苦，不思饮食，大便尚通，小便少。诊其脉得弦紧之象，苔白微腻，舌尖略红。

中医辨证：伤寒邪传少阳，病在半表半里。

治法：和解少阳。

处方：柴胡15g，黄芩10g，半夏12g，生姜10g，茯苓10g，陈皮6g，大枣10g，炙甘草5g。2剂，水煎去滓，再煎温服。嘱先服1剂，以观病情进退。

次日来电称：服药1剂后，发热已退。嘱继续服完第2剂，并注意病情有无反复，再议。

第4天，患者竟然随其女来到门诊，谓服完第2剂后，寒热未再发作，体温已经正常，二便通利，精神好转，故已出院，拟再来看看。笔者见患者诸症已平，脉象已转缓和，遂改拟六君子汤加谷芽、麦芽、神曲方2剂与服，随后经调理半月而安。

陈作仁

医家简介：身世具体不详，为何廉臣选编《全国名医验案类编》中记录的医家。

春温壮热多汗，口渴便闭

出处:《全国名医验案类编·火淫病案》第六卷。

病者：杨春芳，年四十八岁，南昌人，住广润门外。

病名：春温误治。

原因：房事过劳，时届春令，无以应生发之气，致发春温重症。误服辛温发表等剂，病日加重，延误旬日。

证候:壮热不退，汗多口渴，大便旬余不通，舌苔黑生芒刺，病势危险已极。

诊断：脉左右俱洪数鼓指。合参病势现象，察其前服各方，知系春温误药所致。证已至此，非大剂滋阴兼涤肠，不及挽救。

疗法：议以增液承气法，重用元参、生地、麦冬为君以滋水养阴，合大承气汤以急下存津，此亦破釜沉舟之意也。

处方：润元参六钱，鲜生地六钱，杭麦冬五钱（去心），生川军三钱，川厚朴二钱，炒枳实二钱，元明粉二钱（冲）。

次诊：一剂大便即通，热渴俱减，险象已除。

程从周

医家简介：程从周，字茂先，安徽歙县人，生于公元1581年，卒年不详。《新安名医考》。程氏出身于书香门第，初习举子业，不售，遂精心于岐黄。程氏将平时“每有一得之愚，能活一人之命者，录其颠末，藏诸笥中，日积月累，遂成其帙”，为《程茂先医案》四卷，于1632年刊行。该书收案90例，涉及内、妇、儿、外各科病种，记载如实、详细，有分析，有讨论，学术价值较高，可读性较强。但因刻本较少，仅1964年上海中医学院图书馆据1632年本影印，故流传不广，而影响不大。1993年安徽科技出版社《新安医籍丛刊》又据影印本校点刊行》。《程茂先医案》是至今发现的程从周唯一的一部医学著作。

1. 食积午后潮热

出处:《程茂先医案》卷一。

刘尧周，年三十五岁，色苍而瘦弱。七月间，因连日早起吃熟牛肉，随即过河下盐。此饮食后渡河，而即受风寒，初寒或轻，不以为意，次日又吃牛肉，如此三日矣，以致病渐沉重。已更二医，只云气血虚弱之甚，又连日下盐辛苦，此劳倦太过。药用滋补，而病益甚。或有汗或无汗，身上或热或凉，无力以动。延至八九日间，昏昏沉沉，至午后，发热，坐卧不宁，烦躁不安。

及邀余过诊，六脉沉细无力，舌润无苔，口亦不甚干，惟脐腹按之微疼，胸膈不宽。以脉论之，殊无大热，若云有滞，而脉又不应指，且面黄，而相带孤夭，辗转无力，羸弱不堪，似难议用重剂。细询之，初病因食牛肉而起，连日大便虽解而甚微。愚意其中积滞尚多，故热发于午后，此正食积而潮热也，当用化滞大柴胡汤，大黄先用三钱。

服后大便略解，而烦躁略宁。次日，因食清米饮数口，随即作热，而腹又膨。余曰：是矣！仍用前方重加大黄两许，方得行下积垢若干。次日热退身凉，亦不烦躁，惟尚不知饿。余曰：此腹中仍有未尽者。乃复再行一次，方思饮食，调理数日而痊。

但此症若以色脉为拘，或富贵之家畏首畏尾，不肯轻用大黄者，亦未必即能奏效矣。大都此症重在初食牛肉而致病，既病其滞自然不化，且又未经通利大便微解，故其烦热如此，非滞而何然？又不以脉拘者，何哉？有一等至愚至贱之人，常时六脉极微，似有似无，或亦有两手绝无脉者，而其人则精神强健，无异众人。此皆禀赋不同，万中而一。如医治此等之人，又当别议也。

2. 瘟疫身黄发斑

出处:《程茂先医案》卷二。

周郁吾，江右疡医也，得时疫热证，原兼停滞而起，因新娶，即寄居秦氏叔岳家，就近延医，渐致沉重，身目俱黄如柏，遍身紫斑点如蚊迹之状，目无所见，耳无所闻，呼亦不应。乃叔岳已代备衣棺，闻予医愈其乡人何云从之弟，乃迎余过诊一决。见其舌上黄苔，问之，数日未更衣，而脉已散乱。问还可救否？余曰：论脉无起色，但伤寒有凭症不凭脉者，今用背水一阵，或侥幸于万一，如再迟延，非余所知也。乃以大承气汤，倍加硝、黄灌下。

一时许，腹中作响，缘昏沉不能起来，因而秽污满床。大行数次，便开目能认人，调治月余而愈。

3. 喉痹便秘

出处:《程茂先医案》卷三。

汪兆初之女，年十七，患咽喉疼痛，不利声语，大便五日不通。医用甘桔汤加黄柏、知母、玄参不效，又医用四物滋阴之类，亦不效，请治于余。予乃用大柴胡汤倍加酒大黄，一剂而痊。

或曰：此何术也？予曰：此手阳明实热，火炎上焦故也。盖咽喉乃肺之标，大肠乃肺之腑，今五日不更衣，阳明之热极矣，故邪反干肺金。今医乃用前项之药，所谓求标而舍本，其何能济？予乃直泻阳明之热实，窃灶底抽薪之法耳。诸君徒扬汤止沸，何以奏功？

程凤图

医家简介：清代人，具体身世不详，程氏于晚年将所集验案分为六卷，名曰“医案启蒙”，成书于清道光十九年（1839年），意使后世学者，由此可触类引申。后又由其子孙及众弟子整理重抄。全书载验案二百例，以内科杂证为主，兼有外、妇、儿、五官科。书中每案均首列患者姓名、性别，次述证状，分析证候及处方用药，程氏记述诊疗过程殊详，并引经据典，阐述病证及治则原委。作者善用古方予以加减变通取效，切于实用，可供后世学者参考。现存清道光十九年抄本。

1. 热入血室

出处：《启蒙医案》二集。

岁道光癸巳，余在八都寺前，朱藤坑王宅糊口。有旺翁乃郎是余之门墙桃李也。时届孟夏，适余归里，彼地时症盛行，渠家大小皆患时疾，雇邻妇长才兄之母伏侍。惟渠乃正恙患滋甚，延医多人弗效，时值仲夏之初，余才到寓，诘朝渠弟得华兄来请余诊。

六脉细数无神，症现热多寒少，头痛，身痛，不食便闭，溲赤，面黄，目暗，耳聋，舌心煤边赤，神昏，夜则谵语见鬼，喜忘如狂之象。议辛凉清络之法，嘱服一剂。诘朝视之，按其六脉皆无，症变四肢厥冷，身体僵直，耳聋耳赤，睛珠突露神射人，颊红唇紫，舌苔焦黑枯燥而强，谵语言謇，其人知觉昏昧，如狂喜忘，有庄严状，时言声雄，及探问其苦喜病情，皆不能答，其时渠家嗟怨，旁议沸腾，非但人人警骇，抑且余亦异之，莫测其变，不觉汗颜，而谓得华兄曰：想必昨服余药之误，致变脉症如此，意欲告辞，免致因循误事。得华兄曰：恐未必然，怕是病深症久，应时传变，亦未可知，岂是子药之误，请勿辞之，仍望细究病因，斟酌损益，立方救援。

余不得已，遂细询其起病何时，年纪岁多，以及月事有无。答曰：病起四月中旬，年届五旬，天癸未绝。长才母曰：病后五日，小衣上见有经水适来适断，自尔昼则明了，夜则谵语。余因思之，忽然顿悟……因令长才之母，嘱其将病人小衣解去，以手按其少腹，果然碍手，病人勃然扬手掷足之状。余曰：此乃热入血室之症也。故少腹急结耳，是邪热入于血室，与未尽之余血，结于膀胱，故变如此……是可与仲圣桃仁承气汤而勿疑矣。方用桂枝一钱，炙甘草一钱，桃仁一两，大黄四钱（另包渍汁冲服），芒硝四钱（另包煎好再入）。嘱服一剂。若欲大便时，将净桶乘之，当有瘀血自下，下者愈。

翌日，得华兄来请复诊，偕往渠家，将受乘净桶视之，果有瘀血燥屎。及诊六脉细弱无力，询其诸恙皆安，惟肢体疲倦，神气虚衰，色枯舌燥，身有微热。是邪去正虚，阳津阴液告竭之候，爰定仲景复脉汤加减治之而愈。

2. 蛔厥

出处:《启蒙医案》五集。

岁咸丰辛亥，暮春月，何时发兄乃郎，恙患身热，目陷神昏，时静时烦，不食消渴，吃茶吐茶，吃水吐水，吐出蛔虫，来请余诊。视其关纹青色，舌淡。余曰：此厥阴蛔厥殆证也。因感惊骇触动肝风使然。幸治得早，可望挽回。爰立仲景乌梅丸，一剂而愈。

程仁甫

医家简介：身世具体不详，为明代江瓘所编，其子应宿增补的《名医类案》中记录的医家。该书成书于1552年，后经清乾隆年间魏之琇等重校，即今流通本。全书集录明嘉靖以前历代名医治案，按病证分类编纂。分205门，包括外感伤寒温病及其他内科杂病、外、妇、儿科等多种病证，病案记录较详，辨证、方药亦较妥当，并附编者按语及其治案。《四库全书总目》谓其“可为法式者固之八九”，是我国第一部以疾病种类编纂的大型医案专著，不仅对历代临床医家有较大的指导作用，而且对医案学的发展亦有十分重要的意义。现存明刻本、日刻本、多种清刻本、《四库全书》本等。1949年后有影印本。

癃闭

出处：《名医类案·淋闭》卷九。

孚潭汪尚新之父，年五十余，六月间忽小便不通，更数医，已五日矣。予诊，其六脉沉而细。曰：夏月伏阴在内，因用冷水凉药过多，气不化而愈不通矣。用五苓散倍加肉桂，外用葱白煎水热洗，一剂顿通。

程杏轩

医家简介：程杏轩，名文囿，字观泉，号杏轩，安徽歙县东溪人，清代嘉庆道光年间署名新安医家。杏轩学验俱丰，选方用药灵活变通。其一生中要有两部医著——《医述》和《杏轩医案》。《医述》是他“博览《灵》《素》以后历代诸家之论，采其精当者，萃为一集”。《杏轩医案》则是其理论水平和临床经验的集中反映。“凡应手之处，往往录而存之，以自验学力之浅深。”程氏熟悉《内经》理论，融汇仲景之道，旁通历代医家学说，推崇张景岳“温补”之论，兼擅吴又可、叶天士等吴门医家的温病治法。

1. 小儿麻疹隐闭喘闷

出处:《杏轩医案》初集。

肖翁三郎心成兄，幼时出麻，冒风隐闭。喘促烦躁，鼻扇目阖，肌肤枯涩，不啼不食，投药莫应。翁商于予。见其势濒危，谓曰:此麻闭急证，药非精锐，蔑能挽救。方疏麻杏石甘汤与之。一服肤润，麻渐发出；再服周身麻出如痱，神爽躁安，目开喘定。继用泻白散，清肺解毒，复用养阴退阳之剂而愈。

予治麻闭危候，每用此方获验。盖麻出于肺，闭则火毒内攻，多致喘闷而殆。此方麻黄发肺邪，杏仁下肺气，甘草缓肺急，石膏清肺热。药简功专，所以效速。可见仲景方，不独专治伤寒，并能通治杂病也。

2. 食厥

出处:《杏轩医案》初集。

许细长，石工也，病起少腹胀痛，坚硬如石。医用消导药，转至吐蛔，便溺俱闭。更医目为寒凝厥阴，投以姜、附、吴萸，痛剧而厥，肢冷脉伏，急来延予。予以手按其少腹，见其眉攒难忍之状，谓其妇曰：此食厥症也。妇曰：病果因食冷面而起，然已服过消导药无效，或药力不及，亦未可知。第停食小恙，何至厥逆吐蛔，便溺俱闭。予曰：谷食下行，由少腹右角后出广肠，今食积不下，故大便不通；直肠紧胀，撑迫膀胱，小溲因而不利；下既不通，气反上行，故为呕吐；呕多胃逆，蛔必上攻，是以随呕而出。务得大便一通，通则不痛，诸症自释矣。但病经多日，凝冱已坚，非精锐之品，不能奏绩。旋进备急丸只钱，顷之腹中雷鸣，下结粪数枚；再与钱半，复泻十余行，厥回脉出，痛减腹软。后畏药不服，将息而起。

3. 伤寒发热，无汗烦躁

出处:《杏轩医案》初集。

许妪冬月病伤寒，寒热头痛。民投疏表和解不应，渐致昏谵口渴。更进芩、连清之亦不应。便秘经旬，用大黄亦不下。予初望其面赤烦躁，意属阳证，及切脉细涩，又疑阳证阴脉，思维未决。因问其汗，自病起至今未出，扪之肤熇而枯。予曰：是矣。且不立方，姑先与药剂，有验再商。幸彼农家，不谙药性，与药即服。次日往视，面红稍退，烦躁略平，肤腠微润，予曰：生矣。疏方付之，乃大青龙汤也。又服一剂，更见起色，转为调理而安。

渠族人佩之兄与予善，亦知医理。问曰：君治此病，殆有神助，不然如斯重候，何药之奇效之速也。予曰：仲圣云，太阳病不罢，面色缘缘正赤者，此阳气怫郁在表，其人躁烦，不知痛处，但坐以汗出不彻，更发汗则愈。何以知之？脉涩故也。子能参悟此篇，自知此病之治法矣。

4. 少腹痛

出处:《杏轩医案》初集。

许生泳堂母病请治。据云因食豚肝面饼。后偶触怫郁。致患腹痛。自用麦芽、楂曲、香砂、二陈不应。因其痛在少腹，以为寒凝厥阴，加吴萸、炮姜，服之益剧。予问:“痛处可按乎？”曰:“拒按。”又问:“日来便乎？”曰:“未也。”切脉沉细，视舌苔黄中心焦燥。顾谓生曰:“此下症也。”生曰:“连服温消，诸剂不验，思亦及此，因家母平素质亏，且脉沉细。故未敢下。”予曰：痛剧脉伏，此理之常，质虽虚，而病则实，书称腑病以通为补。仲师云:“腹满不减，减不足言，当下之。”又云:“舌黄未下者，下之黄自去。今痛满拒按，舌黄焦燥，下证悉具，夫复何疑？”方定大承气汤，用元明粉代芒硝，仍加香砂、楂曲，兼行气滞。

头煎后，便行一次，其痛略定，随服复煎，夜半连下三次，痛势火减，舌干转润。易以调中和胃，旬后起居如常。

5. 脏躁悲泣

出处:《杏轩医案》续录。

长林胡某，延诊妇病，据述证经半载，外无寒热，饭食月事如常，惟时时悲泣，劝之不止，询其何故，伊不自知。延医多人，有云抑郁用逍遥散者，有云痰火用温胆汤者，药俱不效。又疑邪祟，禳祷无灵，咸称怪证，恳为诊治。视毕出语某曰：“易治耳。”立方药用甘草、小麦、大枣。某问病名及用药方法，予曰：“病名脏躁，方乃甘麦大枣汤，详载《金匮玉函》中，未见是书，不识病名，焉知治法，宜乎目为怪证也。”某曰：“适承指教，足见高明，但拙荆病久，诸治无功，尊方药只三味，且皆平淡，未卜果能去疾否？”予曰：“此仲圣祖方，神化莫测，必效无疑。”服之果验。

程原仲

医家简介：明代程仑（原仲），所著《程原仲医案》6卷，撰于1621年。首载原脉、审证、聆音、辨味等医论8篇，总述程氏在长期医疗实践过程中的经验总结，然后介绍作者的治验。医案以内科为主，兼及妇科、儿科。叙案较详，辨证明晰，病因、病理分析颇有见地。治法除内服汤药外，间有用针灸取效者。后附验方一卷。现存明、清刻本。

小结胸证

出处：《程原仲医案》卷二。

京师邻人陈怀玉尊闾，患伤寒六七日，胸高胀痛，按之坚硬痛甚，予用半夏三钱，瓜蒌仁二钱，黄连一钱五分，姜三大片。煎服，胸宽痛止病愈。

程祖培

医家简介：程祖培（1889 — 1966），广东中山人。曾在广州陆军军医学堂，广东光华、惠华专门医学校，香港大学解剖选科读书。后在香港、中山石岐镇等地开业行医。1956 年后任广州中医学院妇儿科教师。擅长中医伤寒学说。

四肢瘫痪，胫骨疼痛麻木

出处:《古方医案选编》中集。

梁盛南，港商，乃子章成，15 岁。因得脚气症返自香江，四肢瘫痪，医辈齐集，纷无定见，患者面色青白，气逆上喘，腿部胫骨疼痛，麻木不仁，脉细小而浮，重按无力，此乃白虎历节重症，《金匮》以乌头汤主治。余用其方重加麻黄 15g，群医哗然，麻黄发汗，夫谁不知，未加杏仁，汗源不启，小青龙治喘所以去麻加杏者，恐麻杏合用发汗动喘耳，今本方主乌头以降麻黄，不用先煎，何至发汗?

……果尽一剂，麻木疼痛立减，略能舒动，因照前方连服十余帖，麻木疼痛全失，已能举步于行，惟尚觉脚筋微痛，关节屈伸不利，改用芍药甘草汤以荣阴养血，方中白芍、甘草均用 60g，连服八帖，应手奏效。

大仓滕云泽

医家简介：日本著名医家，身世具体不详，为民国陆渊雷所编《伤寒论今释》中记录的医家。该书撰于1930年，陆渊雷综合前人注疏，参考日人学说，对《伤寒论》用较浅析的理论予以分析、归纳和诠释，选注精要。作者对《伤寒论》中的某些条文，试图用近代医学科学理论加以融汇或阐释，在中西汇通和中医发展方面做出了大胆尝试。著名中医临床家岳美中先生在学医过程中，读到陆渊雷先生的《伤寒论今释》《金匮要略今释》，觉有自己未见之义，稍后就加入陆渊雷先生所办的遥从（函授）部学习，终成一代名医。

麻疹后衄血

出处：《伤寒论今释》卷四引《麻疹一哈》。

大久保要人，年可二十，疹收后，衄血不已，四五日，心下病闷，身热不退。因与大黄黄连泻心汤（二味），泻下数行，衄止。后两日微疼，黄昏不能见物，如雀目，持前剂十四五日所，即痊愈。

大塚敬节

医家简介：大冢敬节（1900—1980年），1919年入熊本县立医学专门学校学习西医，1927年受中山忠直《汉方医学的新研究》、汤本求真《皇汉医学》的影响，开始学习研究汉方医学，1930年2月拜汤本求真为师，始终坚持在临床上从事诊疗和研究，去虚饰，重实际，尤其在张仲景学术研究与运用方面具有相当造诣。1972年9月，日本医师会授予大冢敬节“最高功勋奖”，奖励其为汉方医学发展做出的卓越贡献，并且参与创建汉方研究组织和机构，致力于后继人才培养，成为日本汉方医学一代宗师，在日本之外，特别是在中国大陆、台湾和韩国等地也享有盛名。大塚先生一生勤于著述，除了与矢数道明先生合作，系统整理、编注大量中古时期以来日本医学著作，出版了《近世汉方医学书集成》外，仅他亲自撰写的学术作就多达三十余部，是日本当代汉方学术精华，如《临床应用伤寒论解说》《金匮要略讲话》《从证候论治——汉方临床治疗的实际》《汉方诊疗三十年》《伤寒杂病论辨脉法平脉法讲义》《皇汉医学要诀》等，影响深远。

1. 头痛发热，腹硬便秘

出处:《临床应用汉方处方解说》。

30岁妇女，主诉7日前在田地里工作中，突然剧烈头痛，并呕吐2～3次。体温39℃以上，持续2～3日。现为37.7℃，意识朦胧，后头部剧烈疼痛。

腹诊，全腹壁坚硬，左下腹部之少腹明显急结，从卧床开始大便1次未解，月经不调。内科医生诊断疑为蛛网膜下腔出血。中医认为瘀血上冲证，故与桃核承气汤（大黄、芒硝各2g）。

服药后当夜至翌日大便数次，意识渐渐清醒，头痛亦减轻。服用1周间病情大致平稳。用大黄、芒硝各1g，服用1个月治愈。

2. 慢性胃肠炎

出处:《临床应用汉方处方解说》。

主诉约 1 年前，身体不适，易疲劳，经常下利。发病当日外出，自觉恶寒而归宅就寝，服葛根汤彻夜汗出。翌朝头痛恶寒虽去，但起则身重，吃力不支，食无味，如食蒿难咽。腹痛大便软。至翌日泄泻，一日十数行。周身疲劳而恐惧，去厕所亦吃力。体温 37.3℃。只有疲劳和轻微恶寒以及腹痛下利，既无口苦又无口渴，小便畅通。诊为太阳病下利，与桂枝加芍药汤无效。其夜周身症状加重，苦闷难忍，彻夜呻吟，烦躁，翻转于床上。自述如处于地狱之深底。

此时请大塚敬节先生诊之，服真武汤，头内有拨雾见晴天之感，腹痛止，下利亦逐渐好转。同方服用 7 日痊愈。

3. 颜面顽固性皮疹

出处:《临床应用汉方处方解说》。

约 30 年前，余妻子为顽固皮肤病而苦恼。其疹稍圆，两颊中心向外扩展，瘖痒，略赤而干燥，可见小落屑。受强风吹或日光晒。色更赤，瘙痒加剧。投与大柴胡加石膏、大黄牡丹皮汤加薏苡仁、桂枝茯苓丸、黄连解毒丸等，治疗百余日均不愈，反而病情恶化。因此，经仔细考虑，阿胶、芍药润皮肤之干燥，黄连、黄芩解赤热，故与黄连阿胶汤。用一服赤色消退，一周后痒止，约一个月痊愈。

发疹主要见于颜面，隆起低而不甚显著，以指抚摸，稍稍粗糙。略带赤色而干燥，很少作痒。以有米糠状落屑，受风吹或日晒即恶化为目标。其后治愈数例妇女皮肤病。

4. 感冒鼻塞

出处:《临床应用汉方处方解说》。

10岁少年，经常患鼻炎，感冒即鼻塞，必须用口呼吸，头痛，时时恶寒，脉浮有力，无咳嗽。与麻黄汤，数分钟鼻塞愈，服药3日感冒亦愈。

感冒时用麻黄汤，脉浮有力，恶寒发热，或头痛，或身体疼痛，或鼻塞为其目标。

5. 便秘

出处:《临床应用汉方处方解说》。

74岁老年妇女，因20年来便秘，经常用下剂，剑突下硬满，时有轻痛，患有胃下垂。脉弦大，血压174/99mmHg。全腹偏弱。与麻子仁丸料加甘草1.5g，大黄0.3g。

药后效甚佳，每日有大便，服药20日停药，20年来便秘痊愈。

6. 便秘伴夜尿频数

出处:《临床应用汉方处方解说》。

82岁老年妇女，主诉来院求治大便秘结，夜尿频数。无心悸亢进与浮肿，饮食一般，无口渴，夜尿4～5行，影响睡眠。与麻子仁丸，药效甚佳。大便日1行，夜尿1～2次。停药后又再度便秘，继服此丸适量。

7. 食管烫伤，咽食困难

出处:《临床应用汉方处方解说》。

因自做热饼，急食之，食管烫伤，疼痛而咽食困难。胸中窒，心中结痛。拟与栀子豉汤，但因无香豉，煎山栀与甘草二味。服 1 帖有显效，异常惊奇。

8. 鼻衄

出处:《临床应用汉方处方解说》。

51 岁男子，工作中突然发生出鼻血，经治疗不止，已持续 4 日，心情甚为不安，如此发展下去，或许将死。患者面色虽白，但此时又呈现潮红色，脉浮大，大便日 1 行。因一活动即下血，所以保持绝对安静。与三黄泻心汤，冷服而愈。出血时冷服为佳。

9. 胸中闷憋

出处:《临床应用汉方处方解说》。

32 岁男子，黑色筋骨体质。数月前于睡眠中，突然发生胸中闷憋，当时极为不安。此后，每夜发作同样症状，从而引起苦恼。此症发作因潜伏性梅毒，注射洒瓦尔散 5 ～ 6 次之后所致。与三黄泻心汤，下利 2 ～ 3 次，其夜胸中闷憋治愈。

10. 胃腹痛

出处:《临床应用汉方处方解说》。

一男子 34 岁，2 ～ 3 年前起，当寒冷或疲倦，即引起胃痛，严重时则呕吐，多发于春秋之季。手足易冷，面色不华。全腹柔软，用手指轻微刺激腹壁，不久便能见到肠蠕动。脉迟弱。服此药（大建中汤）疲乏即解除，大约 2 个月后，面色正常，与前完全不相同，手足冷、腹痛均愈。

11. 支气管喘息

出处:《临床应用汉方处方解说》。

64岁妇女，数年前因支气管喘息而痛苦。体格健壮，血色佳，脉沉实。从心下部至季肋下有抵抗压痛，即有胸胁苦满。咽干渴。喘息多在夜间发作。大便日1行。与大柴胡汤（大黄1日1g），大便通畅，身体轻快，身酸痛已除，喘息发作减轻。服药4个月后未复发而中止服药。

12. 肛门周围炎伴尿闭

出处:《临床应用汉方处方解说》。

57岁男子，数日前发生肛门剧痛，夜不得眠。大便4～5日未解，从昨日晨起尿闭，因而腹胀痛如裂，呻吟不已。脉沉迟有力，膀胱充盈，从肛门至臀部均已肿胀。肛门周围疼痛，手不可近。用导尿管导尿后，内服大黄牡丹皮汤，下利日3～4行，翌日下多量恶臭脓液便，并自行排尿。

13. 坐骨神经痛

出处:《临床应用汉方处方解说》。

60岁男子，数月来苦于左侧坐骨神经痛。肥胖体质，严重便秘。与大黄附子汤（大黄5g），1日下利4～5行，疼痛大减，3周痊愈。

大黄与石膏性寒与附子性热共同配伍，能驱逐顽固难治之疾，对寒热错杂难治之疾，常常用此法。

14. 神经性厌食

出处:《临床应用汉方处方解说》。

22 岁妇女，自 1 年半之前开始。粒米不进，不论吃了什么食物即感剑突下如食石，痛苦难忍。吃饭时只吃大约 1 片苹果，1 片面包。大便 4 ～ 5 日甚至 10 日不行。1 个月前开始闭经。体重减至 30 公斤。足冷，肩酸痛，脉沉迟弱，收缩压只有 90mmHg。

腹部瘦，无弹性，右胁下有抵抗压痛，胸胁苦满明显。正中线稍偏右至脐上有膨隆。不食病昔称“神仙劳”，香川修庵认为是癫痫之一种类型。年轻妇女较多，数年来不吃米饭，仅进少许果仁、小豆、果子等，多不主诉其他痛苦。古人用延年半夏汤、抑肝扶脾散、四君子汤、半夏厚朴汤、分心气饮、驱瘀血剂等。

此患者根据其腹证用小柴胡汤。服后立即发生剧烈腹痛下利，辗转反侧，但不久疼痛即消失。第 3 日起食 3 碗米饭，并无不适。虽然尚有腹痛下利，但目眩和呼吸较前为好。

15. 久利腹痛

出处:《临床应用汉方处方解说》。

27 岁妇女，10 年前开始持续下利，日 2 ～ 3 行，伴有腹痛，月经期加重。早晨醒来必腹痛，积气。下利再甚，亦不口渴，尿少。虽持续下利，但患者颜面佳，营养中等，腹部有弹性。与参苓白术散、真武汤、胃风汤等不愈，反而恶化。因此与甘草泻心汤。获得明显效果，下利完全停止，心下舒适，饮食增进。

16. 小儿遗尿

出处:《临床应用汉方处方解说》。

10 岁少年，每夜遗尿。体格、营养、血色均一般。就寝前咽干，必大量饮水。听其母之言，大量饮水，遗尿不止。用白虎加人参汤治愈。

17. 上半身浮肿伴似有物上冲咽喉

出处:《临床应用汉方处方解说》。

朋友之妻，妊娠期间发生浮肿，分娩后不久，沿胸部、颈部、颜面，相继浮肿加重，胸不适，今亦苦于呼吸欲止。最为痛苦者，似物自下而上，冲撞咽喉，呼吸阻塞，咳嗽持续不断。咯出则稍适，但随之痛苦又至。从晨起始几乎无尿。脸肿大 3 倍，颈部亦随之严重浮肿。

此参考《金匮要略》“病者苦水，面目身体四肢皆肿，小便不利”条，给予半夏厚朴汤，服后不足 10 分钟，物上冲咽喉即止，翌日天将晓时，尿顺利排出，数日痊愈。

18. 头痛频发

出处:《临床应用汉方处方解说》。

30 岁妇女，身材矮小，不胖不瘦。主诉数年前起，最初每隔 1 月 1 次剧烈头痛，近来 1 月剧烈发作 3 次。头痛虽多在睡眠不足、眼睛困乏时发生，但有时无故发作。发作则肩至颈酸痛。头痛在左右太阳穴中心，也有耳鸣。头痛剧烈时呕吐。诊得胸胁苦满，右侧显著。虽见小柴胡汤证，但给予吴茱萸汤。

服药之后，两个月内只发作 1 次。主诉月经前轻度头痛，虽已停药，未再头痛。

戴丽三

医家简介：戴丽三(1901—1968年)，字曦，号徐生，昆明人，云南著名中医学家。他继承家学，博览医典。在中医百家中尤尊仲景，善于运用《伤寒论》《金匮要略》辨证论治。他师古而不泥古，源于《伤寒论》又广于《伤寒论》，兼收并蓄，能博采众家之长。他重视医学理论的学习和研究，但不唯书、不唯理论是从，而善于将理论与具体的临床实践有机结合。他经验丰富，临床疗效高，制方严谨，理、法、方、药一线贯通。由于声名太著，云南人民出版社出版了《戴丽三医疗经验选》，以满足社会各界的要求。该书精选了他40多年中的部分学术研究成果和经验，包括内、妇、儿、外科医案114例，其中疑难重症14例，较全面地体现了他承仲景学说而能推陈出新，善于化裁经方，变通运用的学术特点。

高热面赤，冷汗肢厥

出处:《戴丽三医疗经验选》。

施某，女，17岁。

因发热持续不退，入某医院治疗，未愈。会诊时症见：高热，全身冷汗不止，声低息短。四肢逆冷，面赤如朱，身重难以转侧，二便如常。右脉沉细，左脉浮大无根，舌青滑，不思饮。询问服药情况，始知曾用葛根芩连汤、银翘散、白虎汤等方，而发热日增。细审此症之发热，实乃元阳外越。面赤如朱，系阴寒过盛，虚阳上越之假热证，所谓“戴阳证”也。因误用寒凉，故病势日益增剧。急宜交通阴阳，收纳元气，乃用《伤寒论》白通汤。

方药：附片 60g，干姜 12g，葱白 3 个。

复诊：上方服 1 剂，病如故。药已对证，但疗效不显，由于阴寒格拒过盛，药不能直达病所，应从阴引阳，本着“甚者从之”“热因寒用”的治则，于原方加猪胆汁数滴，童便一杯。服后热竟然全退，冷汗亦止，面赤身热大为减轻，唯四肢尚冷。继以《伤寒论》干姜附子汤峻扶元阳，交通上下。

方药：附子 60g，干姜 15g。

荻野台洲

医家简介：日本著名医家，台洲加贺人，学医于越前奥村良筑，后游于崎阳，受兰术于译官某氏。业成，悬壶于京师，最以治瘟疫著。为浅田宗伯所编《先哲医话》中记录的医家。

不寐伴腹痛便硬

出处:《先哲医话》卷上。

三井某，年二十有余，腹中拘急，大便硬，饮食如常，但欲眠不能眠，来请诊。诊曰：予不能眠者，非心气之所为，其病在胃中。经曰：胃不和则卧不安是也。乃与桂枝加芍药大黄汤，一剂而知，九剂而愈。

刁本恕

医家简介：刁本恕，全国第三批老中医药专家学术经验继承工作指导老师，中国中医儿科学会顾问，全国中医内病外治专委会委员，中医药高等教育学会儿科分会理事，四川省中医儿科学会理事，成都市中医药学会理事、内妇儿专委会委员，成都中医药专家顾问团成员。

1. 皮疹瘙痒

出处：《四川名家经方实验录》。

伍某，男，48岁。2001年9月11日初诊。

自述皮肤瘙痒，时发疹块或疹点5年。曾到各级大小医院治疗，前医予抗菌、消炎、抗过敏，中医予清热解毒、祛风除湿治疗，疗效不显，仍常年反复发作，痛苦不已，经人介绍前来就医。症见畏寒怕冷，背心为甚，气短胸闷，前臂、背心可见暗红皮疹，遇寒风冷则痒甚。舌质暗红，苔薄白，脉沉迟。此阳虚阴寒内聚之证，予温阳散寒之法治之。

处方：麻黄附子细辛汤：麻黄15g，附片30g（先熬1小时，去麻味），细辛6g。2剂。煎服，每日1剂。嘱服药后汗出避风，忌食生冷。

复诊：患者诉服药半小时后，背部冷感顿消。胸闷气短若无，即觉全身舒畅，皮疹瘙痒顿减，疹块未见新发。将原方自配4剂，再服续治，自感神清气爽。前来告知，要求处新方以断其根。观其脉仍沉迟，仅较前稍感有力，舌质暗红如前。症去，而阴寒之气未消。于前方中加重附片用量一倍，再进 4 剂，诸症消失。

2. 产后发热，汗出恶风

出处:《四川名家经方实验录》。

张某，女，27 岁，工人。1992 年 2 月 2 日初诊。

患者产后 3 天，发热，恶风寒，汗出，近日加剧，不能起床，请余出诊。自述：昨日曾服中药 1 剂，服后诸症更甚，汗多不止，畏风畏寒，虽卧帐中，仍觉有风吹入体内，厚衣被加热水袋仍寒战不已。服药即恶心呕吐，食欲顿减，稍食即胃脘胀满而痛，恶露减少。舌淡，苔薄白，舌边齿痕明显，脉浮细数。体温 39.8℃。观前医处方为生石膏 40g，连翘 10g，薄荷 10g，菊花 10g，蝉蜕 10g，元参 12g。皆阴寒之品。

辨证：此太阳中风之表虚证。前医不识，误用辛凉苦寒，而致证不解而阳气更伤。故急投桂枝汤以救之。

处方：桂枝汤加味：桂枝 10g，白芍 12g，生姜 10g，甘草 3g，大枣 10g，当归 10g，川芎 6g，益母草 15g。

二诊：服上药 1 剂，热退，汗出，恶风畏寒大减，体温降至正常，饮食增加，少腹痛止。原方去益母草，再进 1 剂。

三诊：2 剂后阳气得复，太阳中风诸症俱愈。仅左乳下肿胀未消，又因患病而断乳，乳汁不通而肿胀更甚。后配合外治，予温经散寒、活血祛瘀之剂内服外敷调理而愈。

丁甘仁

医家简介：丁甘仁（1866年2月8日—1926年8月6日），字泽周，中医临床家、教育家。早期创办上海中医专门学校，培养中医人才，成绩卓著。最早主张伤寒、温病学说统一；于临床，打破常规，经方、时方并用治疗急症热病，开中医学术界伤寒、温病统一论之先河。生于江苏省武进县通江乡孟河镇。幼年聪颖，下笔成章。先从业于圩塘之马仲清及其兄丁松溪，后又从业于一代宗匠马培之先生。丁甘仁刻苦学习，勤学深研不问寒暑，积累甚丰，对马氏内外两科之长（包括喉科）能兼收并蓄，尽得其真传。学成之后，初行医于孟河及苏州，后至沪上，道乃大行，名震大江南北，当时在沪的外侨来丁甘仁处求诊者颇不乏人。

喉痧

出处:《喉痧症治概要·治案十一则》。

顾左，年三十余岁，在沪南开设水果行。

患喉痧七天，寒热无汗，痧麻布而隐约，咽喉肿痛，牙关拘紧，甚则梦语如谵。诊其脉郁数不扬，视舌色薄腻而黄。余曰：此疫邪将欲内陷，失表之症也。急进麻杏石甘汤，得畅汗，痧麻满布，热解神清，咽喉肿红亦退，数日而安。

丁佑之

医家简介：身世具体不详，为何廉臣选编《全国名医验案类编》中记录的医家。

暑疟

出处:《全国名医验案类编·暑淫病案》第三卷。

病者：杨国梁，年四十五岁，清江人。

病名：暑疟。

原因：暑热内伏，被新凉外触而发。

证候：先寒后热，每日一发，寒少热多，口渴心烦，汗多气粗。

诊断:脉象洪数，右部尤甚，舌苔黄腻。此由暑热内蕴阳明，新感逗引而外溃也。

疗法：治宜急清暑热以顾津液，延恐津液干枯，变证百出。势已燎原，非辛凉重剂不能见效，拟桂枝白虎汤加味。

处方：川桂枝三分，生石膏一两（研细），肥知母四钱，金银花三钱，大连翘三钱，天花粉三钱，生甘草五分，生粳米一撮。

效果：一剂知，二剂效，三剂愈。

杜钟骏

医家简介：杜钟骏（1852 — 1922 年），字子良，清江都县邵伯镇（今江苏江都县）人。清末医学家。出生于医学世家。幼年天资聪颖，学业超群。学完各类经书后，又精研《内经》《难经》诸书。20 岁悬壶于扬州弥勒庵桥。凡去求医者，必妥为诊治，所写方案洋洋数百言。每遇一般医生束手无策或有争议的病例，能引用名医论著加以阐述，众皆称善，故在扬州一带颇有声望。杜喜吟咏，常与诗友唱和。后经引荐至浙江淳安、诸暨等县任职。光绪三十四年（1908 年），杜钟骏经浙江巡抚冯汝骙推荐，进京为光绪帝诊病，历时 3 月有余，虽光绪帝已见好转，但由于内廷关系复杂，日换一医，未能持续辨证施治。光绪帝去世后，杜离京居住上海，后至奉天任巡按使署财政顾问，适逢袁世凯胃痛甚剧，曾邀杜前往诊治，一帖解痛，数帖病愈。后出任淮关监督 1 年多，为有力者排挤离去。杜再入北京，延清他治病的甚多。他所制“黑虎丹蟾香散”，为外科上品。晚年客居杭州，寄情山水，诗酒自娱。著有《德宗请脉记》《白喉问答》《抉瘾刍言》《管窥一得》《药园医案》及《药园诗集》等。

痛风历节

出处:《药园医案》。

广西巡抚张叔丹中承之媳，幼丹先生之夫人，先病肝气，继病肝风，延经数月之久，变成痛风历节。周身筋脉拘挛，其痛也，或在两肩，或在腕臂腿胫之节间，移徙走注不定，行则同流寇，着则为肿痛，其尤甚者，十指拘挛，不能使用。邗上名医延之殆遍，气药风药遍尝无效。适予由浙请假回邗，详参四诊，遍阅诸方，不外行气驱风。其实，肝因血燥而生风，气因络空而窜痛，气愈行而愈横，风愈驭而愈烈。脉来劲急，全无和缓悠扬之态。爰订芍药甘草汤，芍用二两，草用二钱。血充则气和，肝平则风息。

一剂内风定，筋急舒，再剂则指能摄而手能握矣。守服十数剂，诸苦悉释。

樊伯贤

医家简介：樊伯贤(1916—1993年)，番禺县龙眼洞乡(今天河区龙洞街龙洞村)人。民国二十七年(1938年)，樊伯贤考取中医师执业证书，与友人欧子卿在广州市惠爱路合办一间民生堂药店，做坐堂医生。1955～1957年，樊伯贤到广东省中医进修学校(广州中医学院前身)学习，深研中医理论。1958年被吸收到广州市郊人民医院(即今白云区人民医院)，担任公职。他开创了该院的中医科，并历任科主任、门诊部主任、院务委员等职务。“文化大革命”期间，他因家庭成分问题被遣回乡参加农业生产。在乡期间，他坚持免费为社员群众治病，后来到村卫生站当中医，负责带几个赤脚医生。1978年9月，政府为樊伯贤落实政策，他又回到郊区人民医院做中医主治医师。他擅长治疗中医内科、儿科、妇科、皮肤科疾病，对肾、肝、胆、血症、哮喘症更有独特疗法。因求诊者众，声誉日增。他撰写的论文《中草药治疗急性传染性肝炎》《猪胆汁粉治疗小儿百日咳》两篇论文获得了广州科研成果奖。《白虎汤应用举隅》《失精浅论》《百部汤治疗百日咳》等3篇论文曾在《新中医》杂志发表。1993年5月底，樊伯贤因患急病辞世，终年77岁。樊伯贤于1979年1月被授予广州市名老中医称号。

1. 剧烈头痛

出处:《中国现代名中医医案精华(五)》。

蓝某，女，36岁。

初诊：1976年9月10日。

主诉：前天在田间工作，烈日当头，中午用冷水洗头拭面，下午3时突然头痛如劈，双眼如冒火，以额前眉心鼻为剧，不能抬头，但无发热。

诊查：面色红赤，痛苦病容，双手抱头，舌滑腻苔垢，脉象弦缓滑大。

辨证：暑热为风湿所遏的阳明经脉头痛。

治法：泻热祛风散湿。

处方：生石膏45g，知母12g，甘草6g，陈仓米30g，藁本12g，白芷10g，苦丁茶15g，川芎6g，莲房15g。3剂。每日1剂，复煎再服。

二诊：上方药服1剂，头痛即大减轻，3剂3天服完，头痛若失。

2. 口腔溃疡

出处:《中国现代名中医医案精华(五)》。

夏某，女，64岁。初诊：1961年9月19日。

主诉:素体清癯，嗜食辛辣煎烤品，常口舌损烂，时发时止。

近两月来，口腔内颊上腭及全舌都出现淡黄色的或灰白色的小溃疡点，时流鲜血，上下唇红肿，痛楚非常，饮食困难，强忍疼痛只能咽下少量稀粥。经医院及多方治疗，完全无改善。

诊查：精神憔悴，痛楚面容，唇红肿，整个口腔、舌面边都溃烂，张口困难，舌质红赤，苔垢腐，脉象弦细数，体温38.3℃。

辨证：脾开窍于口，心开窍于舌，舌为心苗，心脾积热熏蒸于上也。

处方：生石膏45g，知母10g，生甘草6g，陈仓米30g，淡竹叶12g，木通12g，生地黄30g。川黄连6g，灯心花10札。3剂。复煎分服。另外用珠黄十宝散（中成药）吹喷患处。

二诊：上方药服后，按法治疗，当晚痛大减，能入睡，翌晨热已退，能吃稀粥。

处方：前方药再服3剂，外治同上。

三诊：口舌疮全部消退，嘱勿食燥热品及经常清洁口腔。

3. 高热退后大渴引饮

出处:《中国现代名中医医案精华(五)》。

周某，男，26岁。初诊：1956年1月28日。

主诉：半月前发高热，经服中药4天，热已退清，唯大渴引饮，每天喝水四五瓶(5磅装，约2.5L)。纳差，尿较少，与饮入不相称。

诊查：形容憔悴。精神萎靡，呈恐惧貌。舌红，苔干白，脉象细数。

辨证：消渴证(上消)。

治法：泄热益气生津。

处方：生石膏60g，知母15g，甘草6g，陈仓米30g，西洋参15g。3。煎服法：每日1剂，第一煎顿服，第二煎煎水一瓶作饮料。

二诊：上方药服1剂，渴即大减；3剂药服完，渴止纳增，调理而复。

范文甫

医家简介：范文甫(1870—1936年)，名赓治，字文虎，浙江鄞县西乡人。自幼聪慧好学，才智过人，初习举子业，后无意仕途而弃儒从医。执医40余年，蜚声杏林，门墙桃李，遍及江浙，为近代著名医学家。因其平时不拘小节，大智若愚，而有“范大糊”之雅号。又因其医理、书法、诗文被申甬士林誉为“三绝”，故又有“医林怪杰”之称。

1. 久泻

出处:《近代名医学术经验选编·范文甫专辑》。

上海一名贾，年三十余，形气壮实，饮食如常，而苦于泄泻，日五六次，已五月余。遍历名医，投清利、峻攻、固涩、温脾、温肾之剂皆无效果，邀余至上海往诊。余按其脉，右寸独紧，其余皆平，呼吸略气促，便意迫急。余曰：此乃肺移热于大肠之候也。肺与大肠相表里，肺有余热则下移大肠，大肠受之，则为暴注下利。前医治病，未求其本，故而不效也。

投以麻杏石甘汤，麻黄用9g。药后当夜得微汗。次日余按其脉，右寸转平。告曰：此将愈之兆也。果然，即日泄泻停止。五月之病，安然而愈。

2. 肠痈

出处:《近代名医学术经验选编·范文甫专辑》。

朱阿洪，寒结小腹，右肚角间疼痛，行走牵痛。此肠痈之候也。

生米仁30g，冬瓜子24g，淡附子3g，败酱草30g，皂刺12g，当归尾6g。

二诊：药后痛瘥不少。守前法。前方再服。

3. 肠痈

出处:《近代名医学术经验选编·范文甫专辑》。

林廷玉，右侧小腹疼痛，右脚不能屈伸，扪之灼热，按之痛甚，身无热。舌质红，脉沉涩。肠痈已成。

淡附子6g，米仁30g，败酱草30g，枳壳3g，生大黄9g，桃仁9g，冬瓜子24g。

二诊：泻下多次，腹痛减轻。

败酱草3g，淡附子3g，生米仁30g，归尾9g，枳壳3g。

三诊：已瘥多。

皂刺60g，禾米1杯。

四诊：将愈。

党参9g，赤芍9g，白芍9g，冬瓜子15g，甘草3g，半夏9g，陈皮3g，茯苓9g，枳壳6g。

4. 伤寒发热，身痛作喘

出处:《近代名医学术经验选编·范文甫专辑》。

陈师母，发热恶风，身疼腰痛，病从风得。太阳经为寒邪所伤，则经气流行不畅，故骨节疼痛而脉浮紧。邪束于表则肤实无汗，内壅于肺则喘大作矣。

麻黄 6g，桂枝 6g，杏仁 9g，炙甘草 3g。

服药 1 剂，汗出热解。

5. 中消

出处:《近代名医学术经验选编·范文甫专辑》。

老澄兄，脾胃为水谷之海，生气之源。真火者，胃得之则戊土降，脾得之则己土升，真阳一馁，久之，而中消之疾成矣。溺有糖分，脾之味下泄也。脉沉弱，苔薄白。舌不红，消瘦无力，多食善饥。

生黄芪 30g，陆水桂 3g，生白芍 12g，炙甘草 4.5g，小生地 15g，麦冬 12g，生姜 3g，红枣 6 枚。

二诊：见效。

附桂八味丸，每日 30g，用人乳一杯吞服。

6. 狂证

出处:《近代名医学术经验选编·范文甫专辑》。

姚师母血瘀膀胱，其人如狂。

桃仁 12g，生大黄 9g，元明粉 9g，归尾 9g，桂枝 6g，炙甘草 4.5g，白芍 6g。

二诊：狂止，大瘥矣。

桂枝 4.5g，炒枳壳 9g，生白芍 9g，桃仁 9g，红花 6g，炙甘草 3g，归尾 9g，制香附 3g，生姜 4.5g，红枣 6 枚。

7. 黄疸

出处:《近代名医学术经验选编·范文甫专辑》。

林右，湿热黄疸，为日已久，根已深，不治必死。死中逃生，勉用峻剂。

豆豉 9g，生大黄 12g，枳壳 9g，海金沙 9g，黑山栀 9g。

二诊：泻下数次，黄疸稍有减退，乃是好象。

甘草 3g，生大黄 9g，黑山栀 9g，枳壳 9g，豆豉 9g，胡连 3g，鸡内金 9g。

三诊：黄退不少，病有动象。

柏子仁 9g，陈皮 3g，车前子 9g，白芍 9g，鸡内金 9g，当归 9g，茯苓 9g，山栀 9g，柴胡 9g，胡连 3g，甘草 3g。

按：是案病情迁延，湿热内结，病根深而病势危。故急用《金匮要略》栀子大黄汤加海金沙，破结泄热，退黄除烦。三诊已瘥，乃用逍遥散加减，疏肝理气。清热化湿。

8. 失音

出处:《近代名医学术经验选编·范文甫专辑》。

郑右，失音多时，前医皆从阴虚着想，不效。舌淡红，苔白。寒邪客于肺卫故也。

桂枝 0.9g，生白芍 0.9g，炙甘草 0.9g，麻黄 0.9g，生姜 0.9g，五味子 0.9g，姜半夏 0.9g，细辛 0.9g。夜间开水泡服，覆被取汗。

吾友以小青龙汤治伤风失音不效，盖分量依照伤寒论原方。余减其量，泡茶服，则一服即效。不达经旨之义，其为无效也必矣。

按：风寒侵袭，内遏于肺，肺气失宣，寒气客于会厌，开合不利，音不能出，以致卒然声哑。“治上焦如羽”，故用小青龙轻剂，宣肺散寒，疗效甚佳。夜间开水泡服，覆被取汗，风邪从汗而解，次晨声音即扬。

9. 腹痛下利

出处:《近代名医学术经验选编·范文甫专辑》。

王右，腹痛下利，脉紧，舌胖而淡。寒邪直中于里。

桂枝 6g，白芍 12g，干姜 9g，炙甘草 6g，饴糖 2 匙。

二诊：昨日药后见瘥。

桂枝 6g，白芍 12g，干姜 9g，炙甘草 6g，饴糖 2 匙，半夏 9g。

10. 伤寒热盛多汗，便秘谵语

出处:《近代名医学术经验选编·范文甫专辑》。

陈君，伤寒，热盛多汗，便秘谵语，舌黑中有裂纹，脉沉数，证殊不轻。

生大黄 9g，川朴 9g，枳实 9g，生地黄 24g，麦冬 9g。

二诊：病势大减，大便得下，谵语止。

生地黄 24g，麦冬 9g，元参 9g。

11. 蛔厥

出处:《近代名医学术经验选编·范文甫专辑》。

松馆之女，已出嫁有年，忽苦胸痛，回娘家调治，愈治愈剧，甚则厥逆。痛时咬卧处橱门铜环，邀余诊之。诊其脉，乍大乍小，舌红唇红。余曰:此宜乌梅安蛔丸。松馆云，已服过数两，下咽即吐，不效多次，不必再服。彼时有蒋履炳先生在座。余曰：此非蛔厥。诸医书可废矣！屡与松馆，皆不合意。余曰：丸大而蛔小，不能吞下，故不受，且丸久而硬，一时不能化其汁，骤时浸出亦有限，不能给予多虫，故不受而痛反加也。劝其再用安蛔丸 15g，捣碎研细，加蜜汤调稀与之，取其味甘诱虫。松馆云：姑试之。

药入口，有效，服之大半，渐倦卧。少时又继服 15g，如前法与之，其痛止。不多时，吐出蛔虫 20 余条，长而且大。后以此法，得以除根矣。

12. 腹痛下痢

出处:《近代名医学术经验选编·范文甫专辑》。

圆通和尚腹痛下痢，里急后重，痢下赤白。湿热痢疾也。清浊淆乱，升降失常故尔。

柴胡 6g，白芍 6g，甘草 6g，枳壳 6g，薤白 30g。

二诊：痢下见瘥，四逆散加薤白 30g。

按：薤白通阳温中，下气化滞，治痢功同大蒜。薤白、四逆散配伍精当，用治湿热痢疾，每多获效。

13. 伤寒耳聋谵语

出处:《近代名医学术经验选编·范文甫专辑》。

汤女，伤寒，内热炽盛，耳聋谵语，舌红脉数，唇干烦渴。阳明实热之证，故药不嫌凉。

生石膏 30g，知母 9g，鲜生地 30g，小生地 30g，粳米 1 撮，炙甘草 3g。

二诊：服药 1 剂，热势已瘥，舌红脉数。

生石膏30g，知母9g，粳米1撮，炙甘草3g，鲜生地30g，小生地30g，鲜芦根45g。

14. 久疟欲厥

出处:《近代名医学术经验选编·范文甫专辑》。

某子疟久伤元，而热不退，时欲厥。松馆先生治方用白虎加象贝之类不愈。召余，余即于其原方除脱加味药，入党参15g。合成人参白虎汤。一服瘥，二服霍然。

15. 伤寒发热神昏

出处:《近代名医学术经验选编·范文甫专辑》。

陈女孩，伤寒，内热蕴盛，不能外达。谵语耳聋，神识昏迷，脉细指冷，舌红唇干。桂枝3g，生石膏12g，知母9g，清炙甘草3g，生米仁24g。

二诊：昨药后热外达，壮热脉数。桂枝3g，生石膏12g，知母9g，清炙甘草3g，生米仁15g。

三诊：将愈，神清热退。竹叶9g，生石膏12g，党参9g，麦冬9g，半夏9g，甘草3g。

16. 柔痉

出处:《近代名医学术经验选编·范文甫专辑》。

某妇人，猝口噤，角弓反张，目直视，不能言。余曰：此柔痉也。与瓜蒌桂枝汤全方。

一服见效。仍守前法，三服而愈。是年，此证甚多，而服紫雪丹者误事不少也。

17. 梅核气

出处:《近代名医学术经验选编·范文甫专辑》。

丁全兴病梅核气，方书名“炙脔”，咽中如有物梗，咽之不下，吐之不出。其实是湿痰结成，半夏厚朴汤。

半夏 9g，厚朴 9g，苏叶 9g，茯苓 9g，生姜 3g，大枣 4 枚。

二诊：较前稍瘥，原方再服。

三诊：详前。已有效，将愈。原方再服 2 帖。

18. 产后腹痛

出处:《近代名医学术经验选编·范文甫专辑》。

周师母产后，腹中苦寒痛。前医作气滞，久治无效。舌淡脉弱。

精羊肉 30g，当归 9g，生姜 12g。

病家云:吾腹痛日久，治之无效，特从远地请范老先生高诊，并非到小菜场买小菜，处方为何用生姜、羊肉？一味当归，能治病乎？答曰：此仲景当归生姜羊肉汤，治虚寒腹痛甚效，服之当愈。隔数日，病家前来感谢，谓药到病除，诸恙若失。

范中林

医家简介：范中林（1895—1989 年），四川郫县太和镇人，享年 94 岁，蜀中现代名医，多年来潜心于《伤寒论》的研究，善用经方，尤以舌诊见长，深受火神郑钦安思想影响。在掌握六经辨证规律治疗若干外感和内伤杂病方面积累了不少经验，特别是对于许多虚寒证，疑难病的疗效尤为显著。20世纪70年代末由范中林医案整理小组编写了《范中林六经辨证医案选》，范氏用药悉本《伤寒论》，组方严谨，以味精量重为特点。从学者甚众，早期弟子唐步祺，是表现突出的一位。

臌胀

出处:《范中林六经辨证医案选》。

范某，女，22岁。成都市龙泉区长风乡，农民。

病史：两岁时开始患腹胀，其后发展到全身皆肿，肌肉变硬。下阴常流黄水，臭味异常。十多年来，病魔缠身，其父为之四处求医，未见显效。1969年8月，前来就诊，按阳明腑证论治，服药2剂后基本治愈。

诊治：腹胀如鼓，胸胁满闷。皮色苍黄，全身肌肤胀硬。大便常秘结，所下如羊粪，已四日未行；下阴不断渗出臭黄水。舌质深红，苔黄燥，脉沉实有力。此为阳明腑证兼水热互结。法宜峻下热结，兼逐积水，以大承气并大陷胸汤加味主之。

处方：生大黄18g，厚朴30g，枳实30g，芒硝30g，甘遂15g(冲服)，芫花15g(冲服)，桑皮60g。

先服1剂，泻下燥屎十余枚，并臭秽黄水甚多，腹部硬胀消失大半。续服1剂，胸腹肿胀皆消，全身肌肤变软，下阴外渗之黄水亦止。因自觉病势顿减，加以客居成都。经济困难，遂自行停药回家。不久患者邻友来告，已康复如常。1979年7月追访，病愈结婚，并生一子。10年来身体一直很好。

方 略

医家简介：方略为清代医家，字南熏，江西武宁人。嘉庆道光间以医名闻遐迩。年轻时，曾治一伤寒，有力排众议，主以麻黄附子汤治夹痰伤寒，果然治愈，声名益振。精研仲景之学，喜用温补。所著有《尚友堂医案》2卷、《幼科集要》(一作《幼科辑要》)、《伤寒集要》等。集诸家之长，掺以己见，为时人所重。

伤寒谵语

出处:《尚友堂医案》卷上。

靖邑雅溪李谦恭先生，念切济人。庚辰春，予游靖邑，萍踪契合，相与讲论医理，私心折服。时其族弟龙海，首夏时辍耕归卧，呼之不应，移时谵语，云“遍野大雪，满庭飞雀”，其母仓皇。

李君邀余往诊，六脉浮紧有力，面如醉人，张目疾视，鼻鼾气喘，四肢战动，两手紧握，小便自遗，似中风脱症。予思果系脱症，脉必沉散，何得浮紧？手必直撒，何能握固？由此推之：面如醉人者，阳气怫郁也；张目直视者，寒涩血也；鼻鼾气喘者，阴寒上蔽清道，呼吸为之不利也；四肢战栗者，诸寒收引，血气流行之道艰也；小便自遗者，膀胱为寒所逼也。况阴邪盛则见雨雪，目昏眩则见雀飞，正合太阳寒伤营证。用麻黄汤大剂灌之，汗出神清，但觉周身疼痛。余闻其素患失血，今被发汗，必血不荣筋，所以疼痛。改用驱风养血之药，二剂而安。病家以祈祷而归于神，予谓药不爽症，其奏效之速，虽神力当不过是。

方公溥

医家简介：身世具体不详，民国医家，著有《方公溥医案》一书。

腹痛吐蛔

出处：《方公溥医案·内儿科》上册。

赵女，9月10日诊。蛔虫上膈，作痛殊剧，泛恶呕吐蛔虫，脉细无力，舌苔薄腻，症情严重，防生变端，亟宜安蛔止痛。

肥乌梅2枚，净川椒4.5g(微炒)，熟附块4.5g，全当归9g，北干姜4.5g，潞党参9g，川雅连2.4g，黄柏皮4.5g，北细辛1.5g，南肉桂1.5g(去皮切，细包，泡入)。加米醋数滴。

9月11日复诊：投以安蛔止痛法，腹痛顿止，胃纳已进，两便通畅，冷汗已止，元气渐振。蛔虫得安故也。再宗仲师乌梅丸法调之。

处方同前，加重肥乌梅3枚，熟附块6g，南安桂2.4g。

9月12日三诊：迭进仲景乌梅丸，蛔虫得安，腹痛亦止，症势大见好转，纳谷亦增，药既应桴，再宗原意调之。处方同前，加重党参为12g。

方南薰

医家简介：具体身世不详，为清代方略所著《尚友堂医案》

中记录的医家。

1. 阴寒直中，神昏肢厥，口鼻出血

出处:《尚友堂医案》卷下。

刘姓子，暑月患病，痰气上壅，充塞咽喉。口鼻出血，目闭不开，声如鼾睡。闵君文思延余诊治。六脉沉细微弱，四肢厥冷。余曰:此阴寒直中之证。寒客太阴，则痰蔽胸膈，神识昏迷；寒客少阳，阴火上冲，凝结喉间，颈筋粗大，逼血上溢。急宜真武汤大剂，煎成冷饮，收龙雷之火，归其窟宅，厥疾可瘳。其父疑此方不合时令，未敢遽服。余大声呼曰：救此逆证，如拯焚济溺，刻不容缓，若再踌躇，恐无及矣。余在此坐待，以壮君之胆。督令灌之，一剂苏，二剂愈。

2. 感冒恶寒发热，手足厥冷

出处:《尚友堂医案》卷下。

查嵩山先生同乡张某，年十八岁，暮春感冒，恶寒发热，手足厥冷，左手三部脉浮而弱，右手三部脉迟而弱。余曰：此伤风而兼夹阴也。以桂枝附子汤煎成热服，温覆取汗。

病者服药后，身稍烦躁，即揭去衣被。次日，又迎余诊，脉仍浮弱。余曰:大地郁蒸而雨作，人身内烦而汗作，气机之动也。今四肢阳回，将外入之邪驱向皮毛，不令汗出，营卫何由得和？风寒何自而解？用前药再进，透汗而愈。

天下有服药不合法，服药不忌口，宜多而少，宜少而多，反归咎于方不对证者，往往类是。

费绳甫

医家简介：费绳甫(1851—1914年)字承祖，秉承家学，每有独到之处，治病能兼取东垣、丹溪二家之长，治虚劳主清润平稳，养胃阴则主气味甘淡，独树一帜，成为宗派，有“近代一大宗”之称。求诊者日以百计，中年迁沪，以善治危、大、奇、急诸病享誉于时，因忙于业务，无暇著述，仅于诊余之暇，口授经验。费氏子孙辈皆伟其业。

1. 伤寒发热，头痛烦躁

出处:《费绳甫医话医案》。

江阴石少梅，患发热头痛，项强腰痛，恶寒无汗，烦躁苔白，脉来浮紧。此本有里热，为外来之风寒所束，营卫不通，里热无从外泄也，非发汗以通其营卫不可。

麻黄一钱，桂枝一钱五分，杏仁三钱，甘草五分，石膏三钱。

一剂即汗出热退，躁止而安。

2. 伤寒发热头痛

出处:《费绳甫医话医案》。

上海王君佐才，恶寒发热。头项强痛，牵及腰背，无汗苔白，脉来浮紧，太阳经寒伤营证也。

麻黄一钱，桂枝一钱，酒炒羌活一钱，苦杏仁三钱，甘草一钱，生姜三片。

一啜而病悉退。

3. 胸脘作痛

出处:《费绳甫医话医案》。

江西李德元，患胸脘作痛，咳嗽食少。余诊脉弦滑。此湿痰阻塞肺胃，气不下降。治宜化湿痰而肃肺胃，方为合法。

酒炒薤白三钱，制半夏一钱五分，全瓜蒌三钱，橘红一钱，杏仁三钱，炙紫菀一钱，冬瓜子四钱。

一剂痛止，再剂咳平，遂愈。

4. 温病发热脘痛，神昏谵语

出处:《费绳甫医话医案》。

孟河金奎官，发热，有汗不解，脘病作痛，神昏谵语，时常痉厥，口干苔黄，中心灰黑厚腻。医皆束手无策，请余诊之，脉来沉实而滑，此阳明内热，非急下存阴，不能挽救。

酒炒大黄五钱，芒硝三钱，枳实一钱，厚朴一钱。

一剂，大便畅行二次，热退神清，痉厥皆止。以粳米熬粥，缓缓与服。约两日，即知饥而痊。

5. 疟疾，汗出欲脱

出处:《费绳甫医话医案》。

胞妹适同乡钱绍云，戊子夏，胞妹归宁，病疟，二三发后，汗出不止，心慌头眩，有欲脱之象。予诊脉虚微。素体虚弱。大汗淋漓，津液外泄，正气从此散失。急用人参一钱，西洋参一钱五分，浮小麦八钱，甘草五分，大枣五枚，煎服。汗即止，疟亦愈。

6. 腹痛吐泻，肢冷汗多

出处:《费绳甫医话医案》。

夏月中寒，每有腹痛吐泻见症，倘误认为霍乱，而治失其宜，危殆立至。甲午夏，郭善臣军门驻节申江，病腹痛吐泻，舌苔白，口不干，肢冷汗多，口鼻气冷，脉来沉细而迟。寒中太阴，中阳不司旋运。群医或主清解，或主温散。余谓辛热通阳，犹恐力有不逮，若用清解温散，真阳即有飞越之虞。遂以四逆汤加白术主之。

制附子五钱，淡干姜三钱，炙甘草一钱，生白术二钱。

军门知医，力排众议而用余药，一啜而安。此症本是伤寒门中之中寒病，与霍乱大相径庭，因夏月避暑贪凉，间或有患此病者，特附记于此，以便治霍乱者临证时当明辨之，否则误人非浅。

7. 伤寒发热，无汗烦躁

出处:《近代中医流派经验选集》。

石少梅，江阴人，患伤寒，恶寒发热。头痛项强，腰痛，无汗烦躁，苔白，脉来浮紧。两伤营卫，里热无从外泄，非发汗不可，方用大青龙汤。

麻黄一钱，桂枝一钱五分，杏仁三钱，甘草一钱，石膏三钱。

一剂，汗出热退，躁止而安。

冯兆张

医家简介：清代医家，字楚瞻，浙江海盐人。13岁开始习医，精于医术，后游医于天下，尤擅儿科。平素崇尚温补之法，于治小儿亦主张初期应用峻烈之品以祛邪，再以攻补兼施之法，终以养正补药。推崇赵献可命门之说。集30年之经验，著成《冯氏锦囊秘录》20卷，书中涉及内、外、妇、儿各科，于脉诊、药性等方面，亦多有论述，实为八种医书之合称。此书后来曾传入越南，为其医家所珍视。

1. 小儿哮喘

出处：《续名医类案·哮》卷二十九。

朱姓儿，三岁，哮喘大作，数日，身热汗出。或以滚痰丸利之，益甚，脉洪数，胸胁扇动，扶肚抬肩，头汗如雨，不食不眠。曰：久喘下元已伤，复以峻利伤之，故见诸恶候也。以人参、麦冬各五钱，五味三粒，肉桂二分煎服，日二三帖，喘顿减。至夜复作，盖夜属阴，而阴未有以配之也。以八味丸加牛膝、麦冬、五味，纳熟地六钱，桂、附各四分，水煎冷服，午前后各一剂。睡醒食进喘止，但劳动则喘声微有，此未复元之故。以生脉饮调理三四日全安。

2. 小儿喘急，囟门不闭

出处：《续名医类案·喘》卷二十九。

同姓子，三岁，平时面色白，囟门宽大，颅骨开解。一夕，忽发微喘。不能睡倒，抱起稍可。至二三日，虽抱起而喘急不减，出多入少，两便亦急。理宜用上病疗下之法，恐不肯轻服，乃设词曰：喘已多日，肺气虚矣，当以人参钱许，配生脉饮作汤，化服启脾丸乃愈也。急归寓，以八味丸杵作大丸代之。

服下喘日减，四五日后，本症悉平，精神倍长，屡索启脾丸，而囟门颅骨俱长满矣。

3. 疟疾

出处：《续名医类案·疟》卷七。

韩老夫人患疟甚重，壮热无汗，六脉洪大而空。冯曰：汗生于阴，肾主生液，今六脉有阳无阴，岂可更汗，以促其孤阳亡越乎？以八味加牛膝、五味子，每剂纳熟地二两。煎碗余灌饮之。滋水即所以发汗也，果大汗而愈。

福井枫亭

医家简介：日本著名医家，具体身世不详，枫亭翁喜读《备急千金要方》《外台秘要》，故其论病说方，多本其书。京师人传其起痼扶衰，悬决生死日时，多奇验。

瘟疫四肢不收，口眼开脱

出处：《先哲医话》卷下。

一人年四十余，病温疫下血后，身重难转侧，四肢不收，口眼开脱，语言不出，其状如塑人。脉滑，舌上生芒刺，似欲冷饮。余以为下证具，即投以大承气汤服之。

一帖，眼睛活动，语言少生，续服前方，痊愈。

傅松元

医家简介：傅松元（1846—1913 年）江苏太仓浏河人。世居太仓鹿河，曾祖兆公始迁浏河。字耐寒，一字崧园。自其五世祖五叙公行道以来，代有医名。传至耐寒已第八世。耐寒秉承家学，善用古方，声誉更隆，人以危候见邀，辄一剂而知，再剂而起。故有“傅大刀”之称、“傅一贴”称谓。所著有《医经玉屑》2 卷、《医案摘奇》4 卷、《舌胎统志》1 卷，由其长子傅然，字雍言，亲校付梓，刊于 1930 年，名《太仓傅氏医学三书》。著作：《舌胎统志》1 卷，上海中医书局 1930 年版，中国国家图书馆存。《医经玉屑》2 卷，上海中医书局 1930 年版，中国国家图书馆存。《医案摘奇》4 卷，上海中医书局 1930 年版，中国国家图书馆存。《太仓傅氏医学三书》3 种 7 卷附录 1 卷，上海中医书局 1930 年版，中国国家图书馆存。《历代中医珍本集成》37，上海中医学院中医文献 1990 年版，中国国家图书馆存。

癫狂

出处：《医案摘奇·痴狂》卷四。

沈海如之妇，夏季受凉，延周陶诸医杂治，初起时伤暑发热，不知用香薷饮以疏泄，旬余后，月事忽来，热入血室而发斑，又不知用犀角地黄法以凉血，遂致妄言谵语，曾兼白痦。诸医仍但彻外邪，不除脏病，于是狂病大作，妄言秽亵，不避亲疏，丑态百出。如是又医两月余，痴妇之名大著矣。忽眷属中有怜其苦况，发愤欲为治愈者，专人来邀曰：素知君喜用重剂，故初起未敢相烦，今则非君不能治，务求拯救。唯痴妇难免有开罪处，总乞包涵。余允诺。迨病者见余，果狂言大作，诟詈不休。余置诸不理，但使众女客遮蔽其体，强执其于而诊之。觉脉小急，而左寸关弦甚。询知食甚多而寐甚少，终日狂言狂态。阅其前所服诸方，皆系安神清心药。余曰：药虽无误，尚未当也。乃为书桃仁承气汤，重用胆星、干桃花、生铁落，为剂投之。

次日狂言略减，照前方又投剂。第三日狂定而言尚乱，乃以前方去铁落，加石菖蒲及辰茯神，减芒硝，加枳实为剂。第四日，大便下数次，两脉不弦急，狂态止而知羞耻。遂尽除前药，改用养阴理痰，安神益胃等法。第五日再诊，病者已神清气爽，向余请罪。遂即止药，不复再狂。

高鼓峰

医家简介：高鼓峰（1623—1670年），名斗魁，字旦中，浙江鄞县人。高氏少时喜好书法，兼好医药方书。因举兵抗清败归。遂由儒而精医，起痼扶衰，他行医于吴越间，以其余财，救济穷困的亲友，治病收入，随手散尽，因此临终时家徒壁立，几至无以为殓。著有《四明心法》又名《医家心法》3卷、《四明医案》1卷，另遗著诗文有《桐斋集》《语溪集》《冬青阁集》数种。

疟疾

出处:《续名医类案·疟》卷七。

曹献扆室人，十一月病疟，发则头重腰痛，寒从背起，顷之，壮热烙手，汗出不止。曰：此太阳经疟也，用大青龙汤。曹曰：病来五六日，委顿甚矣。且病者禀素怯弱，又他医言有汗要无汗，带补为全。今汗如此，而复用此药，恐不能当。高笑曰：第服此，其病自除。当晚汗犹未止，进一大剂，即熟睡，次日不发。逾日，以补中益气调理而痊。

高桥道史

医家简介：日本著名医家，具体身世不详，为矢数道明《临床应用汉方处方解说》中记录的医家。本书是由矢数道明先生独厚三派学术之大成，对“汉方处方”进行了详细的解说。此书采用古方（《伤寒杂病论》方）87张，后世方53张，经验方14张，并给予综合解说。在体现了“八纲辨证”“脏腑辨证”和“六经辨证”的同时，也表明了“方证相对”应用处方要旨；阐述了每张处方的证候、腹证、舌象、脉象；分析了每张处方的君臣佐使配伍关系，以及药物的升降浮沉、四气五味、相乘相辅、引经报使等；引用经典书籍对主治条文的注释；解释某一处方与同类处方相似和异同点及适应证。此书体现了中医学的辨证论治、理法方药和西医学的辨病之精髓。

尿道狭窄症

出处：《临床应用汉方处方解说》。

10岁男孩，素体虚弱。病人于前年10月，在学校上课时憋尿，下课后方去厕所，小便甚细，虽有尿意但排出难，身体震颤，中止排尿。不久又有尿意欲排，但仍难排出。因腼腆，许久未讲，痛苦日愈加重，才告其母。儿科诊为神经性，泌尿科诊为尿道狭窄症，并已插入导尿管。消瘦，颜面苍白，无神。扁桃体与颈部淋巴结肿大。根据尿量减少，排尿困难等，投予猪苓汤。

服用10日后，尿量增多，心情亦稍有好转。然而，尿道仍不畅。情绪不佳。因此，改用腾龙汤（系大黄牡丹汤加味形成的日本经验方。组成为：牡丹皮、桃仁、瓜子仁、大黄、芒硝、苍术、薏苡仁、甘草），排尿当即畅通，两个月后即无需插导尿管。

高泳霓

医家简介：高泳霓（1883—1963年），男，江苏太仓人，师从周渭溪，专长内妇幼科。1956年聘为上海市中医文献研究馆馆员。

胎漏

出处：《临床心得选集（第一辑）》。

1958年3月31日，余往上海某医院出诊。

病员曹某，女，21岁。妊娠7个月，腰酸腹痛，胎动漏红，有突然堕下之势。脉细小而弦，舌质尖红。苔罩薄腻。乃肝肾两亏，冲任不固所致。急予止痛养血，以保胎元，用《金匮要略》胶艾汤加味治之。

处方：全当归三钱（酒炒），东白芍三钱，炒川芎二钱，淡黄芩钱半，生白术钱半，阿胶珠四钱，艾叶炭一钱，炒杜仲四钱，川续断三钱，大生地炭三钱，制香附三钱，桑寄生三钱。水煎，分头二汁温服。

次日上午，其夫又来邀请复诊。据云，服药之后，腹痛渐止，坠觉已除，腰酸亦减，唯仍有少些漏红。余意药既有效，嘱其将原方再服一剂。自服此方 2 剂之后，病告痊愈，即出院。两个月后大产，产后身体健康。

龚 廷 贤

医家简介：龚廷贤（1522—1619 年），古代医家名。字子才，号云林山人，又号悟真子。江西金溪人。父龚信，字西园，一说字瑞芝，任职太医院，撰有《古今医鉴》8 卷。廷贤幼攻举业，后随父学医。他承家学，又访贤求师，医名日隆。曾任太医院吏目。1593 年，治愈鲁王张妃臌胀，被赞为“天下医之魁首”，并赠以“医林状元”匾额。著述甚富，著有《济世全书》8 卷、《寿世保元》10 卷（1615 年，其中名方“蟠桃丸”是明代及清代宫廷就有经典的养生秘方）、《万病回春》8 卷（1587 年）、《小儿推拿秘旨》3 卷（1604 年）、《药性歌括四百味》、《药性歌》、《种杏仙方》4 卷（1581 年）、《鲁府禁方》4 卷（1594 年）、《医学入门万病衡要》6 卷（1655 年）、《复明眼方外科神验全书》6 卷（1591 年）、《云林神彀》4 卷（1591 年）等。并为其父续编成《古今医鉴》。另著《痘疹辨疑全幼录》《秘授眼科百效全书》《云林医圣普渡慈航》《医学准绳》等，皆佚。

1. 大小便牵痛

出处：《寿世保元・诸淋》卷五。

一老人，精已竭而复耗之，大小便牵痛，愈痛愈便，愈便愈痛，服以八味丸，其功最效。

2. 淋证

出处:《寿世保元·诸淋》卷五。

一老人，阴痿思色，精不出，内败，小便水道涩痛如淋。用八味丸，加车前、牛膝，立效。

3. 热入血室

出处:《万病回春·调经》卷六。

一妇人，经行感冒风邪，昼则安静，夜则谵语。此热入血室也。用小柴胡汤，加生地黄治之顿安。

4. 耳痛寒热

出处:《寿世保元·耳病》卷六。

一寡妇，耳内外作痛，不时寒热，脉上鱼际。此血盛之证。用小柴胡汤加生地黄，以抑其血而愈。

龚志贤

医家简介：龚志贤(1907—？)，四川巴县人，从事中医事业50余年。对于《伤寒论》《金匮要略》体会较深，擅长灵活运用《伤寒杂病论》方剂于临床实践，经验丰富，医理精湛。早年随师学中医，曾在重庆开办三友医社、针灸传习所，后又创办国学医院，并任院长。新中国成立后，历任卫生部中医司科长，北京医院中医科主任，重庆市中医研究所研究员、所长，中华全国中医学会理事、四川分会副会长。九三学社社员，擅长诊治内科杂病，著有《龚志贤临床经验集》。

1. 乳痈

出处:《龚志贤临床经验集》。

宋某，女，26岁。1976年5月12日诊。

自述产后半月，突觉右乳红肿作痛剧烈，且恶寒发热，无汗，头疼身痛，口淡无味，饮食不佳，二便尚调。余查其右乳内有一硬结，红肿，脉象浮紧，舌苔白滑。辨为外感风寒之邪，阻滞经络而发为乳痈，拟葛根汤加味治之。

处方：葛根25g，麻黄10g，白芍10g，桂枝10g，细辛5g，甘草6g，大枣12g，生姜12g，吴茱萸5g。2剂。水煎服。

服1剂寒热解除，红肿稍退，服2剂诸症悉愈。

说明：因外感风寒所致的乳痈较风热所致者疼痛更为剧烈。因寒为阴邪，其性收引，凝滞气血，致脉络不通，故痛剧烈也。见有寒邪外证者用葛根汤加细辛、吴茱萸；若无外证，而有内寒，疼痛剧烈，脉沉者，可用仲景白通汤加吴茱萸、细辛，奏效更速，一般可二三剂而获痊愈。

注：乳痈之患以风热毒邪所致者为多，用仙方活命饮治疗，效如桴鼓。未溃者数剂即消，已溃者十余剂亦可告愈，均不必外用敷药。但事物总是一分为二的。有热必有寒，乳痈属热性的为多见，属寒者亦有。上述用葛根汤治愈病例，则说明临床上确有因寒致发乳痈者，值得引起医者注意。

2. 小儿遗尿

出处:《龚志贤临床经验集》。

欧某，男，10 岁，小学生。1966 年冬月诊治。

患儿遗尿 7 年，每夜 1 ～ 2 次，大人、小儿皆感极为苦恼。询问小儿，烦渴思饮，食欲不佳，尿频短而不畅，日十数行。常不到下课即要小便，强忍不解则小腹坠胀作痛，因此学业受影响，成绩很差。查形体瘦弱，舌苔白腻，脉濡数。证系脾虚中阳不运，膀胱气化失常，致日间小便短频，夜发遗尿。拟健脾除湿、和中利水之甘麦大枣汤加花粉瞿麦汤治之。

处方：小麦 50g，甘草 6g，大枣 10g，天花粉 18g，瞿麦 12g，车前草 30g。水煎服，每日 1 剂，2 服。共 5 剂。

二诊：服 1 剂每次尿量增多，尿次减少，夜尿床 1 次；服 2 剂夜不遗尿，至今已连续 3 天未再遗尿，此数年来之幸事也。余拟补中益气汤加减 5 剂，隔日 1 剂，以善其后。

半年后随访，遗尿之症已愈，心情舒畅，食欲大增，形渐胖壮。

3. 胆道蛔虫症

出处:《龚志贤临床经验集》。

刘某，女，50 岁，医师。1983 年 3 月 18 日入院。

患者曾有“蛔厥吐蛔史”，每因多食油腻之物则突发右上腹部疼痛。此次发病因食奶油夹心饼干后十余分钟，突发右上腹部剧烈疼痛，门诊以“胆石症”“胆囊炎”收入住院。

自述右胁下及胃脘部疼痛难忍，其痛剧时如钻如顶，且痛往右肩背部放散，伴恶心呕吐，痛剧时腹部拒按，痛缓时触诊腹部平软。入院后经禁食、“电针”、“阿托品”、“654–2”、“普鲁本辛”、“度冷丁”等解痉镇痛法治疗 48 小时，其疼痛仍昼夜不减，痛发作更剧频。查白细胞总数 6.3×10^9/L，中性粒细胞 0.74，血淀粉酶153IU，尿淀粉酶384IU，B型超声肝胆未见异常图像，故“胆石”“胰腺炎”之诊断可除外。其痛发剧烈时诊脉乍大乍小，手足指冷，冷汗出，舌质淡，苔黄薄滑润，余断为“蛔厥”（胆道蛔虫症）。拟温脏安蛔法，方用乌梅丸加味。

乌梅15g，桂枝10g，细辛5g，炒川椒5g，黄连10g，黄柏10g，干姜10g，党参12g，当归10g，川楝子12g，槟榔片12g，使君肉9g，制附片12g（先煎1小时）。急煎，日2剂，分4次温服。

服药后第2日疼痛已缓，仍日2剂，服依前法。第3日上午，大便解出死蛔虫1条，疼痛完全缓解。更方投以疏肝理气，健脾和胃之剂善后。

4. 气管炎发热往来

出处:《龚志贤临床经验集》。

杨某。男，62岁，退休工人。1978年8月诊治。

患者夙有“风心病”“慢性气管炎”，月前因洗澡而受凉，恶寒发热，鼻流清涕，咳嗽，某联合诊所按“气管炎”给庆大霉素治疗4天，热势减退，转为低热（38℃左右），此后持续月余不退。入暮先热后寒，始觉肌热，如火如燎，热退而寒，肉上粟起，四末不温，历时一时许，无汗而寒热自退。改服中药，更医数人，皆以少阳病论治，投以小柴胡、蒿芩清胆等方，病情如故。述头昏心悸，神疲乏力，腹中饥饿，口淡无味，不欲饮食，矢气频作，日大便四五次，便软不溏，且无脓血黏液。查其面色苍黄，精神不振，唇绀无华，舌质胖淡而暗，苔白如腐，并夹灰苔，脉细弦而数，尺候弱。余见发热，厥逆交替，定时发作，辨为厥阴中风，投以乌梅丸去川椒，加首乌。

处方：乌梅15g，细辛6g，桂枝6g，干姜6g，黄柏9g，黄连6g，当归12g，党参15g，制附片6g（先煎1小时），制首乌18g。水煎服。

1剂病减，2剂热厥未作，纳谷转香，便次如常，再予三剂，低热尽退。

5. 眩晕

出处：《龚志贤临床经验集》。

张某，男，46岁，干部。1964年3月来诊。

患者苦于眩晕多年，反复发作。病常突然而发，头晕目眩，视物旋转，平卧床上亦觉身体荡漾，如坐舟于风浪之中，紧握床缘始觉有靠，坐立则眩晕更剧，可致跌仆，恶心呕吐，耳如蝉鸣，烦躁失眠，喜暗畏光，恶闻声响，口干口苦，畏寒怯冷，大便稀溏，舌尖红苔白滑，脉象寸关弦尺弱。辨为上热下寒，肝风上扰之眩晕。治以温阳泻火，养血平肝之乌梅丸。

处方：乌梅9g，细辛3g，黄连6g，炒川椒3g，当归9g，桂枝6g，干姜6g，党参12g，制附片12g（先煎1小时），黄芩10g。

服1剂病减，2剂痊愈。当年又复发3次，皆用上方二三剂即控制，后竟未发。

管先正

医家简介：身世具体不详，为清代魏之琇选编《续名医类案》中记录的医家。

妊娠脏躁

出处:《续名医类案·哭笑》卷二十一。

一妇，妊娠四五个月，脏躁悲伤，遇昼则惨切泪下数次，象若神灵，如有所凭。医与巫皆无益。与仲景大枣汤，一投而愈。

何 任

医家简介：何任（1921年11月1日—2012年2月23日），浙江杭州人。1940年毕业于上海新中国医学院。后随父学中医。曾开业行医。1955年后，历任浙江省中医进修学校副校长、校长，浙江中医学院教授、副院长、院长，中华全国中医学会第二届常务理事、浙江分会会长。潜心于中医教育事业，培养了一批中医人才。临床长于内科、妇科病的治疗。喜用“金匮方”，对湿温急证以及胃脘痛、崩漏等疑难杂病疗效显著。对《金匮要略》的研究，颇见功力，著述甚丰。

1. 感受寒湿，发热身痛

出处:《何任临床经验辑要》。

叶某，女，19岁，学生。1971年9月30日初诊。

郊游遇暴雨，未能躲避，冒雨行走半小时以上，衣衫尽透。昨夜身热形寒，无汗，周身酸痛，头重鼻塞。宜先解寒湿之邪。

麻黄6g，桂枝9g，杏仁9g，薏苡仁12g，生甘草6g，白术12g，带皮生姜3片。3剂。

按:《金匮要略》麻黄加术汤治寒湿身体烦疼无汗，恶寒发热者，试用多效。本案又复入麻杏苡甘汤，通过服药后，覆被取汗，疗效更好。经随访，1剂而寒热除，鼻塞通，3剂而愈。可见古方用之得当，确有一定疗效。

2. 车祸受伤昏迷

出处:《何任临床经验辑要》。

卢某，男，52岁。1972年5月18日初诊。

数日前因车祸，伤及全身多处。额颞部破裂，抢救4日，昏迷未全醒。家属来邀诊。

患者额颞部破裂已做过局部处理。腹部被撞击，神昏，呼之虽能应，但目闭，言语不清，时有唇口颤动，欲饮水状，喂之水能咽下。腹部胀按之硬，大便不下已多日，小便能下而色赤褐。呼吸气粗，舌红，脉沉实。

处方:虻虫3g，水蛭3g，生大黄12g，桃仁12g。浓煎喂下，1剂。

二诊：1972年5月21日。上方服1剂后，下大便，色暗，神昏较轻，呼痛。尽2剂，又得大便，已睁目能言。乃予桃仁、当归、白芍、生甘草、连翘、金银花清热、消瘀。续进3剂。以后逐步调治而神志全清，当地予以外伤之治疗。

何鸿舫

医家简介：清代医家，后改名长治，为江南何氏医学世系第二十一代医。幼从居士姚椿习古文，为太学生，工诗善画，尤精书法。擅内科、外伤病，家设寿山堂药店，常备药罐炭炉，免费以助病家，贫无药资者并给药，誉满江南。《重固三何医案》下卷录其治案39则，后人辑有《何鸿舫编年药方墨迹》6卷。

疟止而热不已，口渴烦躁

出处：《清代名医医话精华·何鸿舫医话精华》。

秦珠厓之母夫人，春秋七十矣，夏日撄暑病疟，疟止而热不已，口渴烦躁，病旬余未得汗。众医者皆以为少阳证，迭投小柴胡汤不效。珠厓忧甚，嘱其妹婿沈君邀视。山人切其脉，数而有次，右大于左，舌微白。曰：阳明伏邪未泄也，当进人参白虎汤。珠厓以石膏太凉，恐非老年人所宜。山人曰：石膏为阳明表证主药，有人参以助其气而达其邪，何虑之有？是夕遂留宿，视其煎而进之。及东方明，遍体大汗，而热亦全退。

何绍奇

医家简介：何绍奇（1944—2005年），四川梓潼县人，著名中医学者和中医临床家。1961年在梓潼县医院拜师学医，毕业后先后在乡、区、县医院工作十余年。1974～1978年任梓潼卫校教师、绵阳卫校西学中班教师。1978年考入中国中医研究院首届中医研究生班，1980年毕业，获医学硕士学位，留院任教。1982年晋升为讲师，1990年晋升副教授，主讲金匮要略、中医各家学说等课程。1994～1996年应欧洲中医进修培训中心邀请，赴荷兰工作，被聘为该中心终身教授、阿姆斯特丹门诊部主任、荷兰中医学会学术部专家。1997～1998年应聘为北京医科大学药物依赖研究所研究员，从事中医戒毒药的研究。同时兼中国中医研究院基础所治则治法研究室客座研究员。2003年被聘为中国中医药报第二届编辑委员会常务委员。2003年到香港浸会大学中医药学院任教。主要著作有《实用中医内科学》(编委)、《现代中医内科学》(主编)、《读书析疑与临证得失》等。他一生为人正派，性格爽直，学风严谨；他精通医理，书读万卷，堪称“中医活字典”；他医德高尚，医术精湛，用药果敢，屡起疑难大症。中国中医药报从2002年起为其开设《绍奇谈医》专栏，刊载了他的治学心得和临床经验80余篇，文笔犀利，文风朴实，内容涉及医理、临床、医史、医话、中药等，字字珠玑，见解独到，吸引了大批读者。他在香港任教期间，忘我工作，贡献良多，深受学生和同事的爱戴。

1. 肺癌胸水

出处:《读书析疑与临证得失》。

孙某，男，56岁，中央党校司机。确诊为肺癌已近一年，右肺胸水半年。X光片上看不见肋骨，只一片空白，且向左膨大。不能左卧，呼吸迫促，消瘦，乏力。所幸精神食欲尚好，病情危重。阅前医处方，率皆寻常利水之剂，岂可奏功？正如张子和所谓长川泛溢，而欲以杯勺取之也。议用十枣汤背水一战：醋制大戟、甘遂、芫花各30g，研极细末，每日凌晨服3g，大枣30g煎汤送。如大泻，次日即停服，泻不畅或不泻再服1次。

半月之后，我自石家庄讲学回京，患者即来复诊，遵嘱用散剂2周，或隔日1次，或三四日1次，顷已坚持服完。服后呕吐大量稀水黏液，继则泻水，由1日20余次，减至10余次。体力尚可支持，短气明显减轻，可向左卧2小时，唯腹痛，予理中汤加砂仁、木香，停用散剂消息之。1个月后拍片复查，胸水纵向消退约 1/4，横向大大缩小。患者每日坚持去颐和园散步，已可登上佛香阁。此后即改用健脾益气为主的处方调理，情况一直不错。存活 5 年余。

2. 吐泻肢厥，狂躁郑声

出处:《读书析疑与临证得失》。

左某，男，64 岁，农民。

1969 年 3 月某日，晨起放牛上山，归家即呕吐腹泻，四肢厥冷，昏睡不起。至夜，忽转狂躁，糊话喃喃。举家惊惶，深夜求诊。及余至，已有二位马姓同道先在，谦让再三，由余先诊。斯时患者闻声而起，两手挥舞，厉声呼叫，继则语音忽转低沉，含糊不清，问之不答；旋又坐起，循衣摸床，撮空理线，昔日见之于书者，皆一呈现于目前，众皆愕然。如此约半时许，始由家人扶至床上，彼倒头便睡，闻无声息。试诊其脉，则不绝如缕。于是与同道共议病情。

马君云:“躁狂不宁，当属阳明证，愚见舍清下二途，恐无生理。”余云:“既无身热口渴，又无腹满便闭，清热攻下，从何谈起;何况六脉沉细如丝者乎？所疑者在躁狂一证，然以脉论之，当属虚寒。愚见以为：此属冬月中寒，吐泻，神昏，肢厥，为三阴虚寒，体内残存之阳气为阴寒所逼而上浮，心神受扰，故躁狂不宁。不然，何以扬手掷足而举动无力，其声虽高而不清，更况循衣摸床，撮空理线，足证神明之乱而将泯，若误作实热治，必祸不旋踵。”老医某既颔首称是，复问:“书云‘谵语属热实’，此病之谵语又当作何解释？”余云:“此非谵语，乃郑声也。同为言语错乱，而有虚实之分，实则谵语，虚则郑声，谵语为狂乱之语，郑声乃不正之声。然又必判之于舌脉，谵语则脉洪大无伦，舌必红，苔必黄燥；郑声则脉必无力，舌必淡，苔不黄燥。此人之脉，吾等均已诊之，请再望其舌。”视之，果质淡而苔白。于是共促余用方，余乃书：红人参10g，制附片24g（先煎半小时），干姜15g，炙甘草6g，2剂。二马议加白术、龙骨、牡蛎，固中土而防厥脱，余意用之无碍，许之。

当夜取回药来，即令浓煎以进，一服即酣然入睡，众皆欣喜。翌日晨，余始辞去，嘱令其自醒，不可惊忧，醒后可饮米汤少许以助胃气，药则一日三服可也。

至第3日，又来邀诊，患者已可自行起坐，唯身有微热，恶风，自汗，脉转浮缓。此非外感，乃里气出表之佳兆。予桂枝汤，1剂而热去汗止，不复恶风。糜谷自养。不数日而痊。

何世英

医家简介：何世英（1912—1990年），中国近当代名老中医，中医临床家、中医理论教育家、中医脑病学科创始人、中国新医药学理论奠基人之一。1936年华北国医学院毕业。1935年天津市国民政府中医师千人会考第一名。后悬壶津门，志做良医，始终恪守医德、治医为民、贫贱不分、童叟无欺。成名于三四十年代，擅长内科、小儿、妇科、流行病、多发病和疑难杂症，自创多种中成药。新中国成立后，历任天津市儿童医院中医科主任、天津市中医医院总顾问兼脑病内科主任、中华全国中医学会脑病学组组长、天津市中医学会会长、《天津中医》杂志主编、天津中医学院和天津职工医学院客座教授、天津市卫生局顾问等，一生著述、教材、论文数百万字。

呕吐胸闷，上腹压痛

出处:《何世英儿科医案》。

刘某，男，12岁。1967年8月11日初诊。

呕吐4天，昨日起呕吐带血。胸中堵闷，不能进饮食。3天未大便，小便深黄。检查上腹有压痛，肝脾未触及。舌苔白腻，脉象弦滑。

辨证：痰结心下，发为结胸。

治则：拟宽胸散结，以小陷胸汤加减。

处方：瓜蒌25g，川黄连4.7g，半夏9g，栀子炭9g，荷梗9g，竹茹9g。水煎1剂，待凉少量频服，吐止后再顿服。

8月12日复诊：今日未呕吐，大便已下，能略进流质食物。给予小陷胸汤原方，瓜蒌18.8g，半夏9g，川黄连4.7g。病儿服两剂即愈。

何拯华

医家简介：身世具体不详，为何廉臣选编《全国名医验案类编》中记录的医家。

头痛恶风发热，肢冷身重溺涩

出处:《全国名医验案类编·风淫病案》卷一。

余瑞林，年37岁。

病名：风湿。

原因：素体阳虚，肥胖多湿。

诊断：脉弦而迟，舌苔白腻兼黑。此风湿相搏之候，其湿胜于风者，盖阳虚则湿胜矣。

疗法：汗利兼行以和解之。用桂枝附子汤辛甘发散为君，五苓散辛淡渗泄为佐，仿仲景徐徐微汗例，以徐则风湿俱去，骤则风去湿不去耳。

处方：川桂枝一钱，云茯苓六钱，泗安苍术一钱，清炙甘草四分，淡附片八分，福泽泻钱半，酒炒秦艽钱半，鲜生姜一钱，红枣二枚。

效果：一剂微微汗出而痛除，再剂肢温不恶风，寒热亦住。继用平胃散加木香、砂仁温调中气而痊。

和田东郭

医家简介：日本著名医家。具体身世不详。《先哲医话》记载："复古之医术以吉益东洞为最，东郭出其门下，独不奉其衣钵，别成一大家。盖譬之兵家，东洞医如韩信行军，背水绝粮，置之死地而后生。东郭医如李靖用兵，度越纵舍，卒与法会。"

1. 呃逆

出处：《先哲医话》卷上。

大津小野又三郎者，患天行，发呃逆五六日，微利，其脉变幻无测。众医以为脱候，皆辞去。予诊视半日许，谓旁人曰：此脉非恶候，即肝火亢盛之所为，因四逆散加地黄、古金汁服之，脉顿定，诸症随痊。

2. 足麻痹不耐久行

出处:《伤寒论今释》卷三引《蕉窗杂话》。

桦山某寄居萨州，病右足将十五年。每骑马步行，未及二里，即麻痹不用。自六月上旬，求治于余。余诊察而与大柴胡汤。病人自云：先是服巴豆、甘遂、大黄多矣，初则下利，二三日以后即不知，何况单用大黄？今见药中有大黄，是以不欲服也。余解说百端，始勉服之。其月中旬，病人来告，因感风邪而发热。诊之，热虽壮，殊无风邪之候，令仍服原方。自服大柴胡，一日即下利一二行。经二月，腹大痛，下秽物如败布，长八九寸者，甚多，皆柔韧不可断。如是者半月，热解痛止，而足之麻痹，亦霍然若失。

和田启十郎

医家简介：和田启十郎(1872—1916年)，日本著名医家，信州名医。日本明治维新时推行“灭汉兴洋”的政策，导致汉方医几近灭亡，医家和田启十郎在此时凝练多年的治疗经验精华，著成《医界之铁椎》，专门比较汉洋医学疗法，倡扬“西医非万能、汉医非陈腐”，并试以西医理论解释汉医概念，在当时认为汉医仅是嚼草根树皮的社会引起较大反响。此书先后增补改版6次，现今仍影响着日本汉方界。在中国，此书由上海医家丁福保翻译出版4次，但影响甚微。

腹痛下利下血

出处:《临床应用汉方处方解说》。

14岁女孩，某日腹痛下利，下血（3～4合），西医以阿片酊施治，腹痛虽止，但大便已10数日未行，腹部膨满。西医再予下剂，又出现腹痛、下血症，与病初相同。服调理剂，痛亦不止，腹满，食欲减少，日渐衰弱，病证日笃。委托余出诊时，瘀热熏蒸，颜面如红，腹部硬满有压痛，心下痞，因脉有力，故投予泻心汤。

1剂腹痛不止，但促其大便，下大量黑色便，2剂大便下血，至3日下血全止。连服18日，后改用人参汤调理十数日，全复常态。

和田正西

医家简介：日本汉方名医，身世具体不详，为矢数道明所编著的《临床应用汉方处方解说》中记录的医家。

支气管炎

出处:《临床应用汉方处方解说》。

此为自身之体验。年末严寒之季，连续3日夜平出诊，身体冷却而引起支气管炎。无热，咳嗽频发，咯吐大量黏稠痰，咳时伴有噫气，时时呕吐。全身似有恶寒之冷象，遇寒与小风即感身冷，已处于功能衰弱、无元气之境地。既不是阳证，又非附子证，故服用苓甘姜味辛夏仁汤。

服用1次，即觉体温、咳消、精神振作，一周痊愈。

洪裕封

医家简介：洪裕封，字菜园，清临海县人。举于乡，精医理。尝言古方书如《伤寒》《金匮》，今方书如《临证指南》，诚能专心玩索，诊疾自能奏功。台郡少良医，由于昧所适从，仅读《药性赋》《汤头歌括》及《医宗必读》书耳，其治病每以古方获效。

1. 暑症

出处：《冷庐医话·今人》卷二。

文参军之子患暑症，初微恶寒，后壮热汗出，嗳气腹痞，口干渴，面肿头痛，大小便少。医用葛根、桔梗、制半夏、薄荷、佩兰、赤苓、通草、杏仁、芦根等药，渐觉气急神昏。菜园诊之，谓脉大舌黄，是白虎汤症（证）也。投一剂，诸症皆减，改用鲜石斛、黄连、生甘草、金银花、瓜蒌实等味而痊。

2. 春温

出处：《冷庐医话·今人》卷二。

张明径患春温，恶寒发热，喉烂。医用甘、桔、荆、防、牛蒡等味，病不减，裕封投以黄芩汤加连翘壳、杏仁，一剂而愈。

胡剑华

医家简介：民国名医，身世具体不详，为何廉臣选编《全国名医验案类编》中记录的医家。著有《伤寒论新注》一书。

温疫发斑

出处:《全国名医验案类编·时行温疫病案》卷七。

孙云山，年三十一岁，酱园柜员，住景德镇。

病名：温疫发斑。

原因：夏历八月，斑症流行，平素嗜酒，起居不慎，故易于传染。

证候：面部浮肿，四肢酥麻，恶寒发热，脊强无汗，口渴嗜茶，腹内不安，荐骨痛甚，斑发隐隐。

诊断：舌根淡黄少津，脉浮而数，浮为外越之象，数主高热之征。脉症合参，断为阳明热郁发斑之候。

疗法：斑宜外达，必汗先泄而斑随之出，故用麻杏甘石汤鼓其外出。仍虑力薄，复加防风、独活，助其发汗排泄之力也。

处方：净麻黄八分，防风一钱，生甘草六分，生石膏八钱，独活八钱，苦杏仁二钱。

效果：服一剂，汗出而寒热退，二剂身痒斑出，三剂荐骨痛止，四剂痊愈。

胡慎柔

医家简介：胡慎柔（1572—1638年），明末僧人，医家，法名释住想，毗陵（今江苏常州）人。博通经史儒学，因患痨病，遂随查氏习医10余年，颇有所获，后由查氏荐之于名医周慎斋继续深造，留心摘录周氏临证经验，归里行医，疗效较著，且好施舍，故而清贫。临终前将手札及生平著述授予石震，由石氏订正刊刻，名《慎柔五书》（1636年），其中主要包括对痨病（肺结核等）的治疗和论述。

瘅疟腹痛

出处：《慎柔五书·风例》卷五。

淮安客，年三旬外。季夏患瘅疟，但热不寒，连日发于午后，热躁谵语，至次日天明才退。数日后，忽腹痛，昼夜无间，勺水不进，呼号欲绝，遇疟发时即厥去。医治不效，求慎柔诊之。脉弦细而濡。乃谓弦细为虚为暑，而濡为湿。盖暑邪成疟，湿热乘虚内陷而腹痛。用酒炒白芍一两，炙甘草一钱五分，水煎，调下天水散五钱。

服后腹痛如失，次日疟亦不发。

胡天成

医家简介：胡天成，男，1942年生，四川省眉山县人。出身于中医世家，受家庭熏陶，耳濡目染，立志学医。1998 年任博士生导师，同年被授予“四川省首届名中医”称号，享受国务院政府特殊津贴。2014 年被四川省人民政府评为“第二届四川省名中医”。在继承发扬其父儿科专家胡伯安的学术思想和宝贵经验的基础上，博采诸家之长，师古而不泥古。擅长化裁古方，创立新方，执简驭繁治疗小儿肺系和脾胃疾病以及多动症、抽动症、过敏性紫癜等常见病、多发病。对小儿感冒、咳嗽、肺炎和哮喘等病证，总结了“多热证、多实证、多气逆、多夹痰”的特点，将上述病证中因外感所致的类同证型归纳为风热、湿热、痰热、燥热等四个类证，异病同治，熔书本知识与临床经验于一炉，提纲挈领，简明扼要，易学易记。

风中经络，颈项偏斜

出处:《四川名家经方实验录》。

吴某，女，5 岁。1979 年 11 月 9 日初诊。

其母代诉：8 天前患儿在田间玩耍，不慎失足落水，当时仅将裤子打湿，头身未见外伤，患儿亦未诉任何不适。傍晚，其父收工回家，即发现息儿颈项向左偏斜，不能转动，入夜不能平睡，呼叫颈项疼痛。因疑为“失枕”，次日即请人“端颈”，未见好转。第 3 日又外敷药 2 次，均未见效。病后，患儿白天嬉戏如常，幕夜即感不适，要母怀抱。如此已 8 日，病无起色。亲友又以为“骨伤”所致，嘱到骨科就诊。经检查排除颈椎病，遂邀笔者诊治。其时患儿头颈明显向左偏斜，颈项肌肉强硬，皮色不变，亦不发热，但压之疼痛，头汗甚多，口干喜饮，饮食减少，大便 1 日 1 次，小便不黄，舌质正常，苔白，脉浮。审为太阳中风，经输不利，处桂枝加葛根汤加天花粉。

处方：桂枝 10g，白芍 15g，生姜 10g，大枣 12g，甘草 3g，葛根 24g，天花粉 18g。水煎服，1 日 1 剂。

二诊：其母诉上方连服 3 剂，1 剂汗止，3 剂颈即不偏，唯转动尚欠灵活。此太阳经输之气尚未完全疏通之故。仍守上方，更加秦艽 15g，丝瓜络 12g，以祛风通络。

结果病儿继服 2 剂后，颈项即活动自如。

胡希恕

医家简介：胡希恕（1898—1984 年）又名胡禧绪，汉族，生于辽宁省沈阳市，是我国近代著名中医经方临床家、教育家。被日本中医界赞誉为“中国有独特理论体系的、著名的《伤寒论》研究者、经方家”。胡希恕一生勤于临床，并一直在临床、教学一线，其明确指出经方医学采用的是六经八纲辨证体系，是神农－伊尹汤液学派，不同于《黄帝内经》的脏腑经络辨证体系，明确提出了仲景学说和《黄帝内经》理论学术渊源不同；揭示了辨证论治的实质，即基于患病机体一般规律反应的基础上，而适应整体的、讲求疾病的通治方法；其临床注重方证，更是揭示了半表半里实质，并提出了“方证是辨证论治的尖端”等学术思想，人民日报给予其高度评价，认为其解决了“历代医家缺乏论述的难题”。

1. 头痛恶寒

出处:《经方传真》。

许某，男性，47 岁。1978 年 5 月 4 日初诊。

右头痛两天，自感无精神，两手逆冷，恶寒无汗，口中和，不思饮，舌质淡，苔薄白，脉沉细，咽红，多滤泡增生。此属虚寒表证，治以温阳解表，与麻黄附子甘草汤加味。

麻黄 10g，制附子 10g，炙甘草 6g，川芎 10g。

结果：上药服一煎，微汗出，头痛解，未再服药，调养两日，精神如常。

2. 发热头痛便秘

出处：《经方传真》。

刘某，女性，27 岁。1965 年 6 月 4 日初诊。

发热头痛 1 周，曾服中西解表药，大汗出而身热头痛不解，头胀痛难忍，心烦欲吐，口思冷饮，皮肤灼热而不恶寒，大便已 3 日未行，苔白厚，脉弦稍数。体温 38℃。证属里实热胃不和，治以清里和胃，予调胃承气汤。

大黄 10g，炙甘草 6g，芒硝 12g（分冲）。

结果：上药服一煎，大便通，头痛已，身热减，体温正常，继服余药而去芒硝，诸症基本消失。

3. 十二指肠球部溃疡

出处：《经方传真》。

赵某，男性，45 岁，1966 年 3 月 18 日初诊。

于 1963 年发现十二指肠球部溃疡，现症：时胃脘痛，泛酸，腹胀，欲呕，吐涎沫，心烦，口中和不思饮，小便少，时心悸，苔白根腻。脉沉细弦。证为中寒停饮，属茯苓四逆汤证。

茯苓 12g，党参 10g，制附片 10g，炙甘草 6g。

结果：上药服 1 剂，胃脘疼减，3 剂后诸症明显减轻，继随证调理月余自感无所苦。

4. 肠鸣腹泻

出处:《经方传真》。

彭某，女性，30岁。1965年8月26日初诊。

因吃葡萄而患腹泻已3天。每日3次水样便，腹微疼，咽干不思饮，心下痞满，纳差，嗳气，腹时胀满而肠鸣辘辘，四肢乏力，苔白腻，脉弦滑。原本中寒，又值外邪相加，中阳不运，水饮内作，因见肠鸣下利，嗳气，纳差等症。予生姜泻心汤。

生姜12g，干姜3g，炙甘草10g，党参10g，半夏12g，黄芩10g，黄连10g，大枣4枚。

结果：上药服1剂，腹泻、腹疼止，服3剂诸症好转。

5. 发热恶寒

出处:《中国百年百名中医临床家丛书·胡希恕》。

程某，男，15岁。初诊日期1965年4月8日。

近10日来，头痛发热，恶寒，欲呕，纳差，口干，自汗，身倦怠，下肢无力，舌苔薄白，脉弦细，体温38℃。予柴胡桂枝汤加味。

柴胡四钱，黄芩三钱，半夏三钱，党参三钱，桂枝三钱，赤芍三钱，炙甘草二钱，生姜三钱，大枣四枚，苦桔梗二钱，生石膏一两半。

二诊4月9日:上药服1剂后，诸症均已，唯感身酸软无力，体温37℃。上方去桂枝、芍药，服1剂善后。

6. 妊娠痢疾

出处:《中国百年百名中医临床家丛书·胡希恕》。

张某，女，31 岁。初诊日期 1965 年 3 月 10 日。

自前日开始腹痛、腹泻、大便有红白黏液，白天二三次，晚上 7 次，里急后重明显，恶心，纳差，畏冷，溲黄，服西药无效。既往有血吸虫病史，今怀孕已 7 个月。舌苔薄白，舌质稍红，脉沉细滑数。证属湿热滞下，伤及血分，治以清热凉血，兼以祛湿导滞，予白头翁加甘草阿胶汤。

白头翁三钱，黄连二钱，黄柏一钱，秦皮一钱，甘草三钱，阿胶三钱。

二诊（3 月 12 日）: 上药服 1 剂，昨日泻 2 次，无红黏液便。今晨泻 2 次，第 2 次稍带黏液。前方加茯苓三钱。

三诊（3 月 13 日）: 上药服 1 剂后，腹已不痛，昨夜便行 2 次，质溏，溲黄，纳可。上方加焦白术三钱，2 剂消息之。

滑伯仁

医家简介: 滑寿(约 1304—1386 年)，字伯仁，晚号樱宁生，元代大医学家，祖籍襄城（今河南襄城县），后迁仪真（今江苏仪征县），又迁余姚(今浙江余姚县)。他不仅精通《素问》《难经》，而且融通张仲景、刘守真、李明之三家学说，所以给人治病有“奇验”，他还著有《读伤寒论抄》等医书多种。“所至人争延，以得诊视决生死为无憾”。他更以“无问贫富皆往治，报不报弗较也”的崇高医德，受到时人的赞誉。

伤寒身冷烦躁

出处:《名医类案·伤寒》卷一。

一妇，暑月身冷，自汗口干，烦躁，欲卧泥水中。伯仁诊其脉，浮而数，沉之豁然虚散。曰:《素问》云，脉至而从，按之不鼓，诸阳皆然。此为阴盛隔阳。得之饮食生冷，坐卧风露。煎真武汤冷饮之。

一进汗止，再进烦躁去。三进平复如初。

荒木性次

医家简介：日本汉方名医，身世具体不详，为矢数道明所编著的《临床应用汉方处方解说》中记录的医家。

1. 胃痉挛

出处:《临床应用汉方处方解说》。

老年妇女，素有胃积（胃堵塞），每年必发作1次。去年夏月发作半月余。其症于左心下发生剧痛，重则痛得乱滚。脉微弱，大便日1行，小便频。疼痛窜至肩部，则肩胀严重，痛去则肩胀亦消失，毫无痕迹。

试问之，肩酸痛是否在右侧？其甚为惊奇，言是。《金匮要略》有“心中痞气，气结在胸，胸满，胁下逆抢心”之记载。逆抢者，乃自气结所发之处向对侧上窜也。今自左向右上窜即逆抢。小便频，脉弱，此乃人参汤证，故与之。

1剂即愈，未再发。

2. 高血压意识不清

出处:《临床应用汉方处方解说》。

70余岁老年妇女，血压高，主诉头痛数日，微热，某日精神不振，产生幻觉，右手时时振颤。与黄土汤一帖，手动即止，意识恢复。此乃根据土强胜水，木平而风自灭之理。

3. 发热头痛，下利腹痛

出处:《临床应用汉方处方解说》。

28岁妇女，忽然发热恶寒，头痛，下利腹痛，渴而欲饮，下腹胀略重，下利次数频频增加。与桂枝加芍药汤无效，下利愈甚，里急后重。与黄芩汤，立刻痊愈。

4. 指尖化脓

出处:《临床应用汉方处方解说》。

20岁妇女，某日右手食指尖肿大，剧痛，整夜不得眠。与排脓汤，1帖痛除肿消，当夜即能安睡，翌日再1剂痊愈。

5. 肩痛

出处:《临床应用汉方处方解说》。

一老年妇女。此人为经营露商店。某日，右肩发生激烈疼痛不止，午后尤甚。与麻杏薏甘汤，转瞬间疼痛即止。此为于露商店受强烈寒冷之故。

6. 感冒高热，无汗烦躁

出处:《临床应用汉方处方解说》。

一妇人因感风寒，发热数日不解，服 2 ～ 3 种西药不效，发热近 40℃，头痛如刀割，咽干，欲饮水，苦闷，夜间不寐，时时恶寒，如欲死状，坐卧不安。其主症为不汗出而烦躁，故与大青龙汤。服后大汗出，诸症霍然而愈。

7. 腹膜炎

出处:《临床应用汉方处方解说》。

一妇女 30 岁，腹胀大，腹中痛，因便秘而大便坚硬，医师称腹膜炎。因腹胀、大便坚硬，故与大承气汤，大便通畅，一时爽快，但翌日胀大如故。于是，更与 2 ～ 3 次承气汤，但无济于事。此里寒证也，与大建中汤一帖即愈。其人不恶心。

7. 咳引腹痛，胃脘痛

出处:《临床应用汉方处方解说》。

7 岁男孩，受风邪有热象，咳嗽数日不愈。病之初始给予麻黄汤热不去，以调胃承气汤下之亦不解，由于渴欲饮水给予白虎加人参汤亦不愈，再与小柴胡汤也无效。发热 38.5℃，主诉咳引腹痛，按之胃脘处痛，不欲食，心烦，哼哼呻吟，夜不入睡，脉浮滑。考虑其心情过于郁闷，哼哼呻吟，难以入睡之状，正是黄连所治之心烦症，再结合脉浮滑与心下同等症状符合小陷胸汤证，故与之，获得意外之疗效。

8. 服下剂后手足厥冷

出处:《临床应用汉方处方解说》。

一女孩，感冒发热，因大便不通，与调胃承气汤。服后下利数次，随即突然手足冷，烦躁闷乱，恶寒战栗，得得打战，早危笃状态。此时急与甘草干姜汤作 1 次服，危症立愈。

9. 服石膏剂后手足厥冷

出处:《临床应用汉方处方解说》。

一女孩，发热，心情不佳，饮食不进。初与小柴胡汤加石膏，服 2 ～ 3 次后手足发冷，咽干，痴呆无神，烦闷。故急与甘草干姜汤，很快治愈。

本方治疗因服下剂，石膏剂所致之腹中冷，手足厥逆，烦闷不适者有神效。

10. 眼痒羞明

出处:《临床应用汉方处方解说》。

一男子，自 2 ～ 3 日前两眼瘙痒，至今晨严重充血，出多量眼垢，闭眼，羞明不能见亮，服白虎汤 1 日，痊愈。

11. 皮肤痒疹

出处:《临床应用汉方处方解说》。

一男子，不知何物引为斑疹，或被毒虫螫，本人不得而知口全身突然发痒疹，愈搔愈痒，

红斑密布，全身汗出恶寒。难忍。服白虎加人参汤 1 剂即愈。

12. 癔病

出处:《临床应用汉方处方解说》。

一位妇女，数年来一直患癔病，主诉每年发作 2 ～ 3 次，其欲发前神经兴奋，出现癔病之情绪，随之觉胃周围有硬块状物，

突然上冲堵塞咽喉。此用半夏厚朴汤，奏大效。

13. 腹痛大发作

出处:《临床应用汉方处方解说》。

50 岁男子，大腹痛发作，大便不通。医师告以肠梗阻或肠扭转。有肠鸣，因其寒气症状加重，乃与附子粳米汤。

服 1 剂痛止，大便通而痊愈。大便一般虽为软便，此为里寒因而有便秘。

黄超凡

医家简介：清代名医，身世具体不详，为齐秉慧所编著的《齐氏医案》中记录的医家，为齐秉慧老师。

酒病心痛

出处:《齐氏医案・痰饮》卷三。

昔在武昌，从吾师游，偶见一人，以手按心而痛，汗如雨下，痛不可忍。吾师曰：此必酒病也，以十枣煮水，调遂、戟、芫花末三分与服，限一时许，下恶水数升，而病去如失。

黄凯钧

医家简介：黄凯钧别号退庵居士，清乾、嘉年间浙江嘉善人，生于乾隆十八年 (1753 年)，卒年不详。凯钧幼年习儒，因少年多疾，至19岁后弃举子业，立志为医，遇有难治之症，遍翻方论，每至深夜，必得其要领而后已。由于其能刻苦研习各家学说，学识渊博，医名日噪，岁无虚日。积40余年之识见，乃著述医话6种，名《友渔斋医话》。

伏暑证，身热自汗

出处:《友渔斋医话·证治指要》。

一人周姓，年逾三旬，孟冬患身热，自汗如雨，不饥不纳，形软不能起坐。一医用龙、牡、归、地，养血摄敛，病日加重。延予诊视，面色惨淡无神，脉细欲绝，乃问思冷饮否？答曰：欲而家人不许。又令人倾其溺器，气秽而赤，病者又述不得安寐，已十昼夜矣。予曰：此伏暑证也，方中须用人参。病家业断以无力为辞。予曰：不用亦可，但非经一月，则不能行立奈何？曰：得保无虞为幸，迟起亦所愿耳。方用白虎汤，加北沙参四钱，麦冬二钱，滑石三钱。

一服汗收，酣寝一夜。半日，诸患霍然。后果调理匝月始愈。

惠美宁固

医家简介：日本著名医家，具体身世不详，为浅田宗伯所编《先哲医话》中记录的医家。

1. 震颤

出处:《先哲医话》卷下。

一男子，头并两手振掉不止，得之二三年。腹中和，饮食如故。余谓仲师所谓四肢聂聂之类，与防己茯苓汤愈。

2. 产后肿胀，喘满尿闭

出处:《先哲医话》卷下。

一妇产后肿胀数日，气息促迫，喘满绝汗，小便不通，食不进，众医以为不治。余谓留饮之所为，与甘遂半夏汤一服，痰水吐出，须臾泻下如倾，诸症渐愈。

吉益东洞

医家简介：吉益东洞（1702—1773 年），名为则，字公言，号东洞，为日本汉方医学“古方派”承前启后之中坚人物。他认为医学有疾医、阴阳医与仙家医三个流派，只有扁鹊、仲景所行疾医之道最为正宗，故秉承并弘扬仲景“知犯何逆，随证治之”精神，极力倡导实证亲试，极力反对虚言玄揣。

1. 嗜睡，昏昏不醒

出处:《临床应用汉方处方解说》。

一病人，昏昏不醒，如死之状，已 5 ～ 6 日，用此方（酸枣仁汤）速效。真可称为圆机活法之妙矣。

2. 吐血

出处:《临床应用汉方处方解说》。

20 余岁男子，京都商人，数年前开始吐血，10 日发作 1 次。

某年秋大吐血，吐已呼吸停止。众人虽已绝望，余以绵塞置于鼻端。见其蠕蠕而动，故作三黄泻心汤与之，1 帖 15 两。

须臾，腹中雷鸣，下利数十行，即醒。20 日许恢复常态，此后 10 余年未复发。

3. 脚跟痛

出处:《临床应用汉方处方解说》。

20 岁男子，某日足跟忽痛，其痛如锥刺刀刮，手不可近之。众医来诊，未能开出处方。某外科医师认为已化脓，故穿刺之，但未抽出脓而无效。于是，迎东洞先生诊之。腹肌挛急，按之不缓，强度紧张。故作芍药甘草汤饮之，一服即愈。

4. 肿胀，小便不利

出处:《金匮要略今释》卷二引《建殊录》。

某人，一身肿胀，小便不利，心中烦闷，气息欲绝，脚殊濡弱。一医为越婢加术附汤饮之数日，无其效。先生诊之，按至小腹，得其不仁之状，乃为八味丸饮之，一服心中稍安，再服小便快利，未尽十剂而痊愈。

汤本氏云：此病殆是慢性肾炎，余亦遇此症而烦热甚者，与本方，得速效。

5. 脘腹痛

出处:《金匮要略今释》卷二引《建殊录》。

京师四条街，贾人三井某家仆三四郎者，四肢惫惰，有时心腹切痛，居常郁郁，情志不乐，诸治无效。有一医某者，以先生有异能，劝迓之。贾人曰：固闻先生之名，然古方家多用峻药，是以惧未请尔。医乃更谕，且保其无害，遂迓先生诊之。腹中挛急，按之不弛，乃作小建中汤饮之。

其夜胸腹烦闷，吐下如倾，贾人大惊惧，召某医责之。医曰：东洞所用非峻剂，疾适发动耳。贾人尚疑，又召先生，意欲无复服。先生曰：余所处非吐下之剂，而如此其甚者，盖彼病毒势已败，无所伏，因自溃遁耳，不如益攻之也。翌早，病者自来谒曰：吐下之后，诸症脱然，顿如平日也。

6. 疝瘕

出处:《金匮要略今释》卷三引《建殊录》。

一男子，年七十余，自壮年患疝瘕，十日五日必一发。壬午秋，大发，腰脚挛急，阴卵偏大，欲入腹，绞痛不可忍。先生诊之，作大乌头煎饮之（原注每帖重八钱）。斯须，瞑眩气绝。又顷之，心腹鸣动，吐出水数升，即复故，尔后不复发。

7. 积年吐血

出处:《金匮要略今释》卷四引《建殊录》。

泉屋伊兵卫，年二十有余，积年患吐血，大抵每旬必一动。丙午秋，大吐，吐已则气息顿绝。迎众医救之，皆以为不可为也。于是家人环泣，谋葬事。先生适至，亦使视之，则似未定死者。因著纩鼻间，犹蠕蠕动。乃按其腹，有微动。盖气未尽也。急作三黄泻心汤（每帖重十五钱）饮之。

须臾，腹中雷鸣，下利数十行，即寤。出入二十日所，全复故，尔后十余岁不复发。

8. 噎膈胸腹胀满

出处:《金匮要略今释》卷六引《建殊录》。

某人，年二十余，请治曰：膈噎二年所，十日、五日必发，顷者胸腹胀满，举体愈不安。众医皆以为不治，无一处方者。先生为大半夏汤饮之，饮辄随吐，每吐必杂黏痰。居八九日，药始得下，饮食不复吐。出入二月所，痊愈。

吉益南涯

医家简介: 吉益南涯是日本古方派著名医家，首创“气血水”学说，善用经方，对《伤寒论》的研究颇有建树，对古方派的发展起到了重要作用。《吉益南涯医论集》收录了《医范》《气血水药征》《观证辨》《成迹录》《好生绪言》《险症百问》6部著作。

1. 便秘伴小便不利，腹胀脚肿

出处:《伤寒论今释》卷一引《成绩录》。

一男子，腹胀，脚以下洪肿，小便不利，不大便十余日，舌上黑苔，唇口干燥，心烦呕吐，饮食如故。先生与之以调胃承气汤，大下秽物，小便快利，诸症悉去。

2. 吐水

出处:《伤寒论今释》卷一引《成绩录》。

一男子，患吐水数十日，羸瘦日加。其症每至黄昏，脐旁有水声，扬腾上迫，心下满痛，吐水数升，至初更必止。饮食如故。先生投桂枝枳实生姜汤，其夜水虽上行，然遂不吐。翌夜，诸症尽退，五六日而痊愈。

3. 疫病胸腹硬痛，妄语便秘

出处:《伤寒论今释》卷三引《成绩录》。

一妇人患疫，身热如灼，口舌糜烂，渴欲热饮。一日，妄语如狂，自胸下至少腹硬痛，手不可近，不大便十余日。先生投以桃仁承气汤，黑便快通，诸症悉去。

4. 心下硬满

出处:《伤寒论今释》卷三引《成绩录》。

一男子，卒然气急息迫，心下硬满，腹中挛痛，但坐不得卧，微呕，小便不利。与之以大柴胡汤，诸症悉愈。

5. 郁冒心烦，但欲寐

出处:《伤寒论今释》卷三引《成绩录》。

一妇人，常患郁冒，心中烦悸，但欲寐，饮食或进或不进。卒然如眠，不识人事。脉微细。呼吸如绝，而血色不变。手足微冷，齿闭不开。经二时许，神识稍复。呻吟烦闷，自言胸中如有物，胸腹动气甚，胁下挛急。则与桃仁承气汤，一昼夜服汤十二帖，下利数行，诸症渐退。后与茯苓建中汤（小建中汤加茯苓）而痊愈。

6. 心下结硬

出处:《伤寒论今释》卷三引《成绩录》。

一男子，每饮食，觉触掠胸上，心下结硬，大便易秘，经久不治。请先生，饮以大柴胡汤而愈。

7. 心下痞塞

出处:《伤寒论今释》卷四引《成绩录》。

一男子，年三十余岁。心下痞塞，左胁下凝结，腹中雷鸣，过食则必下利，如此者六年。先生用生姜泻心汤而愈。

8. 心胸下硬满而痛，干呕短气

出处:《伤寒论今释》卷四引《成绩录》。

一妇人，心胸下硬满而痛不可忍，干呕短气，辗转反侧，手足微冷，其背强急如板状。先生与之十枣汤。一服而痛顿止，下利五六行。诸症悉愈。

9. 疟疾呕吐

出处:《金匮要略今释》卷二引《险症百问》。

一妇人病疟，干呕不能食，又恶心，强食之，则必吐。发时，身体疼痛，寒少热多，呕吐益甚。试多与冷水，则呕吐稍止。于是作白虎加桂枝汤，令热服之。忽然振寒发热，大汗出而愈。

渊雷按：此案因白虎证不具而呕吐剧，南涯盖偶忆《金匮》温疟有时呕之症，故先与冷水试之，得冷水而呕吐稍止，则与本条之时呕正合，故用白虎加桂枝汤。观其得药而病愈，可知仲景所记证候，皆由积验所来，可为用药之标准，此大论要略之所以可宝也。尤奇妙者，服汤后，振寒发热，大汗出而愈。《千金》不云乎：先寒发热汗出者愈。盖温疟本无寒，服药反先寒，则为瞑眩，瞑眩斯病愈矣。读《金匮》《千金》者，倘于其用药之标准，瞑眩之状况，精思熟虑，则每收奇效。

10. 腰以下痹痛

出处:《金匮要略今释》卷二引《成绩录》。

一男子，腰以下痹，冷痛，手足烦热，舌上黑苔，如实状，先生与八味丸而全治。

11. 腹痛时呕便秘

出处:《金匮要略今释》卷三引《续建殊录》。

一男子卒患腹中痛、渴而时呕。不大便数日，小便快利，短气息迫，头汗不止，舌上黑苔，心下硬满，按之则痛，不欲近手，四肢微冷，脉沉结。乃与大柴胡汤，服之大得治验。

12. 呕吐，脘胁硬痛

出处:《金匮要略今释》卷三引《续建殊录》。

一商人，志气郁郁，呕不能食，平卧数十日，自心下至胁下硬满，按之则痛，时时呃逆，夜则妄语，无热状，脉沉微。乃与大柴胡汤。服后下利黑物，诸症痊愈。

13. 消渴

出处:《金匮要略今释》卷四引《续建殊录》。

和州人某来谒曰：仆年五十有余，从来未曾有疾，今虽既老，犹矍铄，饮食倍少壮时，自以为昔时好牴角之戏，故血气周流如此。自客岁丁巳春，食饵又三倍于少壮。至今年，添渴，饮水数升，未尝腹满。顷自警，以数合为度，夫能食能饮如此，理当肥，而瘦日甚，他无所苦。先生诊之，问其。答曰：唯腹皮麻痹，小便频数耳。乃与五苓散，服之而渴愈。

14. 长年腹痛伴小腹硬结

出处:《金匮要略今释》卷六引《成绩录》。

一妇人，腹痛十有三年，诸药无效，小腹硬结。与大黄牡丹汤。后数日，下如碗状者，碎割视之，有牛蒡根一撮。问之，曰：十余年前食牛蒡，为其所伤，遂发腹痛至今，后不复食牛蒡云。下后腹痛乃已。

15. 呕吐，肠鸣腹痛

出处:《金匮要略今释》卷六引《续建殊录》。

一禅师，平日饮食停滞，胸腹动悸，雷鸣呕吐，腹中痛，志气郁郁不乐。一医与附子粳米汤或半夏泻心汤，不愈。一日呕吐甚，累日绝谷食，呕吐益甚，服小半夏汤或小半夏加茯苓汤，疲劳日加，烦闷欲死。予投茯苓泽泻汤，呕吐止，翌日啜糜粥，不过十日，诸症痊愈。

16. 时疫下后下利不止，渴烦不能眠

出处:《金匮要略今释》卷七引《成绩录》。

一男子患疫八九日，一医下之，黑血数行，下利不止，气力颇脱，渴而不能食，昼夜烦躁不能眠。先生诊之，脉微弱，舌上有苔，乃与白头翁加甘草阿胶汤，未几而全治。

17. 月经过多

出处:《金匮要略今释》卷七引《成绩录》。

一妇人，月经过度，或月再见，肩背强，腹中挛急，或硬

满，饮食能进，大便秘结，阴门时痒，患之者数年，未得治效。先生与当归芍药散，兼用下瘀血丸，宿疴遂全治。

18. 脚痛足冷，腹拘挛

出处：《金匮要略今释》卷七引《成绩录》。

一男子，两脚疼痛，不得屈伸，手足寒，腹拘挛，食颇减，羸瘦尤甚，时时痔血二二升，他无所苦。先生令服附子汤，疼痛退，拘挛缓，食亦进，能行步。唯余痔血，乃投黄连解毒散而止。

19. 腹挛痛昏厥

出处：《金匮要略今释》卷七引《续建殊录》。

一妇人足指疼痛，不得步行。一日，腹中挛急，上冲心，绝倒不知人事，手足温，脉数，两便不通。则与当归芍药散。尔后小便快利，色如血，诸症顿除。

20. 突发咽痛伴手足厥冷

出处：《金匮要略今释》卷八引《续建殊录》。

一男子，当食时，忽咽痛，少间，手足厥冷，如死者状。二医诊之，一医以为寒疾。一医以为缠喉风，曰：此证宜备急丸，然未之试。故辞不疗。乃迎先生审之。先生曰：备急丸固的当也。与之，一时许，大便快通，疾如洗。

吉原南峰

医家简介：日本著名医家，具体身世不详，为矢数道明《临床应用汉方处方解说》中记录的医家。

胃痉挛

出处:《临床应用汉方处方解说》。

一青年，患肋膜炎，接受内科医生治疗。某日于该处诊治时，当场卒发胃痉挛，遂即注射镇痛剂，但全然无效，彻夜痛苦不休，于诊室至翌朝。以手触之，胃痛更剧。不得已乘出租汽车回家，于室内疼痛难忍，坐卧不安，毫无办法。其妻哭泣来谈。于是，投予芍药甘草汤。煎之，服后不到 5 分钟痛止。午后家属来报，已在院内高兴地散步。

江篁南

医家简介：具体身世不详，为明代医家江瓘及其子江应元、江应宿编集的《名医类案》中记录的医家。

1. 发热头痛，鼻衄谵语

出处:《名医类案·内伤》卷二。

吴氏子年三十余，病发热，医用药汗之，不效。又投五积散，其热益甚，兼汗多足冷。江诊其脉，告曰：此内伤外感也。

用参、芪、归、术以补里，防风、羌活以解其表，加山楂以消导之，一服病减半。所以知吴子病者，六脉皆洪大搏指，气口大于人迎一倍也。

既而更医，热复作，且头疼口干鼻衄，谵语昏睡。江曰：此汗多亡阳也。投柴胡桂枝汤，和其荣卫，诸症减半，唯口干不除。乃以麦冬、生地、陈皮、生甘草、茯神、人参、柴胡、白芍、干葛、五味、黄芩，一服食进，诸症皆除。所以知之者，诊其脉，两手皆洪盛，按之勃勃然也。

2. 心脾痛

出处:《名医类案·心脾痛》卷六。

一妇患心脾疼，弱甚。医以沉香、木香磨服之，其痛益增，且心前横痛，又兼小腹痛甚。其夫灼艾灸之，痛亦不减。江以桃仁承气汤去芒硝投之，一服而愈。

江应宿

医家简介：明代医家，字少微，歙县（今属安徽）人，其父江瓘为名医，应宿继承家学。适其父著《名医类案》未竟而殁，应宿继其遗志，重为编次，历时15年而五易其稿，终于刊刻行世，为医案类著作中之佼佼者。

1. 产后大小便不通

出处:《名医类案·淋闭》卷九。

从侄妇患秘结，因产后月余如厕，忽胯痛如闪，大小便不通，已经四五日。杂进通利淡渗之药，罔效。予适归，仓惶告急，云：前后胀肿，手不敢近，近之则愈痛。虽不见脉，知其形气病气俱实。与桃仁承气汤加红花一剂，暴下而愈。

2. 中暑渴热

出处:《名医类案·暑》卷二。

岳母年六十余。六月中旬，劳倦中暑，身热如火，口渴饮冷，头痛如破，脉虚豁，二三至一止。投人参白虎汤，日进三服，渴止热退。头痛用白萝卜汁吹入鼻中，良愈。

3. 泄泻

出处:《名医类案·泻》卷三。

余氏仆，年十七岁，五月初患泄泻，至六月骨瘦如柴，粒米不入者五日矣，将就木。诊其脉，沉细濡弱而缓。告其主曰：湿伤脾病也。用五苓散加参、术各三钱，不终剂而索粥，三剂而愈。

4. 伤寒发热，喜饮呕吐

出处:《名医类案·伤寒》卷一。

友人工晓同寓云中，一仆十九岁，患伤寒发热，饮食下咽，少顷尽吐，喜饮凉水，入咽亦吐，号叫不定，脉洪大浮滑。此水逆证，投五苓散而愈。

5. 伤暑吐泻，身热引饮

出处:《古今医案按·霍乱》卷二。

一妇人，六月中旬病霍乱吐泻转筋，医投藿香正气散，加烦躁面赤，揭衣卧地。江诊之，脉虚无力，身热引饮。此得之伤暑，宜辛甘大寒之剂泻其火热。以五苓散，加石膏、滑石。吐泻定，再与桂苓甘露饮而愈。

姜春华

医家简介： 姜春华(1908—1992年)，字秋实，汉族，江苏南通县人，著名中医学家、中医藏象及治则现代科学奠基人。从医60余年，学验俱丰，临床疗效卓著。先生自幼从父青云公习医，18岁到沪悬壶，复从陆渊雷先生游，20世纪30年代即蜚声医林，曾执教于上海中医专科学校、上海复兴中医专科学校、新中国医学院等，还受聘为《华西医药》《北京中医杂志》《广东医药旬刊》《国医砥柱》等杂志的特约编辑。60年代初即提出“辨病与辨证相结合”的主张，治学勤奋，勇于探索，曾提出“截断扭转”独创性的临床治疗观点，为中医和中西医结合事业做出了可贵的贡献。

1. 头痛

出处:《内科名家姜春华学术经验集》。

患者，男，42岁。

初诊：头部剧痛10余日。大便多日未行，目赤舌红，脉大。证属胃家实，治宜通腑去毒。投以大承气汤。

处方：大黄9g（后下），芒硝6g，川朴9g，枳实6g。3剂。

仅1剂，大便通，头痛除。

2. 不寐

出处:《内科名家姜春华学术经验集》。

战某，男，38岁。

初诊：1982年3月4日。连续失眠10余日，彻夜不寐，服大量安眠药无用，痛苦不堪。面红目赤，大便不通多日，舌苔黄厚，脉大。用大承气汤。

处方：大黄9g，芒硝6g，枳实6g，厚朴9g。仅服1剂，腑通，当夜酣然入眠。

3. 吐血

出处:《内科名家姜春华学术经验集》。

金某，男，46岁。

初诊：面红目赤，吐血甚多，心中烦热，唇燥，舌红，苔黄，脉弦大。血压200/110mmHg。宜泻火除热，治以大黄黄连泻心汤。

处方：生大黄9g，黄连3g，黄芩9g。3剂。服药1剂，吐血即止。3剂后血压下降到180/100mmHg。

姜佐景

医家简介：民国名医，具体身世不详。为曹颖甫之门人，曾为其师曹氏辑《经方实验录》3卷。

1. 小儿嗜寐，脉微细

出处:《经方实验录》中卷。

高君之公子，年五龄，身无热，亦不恶寒，二便如常，但欲寐，强呼之醒，与之食，食已，又呼呼睡去。按其脉，微细无力。余曰：此仲景先圣所谓少阴之为病，脉微细，但欲寐也。顾余知治之之方，尚不敢必治之之验，请另乞诊于高明。高君自明西医理，能注射强心针。顾又知强心针仅能取效于一时，非根本之图，强请立方。余不获已，书：

熟附片八分，净麻黄一钱，炙甘草一钱，与之，又恐其食而不化，略加六神曲、炒麦芽等消食健脾之品。

次日复诊，脉略起，睡时略减。当予原方加减。五日而痧疹出，微汗与俱。疹密布周身，稠逾其他痧孩。痧布达五日之久，而胸闷不除，大热不减，当与麻杏甘石重剂，始获痊愈。一月后，高公子又以微感风寒，复发嗜寐之恙，脉转微细，与前度仿佛。此时，余已成竹在胸，不虞其变，依然以麻黄附子甘草汤轻剂予之，四日而蒇。

2. 倒经，腹中有块

出处:《经方实验录》中卷。

曹右，住林荫路。初诊十月二十二日。

经事六七月不来，鼻衄时作，腹中有块，却不拒按，所以然者，鼻衄宣泄于上故也。阙上痛，周身骨节烘热而咳。此病欲作干血。以其体实，宜桃核承气汤加味，上者下之也。

川桂枝二钱，制川军三钱，枳实二钱，桃仁泥四钱，生甘草钱半，牛膝二钱，全当归二钱，大白芍二钱。

按：桃核承气汤亦余所惯用而得效之方也……藜藿之妇女，经停腹痛而乞诊。其甚者更见鼻衄或吐血，所谓倒经是也。余苟察其非孕，悉以本方加减投之，必下黑污之物而愈，本案特其一例耳。

曹右约三十余岁，面目黧黑，一望而知为劳苦之妇人也。妇诉其苦，备如案述。干咳不得痰。其块在少腹之左，久据不移，腹中痛，却喜按。假令腹中有块而拒按，此为本汤的证，绝无可疑者。今却喜按，则本汤之中否，实须细考。余以其鼻衄之宣泄为亡血家，法当导之使下，乃径与本方，盖处方之前，未尝不踌躇审顾也！

二诊十月二十三日。骨节烘热已减，咳嗽亦除，癥块已能移动，不如向之占据一方矣。服药半日，见效如此，非经方孰能致之?

川桂枝三钱，枳实三钱，当归三钱，制川军四钱，牛膝三钱，白芍三钱，桃仁四钱，甘草三钱。

按：服药半日云者，盖妇于昨日下午五时服药，迄今日下午五时，方为一日，而今日上午九时妇即来二诊故也。妇谓其块自原处略向上中方向移动，大便畅而未察其色，咳与烘热均减，而夜寐以安。夫不治其咳而咳差，不治其骨蒸而骨蒸减者，何也?所谓治病必求其本，今主病去，而客病随除也。

三日，妇未来。四日，续来，曰：服二诊方后，饭量增，体随舒快。其块更向上中方向移动，渐在腹之中道矣。余曰：若是甚佳，中道犹通衢，其块易下矣。

曰：昨以便故，丐他医施诊，顾服药后，今日反觉不舒，块亦不动。阅其案，曰：经闭，腹中痞块，日晡潮热，宿瘀内阻，胞脉不利，宜祛瘀为治。药为桃仁泥六钱，花槟榔三钱，两头尖二钱，大白芍三钱，青陈皮各钱半，川桂枝一钱，醋炒三棱、莪术各三钱，紫丹参二钱，泽兰叶三钱。余曰：案甚佳，方亦合，量又不轻，安得无效？妇坚请疏方。余曰：服二诊之方可矣，安用多事为？五日，妇竟不复来。阅者将虞其殆乎？余则敢必其向愈。

3. 遗精

出处:《经方实验录》中卷。

邹萍君年少时，染有青年恶习，久养而愈。本冬遗精又作，服西药，先二星期甚适，后一星期无效，更一星期服之反剧。精出甚浓，早起脊痛头晕，不胜痛苦。自以为中西之药乏效，愁眉不展。余慰之曰：何惧为，予有丹方在，可疗之。以其人大胆服药，予桂枝、白芍各三钱，炙草二钱，生姜三大片，加花龙骨六钱，左牡蛎八钱，以上二味打碎，先煎二小时。

一剂后，当夜即止遗，虽邹君自惧万分，无损焉。第二日睡前，忘排尿，致又见一次。以后即不复发。原方加减，连进十剂，恙除，精神大振。计服桂枝、芍药各三两，龙骨六两，牡蛎八两矣。其他验案甚多，不遑枚举。

4. 寒热往来，一日数发

出处:《经方实验录》中卷。

施右，住唐家湾肇周路仁德里二号。

本年七月十五日，予施诊于广益中医院，有施姓妇者蹙頞告诉曰：先生，我昨服院外他医之方，病转剧，苦不堪言。余为之愕然，令陈其方，照录如下：

经事淋漓，入夜寒热，胸闷泛恶，苔灰腻，治宜荆芩四物汤加味。

炒荆芥钱半，炒条芩钱半，全当归二钱，大川芎八分，炒丹皮钱半，赤白芍各钱半，金铃子二钱，制香附钱半，元胡索钱半，贯仲炭三钱，荷叶一角。

余曰：方未误，安得转剧？妇曰：否，初我夜寐粗安，大便如常，自进昨药，夜中心痛甚剧，辗转不能成寐，且大便转为泄泻，乞先生一治之。

予按例首问其病历，妇曰：半月矣。次问其寒热，妇曰：倏冷倏热，不计其次。余闻其言，若有所得焉。妇自陈其异状，汗出自首至胸而止，既不达于胸下，亦不及于两臂。予思论有“剂颈而还”之语，此殆剂胸而还乎？察其舌，黑近墨而不焦，口奇干。余疑其方进陈皮梅、松花蛋之属。妇曰：非是，日来苔黑，常作此状。按其脉，幸尚不微细。两肩至臂颇麻木。加以经事淋漓不止，妇几不能悉陈其状。予对此错杂之证，亦几有无从下笔之苦。使从所谓对症治法，琐琐而治之，则用药得毋近数十味？然而此非我所能也。因书方曰：

初诊（七月十五日）：寒热往来，每日七八度发，已两候矣。汗出，剂胸而还，经事淋漓，法当解表为先。以其心痛，加生地，倍甘草。

净麻黄一钱，川桂枝二钱，生甘草三钱，生苡仁一两，杏仁三钱，生白芍钱半，生地五钱，制川朴一钱，生姜二片，红枣六枚。

二诊（七月十六日）：昨进药后，汗出，遍身漐漐，心痛止，经事停，大便溏薄瘥，麻木减，仅自臂及指矣。黑苔渐退，口干渐和，夜中咳嗽得痰，并得矢气，是佳象。前方有效，不必更张。

净麻黄一钱，川桂枝钱半，生甘草二钱，生白芍钱半，大生地五钱，制川朴一钱，杏仁三钱，生姜二片，红枣六枚。

按：子遵仲圣脉证治法，而疏昨方，心未尝不惴惴也！以为次日复诊，能得寒热略除，即是大功，乃喜出望外，非但热退神振，抑且诸恙并差，有如方案所云，斯亦奇矣！试求其所以能愈病之理，以症状学之立场言之，必曰能治其主证，斯一切客证或副证不治自愈也。此言不误，然而无补于病理之了解。幸有博雅君子，阅吾此案，赐予说明其中一切病理。如苔黑口干，何以反立麻桂？发汗伤津，何以反除心痛？经水淋漓，大便溏泄，犹风马牛之不相及，何以戛然并止？所深愿也。

曹颖甫曰：太阳水气留于心下，则津不上承而渴，此意丁甘仁先生常言之。舌黑不焦，大便又溏，知非阳明热证，而黑色亦为水气，水气凌心，心阳不振，故痛。大便溏，则为条芩之误，不用条芩，溏薄自止，非本方之功也。水气不能化汗外泄，故脾阳不振，而指臂麻。经水淋漓，亦水分多于血分，为水气所压故也。知病之所从来，即知病之所由去，不待烦言矣。

三诊（七月十七日）：寒热如疟渐除，大便已行，舌苔黑色亦淡，麻木仅在手指间。唯余咳嗽未楚，胸胁牵痛，有喘意，参桂枝加厚朴杏子法。

杏仁四钱，厚朴钱半，川桂枝二钱，生草三钱，白芍二钱，大生地六钱，丝瓜络四钱，生姜一片，红枣六枚。

按：服此大佳，轻剂调理而安。

5. 奔豚

出处:《经方实验录》下卷。

周右，住浦东。初诊气从少腹上冲心，一日四五度发，发则白津出，此作奔豚论。

肉桂心一钱，川桂枝三钱，大白芍三钱，炙甘草二钱，生姜三片，大红枣八枚。

二诊：投桂枝加桂汤后，气上冲减为日二三度发，白津之出亦渐稀。下得矢气，此为邪之去路，佳。

肉桂心一钱半，川桂枝三钱，大白芍三钱，炙甘草三钱，生姜三片，红枣十枚，厚朴钱半，半夏三钱。

……次日病者欣相告，曰：冲气减矣，胃纳亦增……服桂枝加桂汤而得矢气者，因桂性芳香兼能逐秽故也。然而逐秽气之专功，却不及厚朴，此为余屡次实验而得之者。又以半夏善降，故并用之。

三诊：气上冲，白津出，悉渐除，盖矢气得畅行故也。今图其本，宜厚朴生姜甘草半夏人参汤加桂。

厚朴三钱，生姜四钱，半夏四钱，甘草三钱，党参三钱，桂心一钱，桂枝二钱。

6. 热利下重

出处:《经方实验录》中卷。

曾治一杨左，白头翁汤证。其脉案曰：利下，色鲜红，日二十行，无表证，渴欲饮水，脉洪大。论曰:热利下重者。又曰:下利欲饮水者，以有热故也，白头翁汤主之。其药味为白头翁三钱，秦皮三钱，枳实二钱，黄连五分，生甘草钱半，黄芩钱半，黄柏三钱。复诊大效。

7. 足拘急

出处:《经方实验录》中卷。

老妈（二月七日），右足行步不良，此有瘀滞也，宜芍药甘草汤以疏之。

京赤芍八钱，生甘草四钱。

按：挚友张君挚甫客居海上，雇有年老女佣一人，方来自原籍浙江黄岩，未越半月，而病已七日矣。

其病右足拘急，不能行，行则勉强以跟着地，足尖上向，如蹩者然。夜则呼痛达旦，阖家为之勿寐。右足踝骨处又因乘轮擦伤，溃烂不能收口。老媪早年尝有所谓疯气之疾，缠绵三年方愈，自惧此番复发，后顾堪虞，嗒然若丧，哭求归里。挚甫怜之，亟来请诊。

余细察之，右胫之皮色较左胫略青，乃疏上方。方成，挚甫以为异，亲为煎煮。汤成，老媪不肯服。曰：服之无济也。吾年前之恙略同于此，三年而后已，今安有一药而瘥者？强而后进。

翌日复诊，媪右足已能全部着地，唯溃烂处反觉疼痛。余即就原方加生甘草二钱，使成六钱，炙乳没各八分。外用阳和膏及海浮散贴之。

又翌日访之，老媪料理杂务，行走如健时。及见余，欢颜可掬。察之，右胫青色略减，溃处亦不痛矣。挚甫率之，长揖共谢。曰：君之方，诚神方也，值廉而功捷。余逊辞曰：我不能受君谢，君当致谢于吾师，吾师尝用此而得效也。然吾师将亦曰：我不能受君谢，君当致谢于仲师。仲师曰：作芍药甘草汤与之，其脚即伸也。挚甫略知医，曰：有是哉！执此观之，今人以本汤为小方，不屑一用之者，非也口或姑信而用之，而药量欠重，不效如故，致用而失望者，亦未达一间也。然则究竟芍药之功用为如何？吾友吴君凝轩曰：芍药能活静脉之血，故凡青筋暴露，皮肉挛急者，用之无不效。善哉。一语破千古之奥谜，酸收云乎哉？

……抑芍药甘草汤不仅能治脚挛急，凡因跌打损伤，或睡眠姿势不正，因而腰背有筋牵强者，本汤治之同效。余亲验者屡，盖其属于静脉瘀滞一也。

8. 咳嗽

出处:《经方实验录》中卷。

张志明，初诊（十月十八日）。

暑天多水浴，因而致咳，诸药乏效，遇寒则增剧。此为心下有水气，小青龙汤主之。

净麻黄钱半，川桂枝钱半，大白芍二钱，生甘草一钱，北细辛钱半，五味子钱半，干姜钱半，姜半夏三钱。

按:张君志明为余之好友，尝患疔毒，自以西药治之，增剧，因就余以中药治愈，乃叹中药之神。自后恙无大小，每必垂询，顾余以事冗，居恒外出，致常相左。某晨，君又贲临，曰：咳嗽小恙耳，何中医久治不差？并出方相示，则清水豆卷、冬桑叶、前胡、杏仁、赤苓、枳壳、桔梗、竹茹、牛蒡、贝母、瓜蒌皮、冬瓜子、枇杷叶之属。因询之曰:君于夏月尝习游泳乎？曰:然。君之咳遇寒则增剧乎？曰：然。余乃慰之曰：此证甚易，一剂可愈，幸毋为虑。因书上方与之。越二日，来告曰：咳痊矣。即为书下方调理焉。

二诊（十月二十）：咳已痊愈，但觉微喘耳。此为余邪，宜三拗汤轻剂，夫药味以稀为贵。

净麻黄六分，光杏仁三钱，甘草八分。

余屡用本方治咳，皆有奇效，顾必审其咳而属于水气者，然后用之，非以之尽治诸咳也。水气者何？言邪气之属于水者也。如本案张君因习游泳而得水气，其一例也。又如多进果品冷饮，而得水气，其二例也。又如远行冒雨露，因得水气，其三例也。更如夙患痰饮，为风寒所激，其四例也。凡此种水气之咳，本汤皆能优治之，顾药量又有轻重之分。其身热重，头痛恶寒甚者，当重用麻、桂；其身微热，微恶寒者，当减轻麻、桂，甚可以豆豉代麻黄，苏叶代桂枝。其痰饮水气甚者，当重用姜、辛、半、味，因此四者协力合作，犹一药然。吾师用五味尝多至三钱，切勿畏其酸收。其咳久致腹皮挛急而痛者，当重用芍、草以安之。否则，轻用或省除之，奏效如一。要之小青龙证，在里为水气，在表为咳（咳之前喉间常作痒），其表证之重轻，初可勿拘，其舌苔亦不必限于白腻，遑论其他或喘或渴或利或噎哉？此皆经验之谈，不必泥于书本者也。

本年夏，友好多人皆习游泳，耽之不倦，虽雨天不已，一月前后，十九患咳，余悉以本汤加减愈之。

蒋仲芳

医家简介：清康熙年间医家，具体身世不详，著有《医宗说约》一书。

牙痛咽肿

出处:《续名医类案·咽喉》卷十八。

一友始而牙痛，既而咽肿。医投凉药痛转甚。诊其脉沉细，大便一日二三次。曰：浮火上升也，其足必冷。察之果然。以金匮肾气料，作汤与之，服完即睡，觉来病如失。

焦树德

医家简介： 焦树德（1922—2008年）河北省束鹿县（现改为辛集市）人。焦老在学术上强调用中医理论指导临床实践，特别重视辨证论治，主张用整体观和动变制化思想去分析观察疾病发生、发展、传变、合并、转归的规律。要求理、法、方、药丝丝入扣。焦老主张有目的、有选择、积极地吸收现代科研成果和西医学的有关内容，取长补短，促进中医药学按照自身规律向前发展。他对中医科研工作提出了“继承前人学术，博采今人众长，突出中医特色，立足创新发扬”的研究方法。

伤食腹痛

出处:《焦树德临床经验辑要》。

杨某，男，38岁，1961年12月14日初诊。

主诉腹痛2天。前天晚上从外地回京，腹中饥饿，即急食米面蒸糕约半小盆，食后即睡，未盖被而受了凉。次晨即觉上腹部及脐左处疼痛，胃脘痞塞胀满，不思饮食，小便短赤，大便3日未行，今日疼痛难忍，急来就诊。观其舌苔白，脉象弦滑有力。

上腹及脐左处疼痛拒按。白细胞计数 11.7×10^9/L，分类：中性粒细胞 0.86。据此脉症诊为食滞腹痛。治以消导攻下之法，以大承气汤随证加减，处方如下：酒军 12g，枳实 12g，厚朴 9g，芒硝 6g（后下），焦槟榔 9g，焦三仙各 9g。水煎服 1 剂。立即针合谷、内关、商阳、天枢四穴，不留针，以迅速止痛。

药后排出稀臭大便两次，胃脘及脐部之疼痛完全消失，病即痊愈。以后追访，腹痛未作。

赖良蒲

医家简介：江西省名老中医，江西省萍乡人，早年执教于湖南中医专科学校，新中国成立后回省，任萍乡县中医院院长。著有《蒲园医案》一书。此书共计医案 250 例，共分 41 门，包括内、外、妇、儿各科，案中立法用药，议论精辟。其内容正如廖家兴老大夫所说："案例简约精练，理、法、方、药齐全，按语中肯，每一门类，均有不同证型对照，允为初学楷模，可作临证指南。"蒲老临证治病很重经方，但是往往经方和时方并用，在同一疾病的不同阶段采用最适合的方药进行治疗，并不排斥时方。

1. 胃不适呕吐，胸中疼热

出处:《蒲园医案》。

赖某，男，56 岁。

症状:初感消化不良，胃中不适，渐至胸中疼热，拒按呕吐，口不渴饮，亦不思食，苔黄，舌有朱点，脉象弦紧有力。

诊断：胸有郁热，腹有陈寒所致。

疗法：议用寒热平调法，宗仲师黄连汤合金铃子散主之。

党参三钱，黄连二钱，半夏三钱，桂枝二钱，干姜一钱，玄胡索二钱，川楝子三钱，甘草一钱，红枣二钱。水煎服。

一剂呕止，二剂痛减，四剂症状消失，脉转冲和，再以香砂六君子汤加藿香、鸡内金，芳香健胃收功。

党参三钱，白术二钱，云苓三钱，甘草一钱，西砂仁一钱，木香一钱，藿香二钱，鸡内金三钱，陈皮钱半，法半夏二钱。水煎服。

四剂痊愈。

2. 胸痹

出处:《蒲园医案》。

刘某，男，三十六岁，萍乡人。

症状：1948年秋，胸中闭塞，心痛彻背，背痛彻心，气逆痞满，四肢无力，脉象沉迟，舌苔薄白。

诊断：上焦之清阳不宣，中焦之浊阴上逆。

疗法：主以宣畅心阳，通降胃浊之法，用加味枳实瓜蒌薤白桂枝汤主之。

附片三钱，桂枝二钱，茯苓四钱，法半夏二钱，枳实二钱，瓜蒌实一枚，薤白二钱，生姜三片。水煎服。

一剂见效，四剂痊愈。

3. 妊娠恶阻

出处:《蒲园医案》。

陈某，女，二十五岁，南昌人。

症状：经停三个月，昏倦思卧，恶食，得食即吐，胸痞，倾吐黄色苦水，心嘈嗜酸，口苦咽干，脉弦滑，舌赤苔黄。

诊断：胎火上干，胃失和降。疗法：主以辛开苦降之法，仿生姜泻心汤意治之。

党参四钱，法半夏三钱，黄连一钱，黄芩二钱，大枣四枚，生姜三钱，甘草一钱，竹茹三钱。水煎服。

一剂减轻，再剂吐止，三剂纳食安谷而愈。

4. 暑厥

出处:《蒲园医案》。

邓某，男，三十岁，萍乡人。

症状：胃痛呃逆，自汗，心烦溲赤，身微温而四肢厥冷，大渴引饮，得食辄呕。某医投附桂丁蔻理中汤，以致舌苔干黑起刺，手足冷过肘膝，六脉沉伏。

诊断：暑热伤阴，热深厥深。

疗法：法当清热生津，仿竹叶石膏汤加味主之。

生石膏八钱，肥知母三钱，淡竹叶二钱，黑元参三钱，天花粉三钱，鲜芦根八钱，鲜竹茹二钱，生甘草一钱，麦门冬三钱，粳米一撮。水煎服。

自按：暑热伤及肺胃之阴，热象显然。乃前医失察，错认厥冷为三阴里寒，径投温补，则热深厥亦深，五内俱焚。亟投竹叶石膏汤加味，以元参易人参，另加花粉、竹茹、芦根等养胃生津，故一剂厥止，两剂津回舌润，呃逆不作，而脉反洪数，又服二剂，则脉静身凉，渴止思食矣。

雷　声

医家简介：具体身世不详，为戴佛延编著的《古方医案选编》中记录的医家。

高热

出处：《古方医案选编》中集。

杨某，男，32岁，公社社员。1963年9月2日出诊。

病人体质营养良好。发病已三日，发热，体温39.8℃，大汗，口渴饮冷，皮肤湿润灼热，口干舌燥。主诉烦热，有轻度恶风。脉见滑数兼芤，心下痞。为处白虎加人参汤。

次日体温正常，有头痛口渴。续服前方二日。数日后随访，言服药二日后已复常。

黎庇留

医家简介：黎庇留，字茂才，又名天佑，广东顺德人，近代岭南伤寒名家之一，著有《伤寒论崇正篇》，于1925年刊行，现已绝版。1958年，其子黎少庇响应政府的号召，在广东省中医药研究委员会的支持下，将黎氏遗下大量医案“遴选其精英，而增其美辞，复加以评述”，编成《黎庇留医案》1卷，共收入医案50例。

1. 不寐

出处:《黎庇留医案》。

九江大圩山货店陈鹏俦，不寐者月余，延余。诊其脉，心肾不交，与栀豉汤，一服即能寐。栀子折心火以下交于肾，淡豆豉起肾水以上交于心，心肾交，即能寐矣。

2. 小儿心下结疮

出处:《黎庇留医案》。

河柏坊潭少岳少郎，五六岁许，心下结一大疮，痛楚异常。余以三黄泻心汤为散，苦瓜汁调敷，遂穿溃，多出稠脓而愈。未尝服药也。

3. 吐血

出处:《黎庇留医案》。

右滩黄叔云之妻，体素弱多病，服小建中汤不少。次年四月时，患吐血。叔云最折服吴墨农、潘确卿医学，以其得长沙心法也。是时确卿已死，墨农远隔。乃请有名誉之谭次平治之，主以旋覆花代赭石汤加减。诊至第三日，付叔云耳曰:“症不可为矣！幸我出妙方以缓之，宜办理后事勿迟。”语讫，怏怏而去。叔云亟修书速余往诊。留宿其家。见其晚间吐血之状，仰面大喷，如水喉之发射然。余曰:“如此热甚，非釜底抽薪不可。”即与三黄泻心汤。翌日，吐瘀血一大团，血告止。

4. 痉证

出处:《黎庇留医案》。

里海辛村潘塾师之女，八九岁，发热面赤，角弓反张，谵语，以为鬼物。符箓无灵，乃延予诊。见以鱼网蒙面，白刃拍桌，而患童无惧容。予曰：此痉病也。非魅！切勿以此相恐，否则重添惊疾矣。投以大承气汤，一服，即下两三次，病遂霍然。

5. 伤寒发热，目闭不语

出处:《黎庇留医案》。

沙涌张某之妻，病过十日，热仍未退。诊时，其家为之办身后事，忙极。因其目闭不开，不能言语，亟问尚可治否？余断曰:此少阳证，口苦渴，胸胁苦满。少阳脉起目外眦，风火交攻，故目闭；热入里，故语言难出。即以小柴胡汤去半夏，加竹茹、花粉等。

一服即目开能言，再服二剂，热退神清而愈矣。家人以为起死回生，实则此非大症，不过不读仲圣书者，莫由识之耳。

6. 产后发热，口渴呕吐

出处:《黎庇留医案》。

潘少乾，世医也。其门如市，医品甚好。一日，遇诸途，潘曰：谭寨某产妇，昨有邀诊否？予曰：无。遂携手同至其家。该妇新产发病，六七日不解，胸满，口苦渴。予以小柴胡加减与之。柴胡用八钱，黄芩仅半钱。潘君问此方之用意。予曰：柴胡非八钱，则转枢力薄;黄芩减轻用量，则因新产，恐过于苦寒耳。仍用半夏以止呕，参、姜、枣以顾胃，瓜蒌根以止渴。一服即热退，渴止，呕平。

7. 心下苦满，不能饮食

出处:《黎庇留医案》。

黄植泉之母……形神疲倦……诊其脉则浮滑，症则心下苦满，按之极痛，不能饮食。举家怆惶！予拟与小陷胸汤，家人曰：老人久病，沉重若此，可任此凉药乎？予曰:“此乃小结胸病，是太阳证而入结于心下者。”此方导心下脉络之结热，使之从下而降则愈。果一服结解不痛，不用再服。调养数日，渐起居如常矣。

8. 木舌

出处:《黎庇留医案》。

龙田坊吴心明乃翁，年逾花甲，忽患舌大满口，不能食，不能言。余审其脉洪大，是风气入心，风承火势，火藉风威。主风引汤，一服即愈。

9. 腰痛不能转侧

出处:《黎庇留医案》。

先慈偶患腰痛，不能自转侧，因不能起食，即代为之亦不愿；焦甚！试自治之。据《伤寒论》：风湿相搏，骨节疼烦，用甘草附子汤，其桂枝用至四钱。为药肆老医袁锦所笑，谓：桂枝最散，止可用二三分，乌可数钱也？予曰:此未知长沙书为何物，宜不赞同。袁云：医人已数十年，卖药亦数十年，从未见有用桂枝如是之重者。予曰：汝尚未悉此为何方；治何病，汝唯有执之而已。于是朝晚服之。其药肆之桂枝，以此而尽。

翌日，能起能食，遂愈。

此症据《金匮》，当用肾着汤。予见高年病重，故不得不用此方也。

10. 厥证

出处:《黎庇留医案》。

一日午刻，有小学生邀余回家，诊其母。见其卧床不动，目闭，口不能言，全无知觉，四肢厥逆，脉微欲绝。其家人云：本无病，今早照常用膳，起居无异，今忽如此。予曰：以盛暑而见寒中三阴之险象，非吐非下，无端而得，其例不多。然有是证，必有是药。据脉与证，非四逆汤不办。

一小时后，该小学生复来请诊。至则举家纷扰，盖于病者床下，检得大睡药一碗，饮犹未尽。大睡药者，即大浮萍也。始悉因家庭细故，遽萌短见。予曰：大睡药性，寒毒异常，过服必致毙命。四逆汤之大热，可以对待寒毒之变。因促其尽剂灌之。药后，人事渐省，入夜即能言矣。

11. 厥证

出处:《黎庇留医案》。

东头街天生堂药店，司事黎某，于傍晚忽头目眩晕，不省人事。即延余诊，脉沉微，四肢厥逆，振寒。时盛暑，其子为之下榻于铺面，盖以大被。余嘱煮老姜扎其头部，复与四逆汤。俄而药气至，手足即温，次早无恙。由此，药店中，多有传抄此方证，以悬之座右者。

12. 霍乱

出处:《黎庇留医案》。

霍乱症，伤人最速，善治之，则其愈亦速。谭寨谭某，贩茧绸为业，适由佛山回乡，多饮茶水。晚膳后精神尚如常，睡至四鼓，下利，至晓，下利已三四次，趋迎余诊。按左手脉未毕，即不能忍，急如厕。后持其六脉皆沉，与大剂四逆汤，嘱其连买两剂，盖恐药肆远隔，购药不便也。

翌早，病者自来门诊，若无病状。据云：“昨日药未及煎，疴呕殊迫，且吐于枕畔，不能起床。服药后得酣睡。既醒复疴，乃服第二剂。寻进饭焦半碗，下午疴呕俱止。晚食饭焦一碗，安睡如常。”

13. 霍乱厥逆

出处：《黎庇留医案》。

龙田坊，予书馆之旁，有年青盲女，患霍乱，上吐下利，往诊时，吐出黄水，衣为之湿；四肢厥逆，脉微欲绝，急投四逆汤——此午刻情事也。傍晚时，着人到问，据云：“呕疴已止。唯头微痛，身有微热，得毋药性过热欤”？予曰：“不然，乃药力透达之故。盖病势已从阴出阳也。”次日，精神稍定，与理中汤以温开脾胃。又次日，云：“举动无力。”遂处以真武汤加桂枝善其后。嗣闻之患者：是药入腹后，桂枝之气，直达脚趾云。

14. 小儿下利厥逆

出处：《黎庇留医案》。

吴涌冯家寡妇，仅一女，年八九岁，爱如掌珠，患下利，日趋沉重。着其亲人入龙山，请有名誉之医至，出贵重之药散，而处以普通之利湿止疴剂，所谓小儿科也。服药后，傍晚则四肢厥逆，以为不治矣，遂置诸地。

其亲人因冒雨延医，困惫无赖，酌酒消遣。饮尽续沽，适予在酒肆诊病，因询予曰：先生能为小儿医乎？予曰：医学固有分科，理则一也。遂邀诊。视之，则四逆证也，与以四逆汤。嘱抬之上床，小心灌药。下利渐减。明日再诊，复与前药，疴止厥愈。五六日复原。

15. 热厥

出处:《黎庇留医案》。

吉源坊谭礼泉之女，患发热，医数日，未愈。忽于黎明叩门邀诊，至则见其发热大渴，而手足厥逆。礼泉见前医连用犀角，恐其寒化脱阳也——世俗最畏热药，习闻予以温药起死回生，以为我偏于温补；多有延至手足厥冷，始来请救，意谓非予莫属焉——于是破晓邀诊。

诊得脉浮滑，断曰:“此热厥也。太阳表邪，随热气入里，致阴阳气不相顺接，故厥耳。”礼泉曰:“连服犀角，何以其厥非从寒化？”予曰:“少许犀角，安敌方中之羌活、独活、陈皮、半夏乎？此症原系少阳，小柴胡加减本可了，乃误服‘方不成方’以燥药为主之剂，故变热厥也。”与大剂白虎，即愈。

16. 牙痛

出处:《黎庇留医案》。

家慈忽患牙痛，不能食。以体质素健，拟白虎汤。市药时，袁医曰：方中生石膏七八钱，而乃用炙草之补。曷不易以生甘草？为一律凉药乎？予曰：白虎之用炙草，汝实未梦见用意之所在，则不可强不知以为知也。渠又劝用熟石膏。予曰：白虎之石膏，必用生，若煅则为无用之死灰矣。此物嫌其下坠，故伍以炙草、粳米，使其逗留胃中，以消胃热，不使下坠者，有深旨焉。汝不过见某药治某病，无怪谓炙草为参术苓草之草而以为补也。袁又曰：前数月，服桂枝四钱，日两服，合八钱，即此人乎？予曰：然！袁曰：何寒热相悬也？予曰：前患风湿相搏，今患阳明实热，症不同，药安同哉？

服白虎，牙即不痛。

李　炳

医家简介：李炳(1729—1805年)，又名李钧，字振声，号西垣，清代医学家，仪真(今江苏仪征)人。幼家贫，随师习医，游走湖南、湖北等地。精研医理，且习《易经》，谓“医理在《易》”。诊病极精审，学徒时即能愈其师不起之病。后于苏州、瓜州一带行医，临证数十年，经验甚富，世多传其奇验案。尝谓“肝之本在右，而行于左”，曾遭时医攻讦。其治病立法，亦每与时医相反。乐为贫家治病，常手调其药，而坐验其啜。吴中名医顾雨田、张亮葵等所治不应之症，多能愈之。因苦《金匮》无佳注，乃撰《金匮要略注》22卷，另有《治疫琐言》(即《辨疫琐言》)1卷和《西垣诊籍》2卷等三部著作，但除《辨疫琐言》外，其余两种均未见有刊本。

伤寒

出处:《李翁医记》卷下。

黄解元，承吉之叔父，病伤寒。有叶生者，治以姜、术而烦减，将服附子。翁诊曰：胃热敛于脾，故减耳，更温则脾烂矣。

服大黄生，服附子死。叶不能争，投以大承气，两目珠戴入于脑。翁曰：热纵也。又下之，目珠出而颈软，头不能直。翁曰：热遁于足太阳；加滑石、甘草，下之愈。叶生乃服。

李 铎

医家简介：李铎，字省斋，号傲堂，江西南丰人，约生于1795年，卒于1865年以后，著有《医案偶存》12卷，为清代江南著名医家。李氏习医，专心致志，上自《素》《灵》《伤寒》，下至东垣、丹溪、景岳之书，以及清代喻嘉言、陈修园、叶天士各家之说，无不精心研究，“唯日孜孜，至老不倦”，间尝遨游江浙两湖，与各地名医交友，虚心请教。

1. 呃逆

出处:《医案偶存》卷三。

丁守中上舍，呃逆不止，腹胀形寒，咽干口苦，乃胃寒膈热，浊气上冲所致。诊左脉带弦，右细涩，又显属木旺土伤，则木挟相火，直冲清道而上，故作呃。此非纯寒中气戕败之证，治宜理胃降气，议橘皮竹茹汤加柿蒂，一剂效。

橘红皮、半夏、柿蒂、洋参、麦冬、枇杷叶、赤苓、甘草、竹茹、姜、枣。同煎。

2. 伤寒二便不通

出处:《医案偶存》卷五。

某子，三周神倦嗜卧，默然不欲食，脉沉弱，唇燥不欲汤饮，二便闭。医投承气亦不通。据述伤寒已经七八天，前三日曾喊身痛，此太阳之邪失于表解，传入膀胱之府，故口不渴，而二便闭。膀胱者，州都之官，气化则能出矣。用五苓散一大剂，二便皆通，旋即思食，效如桴鼓也。

3. 腹痛，两便闭结

出处:《医案偶存》卷九。

张氏，年二十六岁，患腹痛气坠便闭，登圊里急，似痢义无红白，实非痢也，已经一月。初服调气导滞不应，继而进补中益气升提，及润肠通幽之剂，皆罔效。延至七月十八日，夜半痛甚，昏不知人，牙关紧急，良久方苏，举室惊惶。天将曙，飞舆相召。

诊脉沉数有力，似属积热闭痛之证，而面色犹白，唇亦淡白，形体衰羸，又见虚象。脉症悬殊，颇难遽决，因细为谛审，必极热似寒，且痛久变热入络及热结膀胱，痛时有形如蓄血状，以致小腹胀痛，二便闭结。当用桃仁承气汤加归须。

一服而二便皆通，痛已减半，再服则痛胀如失。

此证全在一问字上推求，再与脉症合参，了然无疑。若以形色及所见闭厥虚寒之象，投姜附四逆、理中热药，祸不旋踵矣。

4. 腹痛，二便闭

出处:《医案偶存》卷九。

曾香未客，患积热腹痛，医以疏寒消滞药迭进无效。痛极时大汗如雨，十指微冷，神昏懒言，更请一医，见其形状，不究虚实，作阴寒治，拟投附桂理中。病者未敢遽服，延余诊视，脉沉而弦数，两颧赤，舌苔黄，口不渴，二便闭，胸腹胀痛，手不可按。以脉症细为推究，显属实热之象。但何得指冷大汗？因思内有实热，阳明痛极，必汗出指冷，其神昏懒言，乃痛难支持之故。若三阴虚寒之痛，必面青背曲，喜重按，下利，此为明辨耳。遂以大承气加槟榔攻之，一服二便通利，痛随利减，再剂胀痛如失，此正古人谓通则不痛之义也。

5. 腹痛便闭

出处:《医案偶存》卷九。

羊某，患腹痛便闭，服三一承气汤愈加胀痛，数日窘甚。延余诊之，脉沉迟，是膀胱气不化也。遂与五苓散加附子、小茴，一剂二便皆通，痛胀悉除。

6. 梅核气

出处:《医案偶存》卷九。

王泰瞻上舍，年富形伟，素服茸、附、姜、桂阳药相宜。癸亥冬夜，偕友观剧万寿宫，食毛栗一握，忽然喉咙间如有物梗阻之状，即至药肆问药。医者作寒痰阻气，进附桂理中丸一枚，旋服附、姜、丁、蔻、参、术药一瓯，未尽剂，而气愈急，阻塞咽喉，呼吸语言甚艰，茶水都不能入。三鼓急召余诊。余曰：此梅核症也，窒碍于咽喉之间，咯不出，咽不下，如梅核之状是也，进是药恶得不加剧也。且书云缓治杀人，余急以甜梨捣汁半杯啜之，下咽觉其气略开，稍可谈病，旋即又塞，急煎加味四七汤服之，气渐下，是夜至天明连服二剂，次晨仍照原方加减以进，调理旬日，其气全消。

厚朴、半夏、苏子、茯苓、杏仁、沉香。

按：此症始则喜怒太过，继则过食辛热炙煿之物及大热纯阳之药，积蕴日久而成郁热，厉痰结气，故致斯疾耳。

又方：橘红、厚朴、苏子、半夏、云苓、缩砂、神曲。

7. 妊娠梅核气

出处:《医案偶存》卷九。

许氏妇，孕五月……痰涎结聚在心腹间，随气上下作痛。今痛减而气不通，塞于咽膈，咯不出，咽不下，每发欲绝，逆害饮食，势甚危迫。方书称为梅核证也,《金匮》有妇人咽中如有炙脔，半夏厚朴汤主之。仿以为法，遂用半夏、厚朴、苏叶、茯苓、香附、陈皮、生姜，一剂病减，数剂而安，胎亦无恙。

8. 前后阴胀痛，两便不通

出处:《医案偶存》卷十。

王氏妇，年三十余，患秘结，大小便不通，已经五六日，杂投通利淡渗之药罔效。延余诊之，脉沉极，病者自述前后阴肿胀，手不可近，近之则愈痛。闻其声壮，及察其形气、病气俱实，与桃仁承气汤加红花一剂，果暴下而愈。

9. 小儿痉证

出处:《医案偶存・幼科》十二。

上舍黄时和女，年八岁，体质清瘦，面白。一日午饭后猝然角弓反张，眼目翻腾，见白而不见黑，手足搐搦。痘科某作急惊风治，投丸药不效，拟进附、姜、苓、半等味。余后至，诊毕，其母呜咽向余急求牛黄丸。余晓之曰：毋惊惶，一剂可疗。遂用厥阴门中当归四逆汤。

下咽片晌，黑睛稍现，反张之状亦减，渐渐安睡。天将曙，醒唤茶饮，旋即思食。晨起诸病如失，竟勿药矣。

按：此为寒袭太阳，血虚病痉。张景岳曰：太阳血少者，多有戴眼反张之证，俗医称为惊风误矣。盖太阳经脉起于目内眦，上额，由颈下背脊，至足小趾。凡有血虚不能荣养经络，一著寒邪，则收引而急，理固然也。时俗不察，往往以豁痰截风之剂耗其血液，岂不悖哉？予临证有年，此证极多，误治者不少，业斯道者最宜体会，庶免贻人夭折也。

李　培

医家简介： 李培主任医师是全国第三批老中医专家学术经验继承工作指导老师，学验俱丰，对中医学之伤寒、温补学派研究颇深，对脾胃病诊治效卓。

便秘

出处:《四川名家经方实验录》。

张某，女，49岁。2000年7月20日初诊。

患者便秘6年，4～5日一行，先硬后溏，小便次数多，每次量少，无尿道灼热疼痛感，长期使用开塞露，停药则便秘。现四肢乏力，面色微黄，舌淡，脉缓。证属气化不利，肠道失润。治宜化气行水，润肠通便。

处方：泽泻25g，猪苓15g，茯苓15g，白术15g，桂枝10g。4剂。每日1剂，水煎服，1日3次。

二诊：服药1剂后，大便即解，1日大便两次。连服4剂后，便解通畅，每日1次，小便不利之症消失。再进2剂以资巩固。

随访半年，停药后未再复发。

李冠仙

医家简介：晚清医家，字文荣，别号如眉老人，江苏丹徒人。因受喻昌所著《寓意草》一书启发，将自己临证医案于1825年整理成《仿寓意草》一书(1887年刊行)。晚年于1849年撰《知医必辨》一书(1918年刊行)。认为张仲景之方不偏不倚，而后世自王叔和以下无不有偏，至金、元四家愈甚，至于明代张景岳则更偏。李氏有一定见解，也反映出尊古倾向。

1. 时邪壮热昏沉，素有积痰，右寸独沉

出处：《仿寓意草》卷上。

颜凤尧先生……其尊阃亦染时症，先生年将古稀，本有半身不遂之恙，恐诊脉不准，转延医诊，而医者不识其病，先生亦自不解，乃延予诊。

时当盛夏，病为时邪，人事昏沉，壮热口渴，渴欲热饮，虽热嫌冷，家人以炭炉而烹百沸汤与服，独云不热。脉来洪数而滑，唯右寸见沉。实热证也。而见寒象，又非热极似寒，医之不解在此。

予亦踌躇莫决，忽尔机来，因问主人，尊阃有甚旧恙否？主人曰：无。予曰：非必有大恙，或年高多痰否？主人曰：此诚有之，每日约吐三碗许，转觉爽快。问今病几日？曰五日。病中吐痰否？曰无。予曰：得之矣。主人问何以得之？予曰：时邪乃热证，诊亦热证，而寸口独沉者，肺气为痰所遏也。一日吐痰三碗，五

日不吐，积痰当有几许？阻塞肺气，上下不通，内虽甚热，气不得上，口鼻吸入无非冷气，至喉而止，亦不得下，肺气通于喉，今为痰所阻，故肺以下则甚热，喉以上则甚冷。是非先用吐法提去其痰不可。虽然不易言也。沸汤下喉而不热，痰之胶固非常，肺之闭塞已甚，虽用瓜蒂散、栀豉汤等法，恐格格不入，不足以搜肺窍提肺气而鼓动其痰，是非仲景麻杏石甘汤不可。主人曰：麻黄乃夏令所忌，今值六月盛夏，患时邪非伤寒，麻黄尚可服乎？予笑曰：药不执方，相宜而用，古之训也。今痰阻肺痹，非麻黄之大辛大热不能搜肺活痰。且是方也，有石膏之寒以制麻黄之热，有杏仁之降以济麻黄之升，有甘草之甘以缓麻黄之急，非同正伤寒之用麻黄汤，专取辛热表散也。主人曰：内人已花甲有余，设服之而大汗不止，得毋有亡阳之虑乎？予曰：药有监制，既已申明，且麻黄肺之药也，下喉必先达肺，肺气开提，痰涎必活，活则涌吐，药随痰出，麻黄之性轻浮，岂能入腹作大汗哉！况时邪亦须汗解，吐中有发散之意。石膏乃白虎汤之主药，《金匮》治中暑之药方，色白入肺，兼清阳明之热，兼散兼清，邪热从而得解，未可知也。主人曰：此首准得吐否？予曰：麻黄大力，入肺搜痰，痰结既开，势必上涌作吐。主人曰：理解明透，更无他疑，竟请立方。予方用：

麻黄八分，杏仁三钱，石膏五钱，甘草一钱。嘱其必服而去。

次日未明即寤，回忆昨日之论，自笑愚忠太过，然细思无误也。清晨不待请，即唤与往，探见其医室已开，急趋而入，主人出迎，予不及寒暄，急问曰如何？主人笑应曰：其效如神。予心乃定。细问，服药片刻，立即吐痰升许，不过微汗，外热已退，人事全清。

予入内复诊，脉象不洪，按之仍数，不热饮而欲冷饮，舌赤无苔。知其大热伤阴，改用犀角地黄汤。一服热减，再服痊愈。

是症也，非细心切问。安能得门而入哉！夫望而知之谓之神，闻而知之谓之圣，问而知之谓之工，切而知之谓之巧，神圣工巧谓之四诊，缺一不可。吾见今之粗工假装时派，每至人家诊病，仅一搭脉，遂即开方，主人欲细告病情，则曰：我今日有数十家延请，岂能为一家耽搁。嗟乎！三部九候，全然不明，又不肯问，草菅人命，莫此为甚。虽庸医杀人不闻偿命，然冥冥之中，罪安可逃哉！予日懔之，兼望业此者共懔之。

2. 中暑

出处:《仿寓意草》卷上。

龚玉屏子椿官，体本瘦弱，十六岁自在扬管店务，当事亦太早，忽受暑而归，发热头眩，倦怠少气，心烦渴饮，天柱倾攲欲倒。予用人参白虎汤。其家以时证用参为疑。予曰：先天气弱，暑又伤气，脉象数可甚虚，非参不可，且必佳参。汝等不信，多请先生斟酌，当可决疑。再三敦嘱而去。

是时天气炎热，病症甚多，予至晚回家，则其叔守园坐等已久。予一见即问曰：尔侄服药何如？曰：尚未。问何以不服？曰：君教我多请先生斟酌，我连请七人矣。问伊等云何？曰：止钱觐扬先生欲改用党参，徐寿东先生以为君当不错，其余皆以为不可用参。内有焦医尤以为不可，曰时邪用参，如吃红矾，入腹必死。众言如此，不得不疑，而寒家素服君药，无有不效，又不敢服他人之药，特再候教。予曰：予只道此法平常，医者当无不解，今若此更何言。但令侄今日不服此药，明日即不救。子速回府，制药与服，倘有不测，予当偿命。送至门又嘱曰：予愿偿命，君或不肯，此方参一钱，银三十两，倘有不测，予当罚出。君纵不要，听凭散与穷苦，予决不食言。若不服至不救，其责在子。

次日大早往视，已一药而愈矣。

嗟乎！医道之不明也，竟至于是耶。经云热伤气，又云壮火食气。盛夏酷热，烁石流金，未有不伤气分者，故治之必顾气分。孙真人生脉散、东垣清暑益气汤、丹溪十味香薷饮，皆人人共见之方，未有不用参者。至人参白虎汤，乃《金匮》中暍门专主之方。《金匮》乃医圣仲景之书，是不足法，更何法也。且夫椿官之症，乃中暑，非时邪也。时邪者，春当暖反凉，夏当热反寒，秋当凉反暖，冬当寒反温，为四时不正之气，感而病者谓之时邪。至风、寒、暑、湿、燥、火，此六气者应时而至，本天地之正气，人或不慎感之，而病直谓之中寒中暑而已，不得混谓时邪也。今椿官当暑，中暑而混指为时邪，症且不知，何竟谤予之用药哉！论椿官之虚弱，清暑益气可用，因其大渴欲饮，恐黄芪、二术过于温补而燥，故用人参白虎。予本细心斟酌，尚几为若辈所误。椿官幸免矣，而当世之冤魂何可胜数哉！

3. 戴阳证

出处：《仿寓意草》卷上。

田展初五兄，予至好也。嘉庆十四年，伊远馆吴门，其内染时邪之症，医者皆用伤寒药发散，升提太过，其热不减；又皆竟用寒凉，如黄芩、黄连、山栀、石膏之类，连进多剂，热仍不减。面转通红，头皮作痛，手不能近，近则痛甚。病势沉重，医皆曰邪已传里，无法可治。又换某时医，于前药中加犀角、羚羊角，谓只此扳剂，再不应即不治。适其内兄李进之亦予至好，知予素解岐黄，邀予一诊，以决生死。

予诊其脉，上部浮大而空，两尺沉细欲绝。虽气微弱不欲言语，而心尚明了，并不昏迷。询其欲饮否？曰不欲。询其二便，大便少而稀溏，小便清白，少腹有痛意。予急曰：此戴阳证也。此素本阴亏不能潜阳，今时邪误作伤寒论治，温散太过，虚阳上浮，治宜引火归原。医者见其烦躁，不知其为龙雷上升侵犯清虚之府所致，反以为热邪传里，肆用寒凉，阳即欲回，归路已阻，再用寒药，不独腹痛自利症必加重，而无根之阳将一汗而亡。奈何于是、竟用真武汤劝其速进。病者知用附子，断不肯服，以为我烦热如此，如何还服此热药？伊兄劝以汝服凉药已多，而转火炎于上，兹方称引火归原，或当有效。今已危急，何不试之？劝之再三，勉进半剂。本已十日不寐，进药后不觉安睡两时许。始寐头皮不痛，面赤全退，腹痛亦止，心中不烦，乃复索药尽剂。

次日延予复诊，其病若失。细询平日本有上红之恙，生育亦多，其阴本亏，故阴中之阳易动也。改用附子理阴煎服一剂，又专用理阴煎服三剂，后以八珍加减调理痊愈。

4. 下牙床作痒

出处:《李冠仙医案》。

武生盖七，下牙床作痒，至不能受，不寐者累日矣。偶值予求治，予笑曰：此大肠风也。上牙床属足阳明胃，下牙床属手阳明大肠，大肠有积热，热生风，风生痒。问：大便结否？曰：结甚。以调胃承气小其制，加生地、槐花、荆芥、防风与之。一药得大便畅行而愈。

李翰卿

医家简介： 李翰卿(1892—1972年)名希缙，号华轩，以字行，山西省灵丘县上沙坡村人。1922年于山西省立医学传习所毕业，后悬壶并州，以精于仲景之学享誉省城。1956年，山西省中国医学研究所(今山西省中医药研究院)成立，李翰卿任第一任所长。1959年，撰成《伤寒论113方使用法》一书，内部印刷。李翰卿服膺仲景之学始于烧裈散一证临床实践的成功，《李翰卿伤寒讲义集要》中记载："我在开始行医时，曾遇到一个妇人，症状除'膝胫拘急'不甚显著外，其余诸症都和本节所述者相同，治疗就是用烧裈散治愈的。这一病例，可以说是我信服仲景方的第一个推动力量。"

五更咳嗽

出处:《中国百年百名中医临床家丛书·李翰卿》。

靳某，男，8岁。1960年4月5日初诊。

近1周来，每于后半夜咳嗽频作，咳有定时，多在五更时分，同时兼有气短，汗出，脐腹硬满拒按，大便干结，舌苔黄燥，脉弦滑而微数。诊为食滞肠胃，化火上冲于肺的大承气汤证。治宜通里攻下，釜底抽薪，兼以清理肺气。处方：

枳实3g，厚朴3g，大黄2.5g，玄明粉1.5g(冲服)，陈皮4.5g，柴胡2.5g，杏仁3g。1剂，水煎服。

嘱咐患者，服第一煎后，会出现肚子拧痛，大便稀，日行1～2次，此为正常反应，应以流食调养。第二煎后，腑气大通，自觉上下通气，身轻气爽，次日五更以后咳嗽再未发作。

李孔定

医家简介：李孔定(1926—)，男，汉族，四川省绵阳市农工民主党主委，绵阳市中医院主任医师。他1926年出生于四川省蓬溪县，1958年毕业于重庆中医进修学校，受教于任应秋、胡光慈等名家，一生致力于中医临床及教学工作，是国家第一、二批老中医药专家学术经验继承工作指导老师，四川省“有突出贡献优秀专家”，享受国务院政府特殊津贴，2007年被评为四川省第一批“十大名中医”之一。

溺水致臌胀

出处:《四川名家经方实验录》。

任某，男，18岁，农民。

因家事不遂，跳河自杀，经邻人发觉救起，时已昏迷不醒，腹大如鼓。邻人将其俯身横卧牛背，倾出腹水，灌以姜汤，随即苏醒。但腹大如故，叩之空响，进水、食稍多则吐，经服中西药无效。诊见脉数无力，苔白润，舌淡。诊为气臌。辨证为水湿耗伤中气，运化失常，气滞湿遏。拟健脾利湿法治之。

处方：苓桂术甘汤加味：茯苓50g，白术50g，桂枝15g，甘草10g，车前子50g。水煎2次，共约500mL，先少少与之服，隔1小时许复如法。

一日夜尽剂，腹大稍减，进水、食之量亦增。再剂煎成，嘱在一日内分5次服完。连进4剂，腹即平复如故。继以香砂六君子汤调理善后。

李师昉

医家简介： 李师昉（1881—1963年），是浙南山城龙泉的名老中医。悬壶桑梓50余载，积累了丰富的临床经验。平生治学严谨，法遵长沙，治愈了不少疑难危重急症。

1. 鼻衄

出处：《危症难病倚附子》。

孙某，男，35岁。1956年10月5日初诊。

患者素体气虚，常易感冒。3天前因劳累过度而患鼻衄，出血盈斗，两昼夜不止，前医用寒凉止血之剂无效，身微恶寒，二便清调。脉微弱，舌淡红，苔薄白。此为卫表阳虚，气失固摄，宜桂枝加附子汤主之。方用：

桂枝尖、生白芍、熟附子各6g，炙甘草3g，生姜3片，大枣3枚。

1剂衄减，2剂衄止，后以十全大补汤调理复元。

2. 肠梗阻

出处：《危症难病倚附子》。

方某，男，5岁。1959年10月2日初诊。

脐腹剧痛2天，大腹膨胀，肠鸣便闭，呕吐清水，西医诊断为肠梗阻。经治无效，急须手术治疗。患儿父母要求先服中药，故邀先师会诊。诊见形体羸瘦，面白神疲，手足欠温，啼哭呻吟，脉伏苔白。脉症合参，与《金匮要略》“腹中寒气，雷鸣切痛，胸胁逆满，呕吐”相类似，即投附子粳米汤重剂与服。方用：

姜半夏 12g，熟附子 6g，炙甘草 3g，粳米 15g，大枣 3 枚。上 5 味煎至米熟成汤，去渣温服。

1 剂吐止，2 剂便通，3 剂思食，继进附子理中汤调理 3 日，精神渐复，安然回乡。

李文瑞

医家简介：李文瑞 (1927—)，男，北京医院内科教授、主任医师，全国老中医药专家学术经验继承工作指导老师。临床思路开阔，中西医互参，病证结合，方小药精，证治贴切，疗效卓著。擅长治疗糖尿病、甲状腺功能减退症、肾脏疾病、消化系统疾病、心脑血管病及男科病、老年病等。主编《伤寒论汤证论治》等 10 余部著作，编译《临床应用汉方处方解说》等 5 部著作，发表论文 40 余篇。李文瑞教授临诊 60 余年，对《伤寒论》和《金匮要略》有很深的研究。

菌痢

出处:《伤寒论汤证论治》。

刘某，男，35 岁。

大便如脑已 3 天，发热恶寒，项背发紧，口干思饮，微汗，腹痛，黏液便（红白相兼），日 5 ～ 6 行，里急后重，肛门灼热，纳不进，舌黄津少，舌质红，脉数而滑。化验大便诊为细菌性痢疾。证属协热下利，治以清热解毒止利为法。

葛根 15g，黄芩 10g，黄连粉 6g（分冲），白头翁 10g，甘草 5g。2 剂，水煎服。

1 剂后腹痛缓，便减，后重减轻。2 剂后利止，但口干，纳仍不佳。上方加山楂炭，去白头翁，再 2 剂。

药后利止纳增，再予四君子汤加天花粉 2 剂，调理而愈。

李兴培

医家简介：1939 年 8 月生，男，四种彭州人。现任全国中医内科学会委员，新疆中医药学会副会长、学术工作委员会主任委员、内科专业委员会名誉主任委员、新疆气功科学研究会顾问、新疆医学院第二附属医院中医科主任、中医教研室主任、主任医师、教授。

术后发热

出处：《四川名家经方实验录》。

高某，男，42 岁，农工，1986 年 1 月 1 日入院。

主诉：腹胀腹泻、纳差鼻衄 2 年余。入院后经肝功能、B 超检查，以及食管镜检查发现食管静脉三度曲张。诊断：①门静脉性肝硬化；②脾功能亢进。于 1986 年 3 月 1 日在硬膜外加分离麻醉下行脾脏切除、门静脉断流术。手术后体温 38℃～39.8℃，经用大剂量氨苄青霉素及氟美松治疗，体温仍波动在 37.2℃～38℃，乃于 1986 年 3 月 2 日邀李兴培教授会诊。症兼腹泻，食纳欠佳，口苦乏力，舌质淡红，苔薄白略腻，脉细弦。证属正气虚怯，邪遏少阳，径投小柴胡汤。

处方：柴胡15g，党参25g，黄芩12g，半夏12g，生姜12g，大枣6枚，炙甘草6g。每日1剂，水煎服。开始服中药之日起即停用所有抗生素及氟美松。

服上方当日体温开始下降，5剂后体温降至正常。继续服药观察5天，体温未见回升，精神渐振，食纳好转，诸症消失，临床痊愈，出院饮食调养。

李用粹

医家简介： 李用粹，字修之，号惺庵，康熙年间(1662～1722年)上海著名医家之一。李氏幼得家传，博览医书，精研《灵枢》《素问》，审其异同，穷其辩论，深得奥秘，擅内、妇科诸证，精于诊脉、用方。李氏考古人立说皆相济而非相悖，遂取名家之长汇而集之，删繁存要，补缺纠偏，编为《证治汇补》10卷。全书首述《灵枢》《素问》，下注诸书，冠以提要，附以己见，尤详于辨证审治，以脉法为投治之本，后世重之。门人唐廷翊等将李氏父子临证治案辑成《旧德堂医案》。粹子揆文、孙春山，继其业。

1. 腹痛

出处:《旧德堂医案》。

胡文宰子舍，向患怯弱。乙巳季夏，方饮食后，忽腹中绞痛，自谓着暑，调天水散一服不愈。又疑停食，进山楂麦芽汤，其痛更增，发厥昏晕，无有停歇，中脘硬痛，手不可近，两眼露白，舌缩谵语，状若神灵。延医调治，或曰大便实而用枳、朴，或云积暑而用芩、连，诸药杂投，病势益增。当事者咸疑惧无措。余独谓虚证，力主大补之剂。盖平昔脉弦洪兼数，且右手更旺，今也转数成迟，左手更觉无本根，此至虚有盛候，凭脉合症之良法。急煎理中汤加陈皮、半夏与服，庶胃气充肺，元阳流动，总有蓄积盘踞方隅，定然向风自化。

果一剂而稍安，数剂而痊愈。

2. 腹痛

出处:《旧德堂医案》。

（一人）因食蟹腹痛，发则厥逆，逾月不已，延余商治。述前服平胃、二陈，继服姜桂、理中，不但无效，反增胀痛，余曰：痛非一端，治亦各异。感寒者绵绵无间，因热者作止不常，二者判若霄壤。尊恙痛势有时，脉带沉数，其为火郁无疑。虽因食蟹，然寒久成热，火郁于中，热郁似寒，厥冷于外，此始末传变之道，明训可考。奈何执泥虚寒，漫投刚剂，是以火济火，求愈岂不难哉？以四逆散加酒炒黄连，一剂而愈。

3. 暑病重证

出处:《清代名医医话精华·李修之医话精华》。

慈溪杨天生馆江湾镇，时值盛暑，壮热头痛，神昏发斑狂乱，不畏水火，数人守之，犹难禁止。甚至舌黑刺高，环口青暗，气促眼红，谵语直视，迎余往治。余见众人环绕，蒸汗如雨，病人狂躁，无有休息，寻衣摸床，尽属死候。强按其脉，幸而未散。急取筋缠绵，用新汲水，抉开口，凿去芒刺，即以西瓜与之，犹能下咽。乃用大桶盛新汲水，放在四围。并洒湿中间空地，铺薄席一条，使病人睡上。再用青布丈许，折作数层，浸入水中，搭病人心胸之间，便能言顿入清凉世界六字，语虽模糊，亦为吉兆。遂煎白虎汤，加山栀、黄芩、玄参与服。

半月间，狂奔乱走，目无交睫，药才入口，熟睡如死。旁人尽曰：休矣。余曰：此胃和安睡，不可惊觉。自日中至夜半方醒，其病遂愈。

李肇翚

医家简介：具体身世不详，为陈明所编著的《伤寒名医验案精选》中记录的医家。

阴证咽痛

出处：《伤寒名医验案精选》。

李某，男，40岁，1986年4月16日就诊。

6天前患风寒感冒，经治诸症悉减，但遗留咽痛。曾口服红霉素及肌注青霉素、咽痛不但不减，反而加重，甚至不能进食及讲话。刻见面色㿠白，身冷恶寒，口淡不渴，不思饮食，微有咳嗽，咳吐少许白色痰液。查咽峡部不红不肿，扁桃体不大，咽后壁无滤泡增生。舌淡苔白，脉沉紧。证属阳虚外感寒邪，滞结于咽部所致。法当温阳散寒，投干姜附子汤为治。

处方：熟附子15g，干姜10g。2剂，久煎频服。

药后咽痛大减，已能进食、言谈。嘱其将原药服完，遂告痊愈，随访至今未复发。

李中梓

医家简介：李中梓(1588—1655年)，字士材，号念莪，又号尽凡，汉族，上海浦东惠南镇人。他父亲是明代万历十七年(1589年)进士，故中梓从小就受到良好的教育，幼年时擅长文学、兵法，因屡试不第，加之体弱多病，乃弃仕途而学医。他悉心钻研医学名家的著作，深得其中精要，对中草药物的药性进行反复研究，并用于临床实践，在实践中创立了自己的医学理论，成为一代名医。曾祖李府，字一乐，为抗击倭寇而捐躯。著有《内经知要》、《药性解》6卷、《医宗必读》10卷、《伤寒括要》2卷、《本草通玄》2卷、《病机沙篆》2卷、《诊家正眼》2卷、《删补颐生微论》4卷、《李中梓医案》等。

1. 肺胀喘嗽

出处:《古今医案按·喘》卷五。

孙芳其令爱，久嗽而喘，凡顺气化痰、清金降火之剂，几于遍尝，绝不取效。一日喘甚烦躁，李视其目则胀出，鼻则鼓扇，脉则浮而且大，肺胀无疑矣。遂以越婢加半夏汤投之。

一剂而减，再剂而愈。李曰：今虽愈，未可恃也。当以参、术补元，助养金气，使清肃令行。竟困循月许，终不调补，再发而不可救矣。

2. 伤寒头痛发热

出处:《续名医类案·伤寒》卷一。

一人伤寒，第二日头痛发热。李曰：方今正月，时令犹寒，必服麻黄汤，两日愈矣。若服冲和汤，不惟不得汗，即使得汗，必致传经。遂以麻黄汤热饮之，更以滚水入浴桶，置床下熏之，得汗如雨，密覆半晌易被，神已爽矣。晚索粥，家人不与。李曰：邪已解矣，必不传里，食粥何妨？明日果愈。不以麻黄汗之，传变深重，非半月不安也。

3. 伤寒协热下利

出处：《续名医类案·伤寒》卷一。

一人伤寒至五日，下利不止，懊侬目胀，诸药不效。有以山药、茯苓与之，虑其泻脱也。李诊之，六脉沉数，按其脐则痛。此协热自利，中有结粪。小承气倍大黄服之，果下结粪数枚，遂利止，懊侬亦痊。

4. 噎膈

出处：《续名医类案·膈》卷十四。

方春和，年近五旬，多欲善怒，患噎三月，日进粉饮一盅，腐浆半盅，且吐其半。六脉细软。此虚寒之候也。用理中汤加人乳、姜汁、白蜜、半夏。

一剂便减，十剂而进糜粥，更以十全大补加竹沥、姜汁，四十帖，诸症皆愈。

林珮琴

医家简介：清代医学家，字云和，号羲桐，丹阳（今属江苏）人。举孝廉，嗜好医学，灯下研读方书，数十年而不倦。虽不以医为业，然治愈病者颇众。晚年请病家送还本人处方，择其要者，著成医案。又仿《张氏医通》例，辑成《类证治裁》8卷（附1卷，1839年），以《内经》为本，博采历代医家精论，强调治病重在辨证，列述内科杂证，兼及妇、外等科病证，概述其病因、脉证、治法、方药，并附医案。取材审慎，立论严谨，分类明晰，倍受后世医家重视。子芝本，世其业。

1. 呕吐足冷，汗出畏寒

出处:《类证治裁·呕吐论治》卷二。

李妪，由腰痛续得寒热呕吐，汗出畏冷，寸关脉伏，两尺动数。思高年水谷不入，呕多胃气先伤，况寸关脉不见，阳气已虚，足必时厥，宜其汗出而畏冷也。自述胫寒至膝，乃用煨姜汁热服，呕定。即与粥汤，右脉略起，因与吴茱萸汤，脉症悉平。

2. 呃逆呕沫

出处:《类证治裁·呃逆论治》卷三。

包，呃逆呕沫，食后为剧，是肝胃病。据述阴疟愈后，夏秋浴池，兼啖生冷，遂致呕呃，不时寒懔。夫肺主皮毛，水寒外袭，感病在经，胃主通纳，生冷伤阳，气随浊逆。怯寒乃肺卫虚，非在经客邪。仲景以呕涎沫为肝病，肝病必犯阳明胃腑。先用温通泄浊，吴茱萸汤加半夏、椒目。呕逆止，再用旋覆代赭汤而呃平。

3. 暑疟寒微热甚

出处:《类证治裁·疟症》卷四。

族妇。暑症转疟，寒微热甚，汗多头眩便硬。用竹叶石膏汤去参加知母，服愈。

4. 胸痹

出处：《类证治裁·胸痹》卷六。

蒋。胸右偏痛，呼号欲绝，日夕不能卧。医初疑胃气，疏香燥破气方，不应，改用乳香、当归、延胡、灵脂，由气分兼入血分，乃益痛，更谓心痛彻背。予问曾呕吐否，曰未也。予谓痛不在心胃，乃胸痹耳。症由胸中阳微，浊阴上干。仲景治胸痹喘息短气，用瓜蒌薤白白酒汤通阳豁痰，复加半夏，正合斯症，仍加橘红，一啜遂定。

林善星

医家简介：具体身世不详，为四川名医戴佛延编著的《古方医案选编》中记录的医家。

1. 腹痛

出处：《古方医案选编》中集。

林某，男，32岁，农民。腹痛绵绵，久而不愈；时吐涎沫，胃脘痞塞，食少嗳气；倘矢气一下，则痛可暂宽，大便常溏，参之脉迟紧，苔白滑，证系寒饮阻中，中寒气滞，久之中土亦虚。

处方：干姜、良姜各9g，党参、半夏各6g。

以干姜人参半夏汤之温中散寒，祛痰止呕；加良姜所以行气止痛也。1剂而呕减痛轻，3剂告愈。

2. 胸脘痞满，嗳气频频

出处:《古方医案选编》中集。

柳妇，壮年农民。夏月饮冷，晚间突患吐泻交作，肠鸣腹痛，服西药和应用注射剂，至晨吐泻腹痛均除，转为胸脘痞满，壅塞不舒，嗳气频频，唾液津津。继服旋覆代赭汤不应，改延余治。六脉沉细，苔白津多，舌淡中冷。盖因中土本虚，加之寒湿伤中，中焦运化受阻，而致吐泻交作，现吐泻虽止，但中焦阳气未复，阴寒冷饮阻滞，气化无权，故痞塞胀满也。治宜温里散寒，佐以和胃祛痰。

处方：干姜、附子各 6g，党参 9g、半夏 4.5g。水煎温服，病遂霍然。

林上卿

医家简介：男，1914 年 2 月生，福建福鼎县人。14 岁即师从前清秀才江本清学习中医，后又相继在林郁文、吴品三、金雁翔三位名老中医门下深得其传。原系福建省宁德地区中医院内科主任、副主任医师、院学术委员会副主任，宁德地区中医药学会常务理事，宁德市政协委员。

1. 小儿高热，肢厥神昏

出处:《桐山济生录》。

刘某，男，12 岁。1979 年 12 月 29 日诊。

其母代诉：患孩昨起头痛，鼻塞流涕，后又外出戏嬉玩水，嗣后全身寒冷，头痛，随即昏厥不醒。

西医检查：体温40.2℃，脉搏112次/分，血压126/72mmHg。肤表发红，四肢冰冷，紫绀，双肺呼吸减弱，心率快，律齐，腹部软，腹壁反射减弱，肝脾未触及，脑膜刺激征阴性，未引出锥体束征。化验：白细胞 7.2×10^9/L，中性粒细胞0.72，淋巴细胞0.26，伊红细胞0.20。

中医诊查：面色黯黑，神昏不语，身热无汗，肢末冰冷，指甲发紫，舌质肥胖，苔厚腻浊，脉沉细促。脉症合参，实为外寒直中少阴，肾阳被遏，急宜温阳通络，散寒透邪。方用：

麻黄、附子各15g，细辛6g，皂角5g。水煎，鼻饲。1剂。

药后6时许，发出呻吟，四肢伸动，继而出汗，以头颈为甚。发热减退（体温37.5℃），面部肢末转温转红，目开能视。但神志仍然模糊，言语不清，并诉头痛。舌胖肥，苔薄白，脉细，80次/分。此寒从汗解，而湿邪未罢。继以温阳利水，醒脑宁神。

附子10g，茯苓、白术各15g，白芍、生姜各10g，细辛3g，皂角2g。水煎服。

药后全身微微汗出，小便清长，神志清楚，语言畅利，脉舌如常，诸症尽除。

2. 小儿急性菌痢

出处：《桐山济生录》。

陈某，女，2岁，福鼎籍。1982年7月18日就诊。

10天前误食不洁之物而腹泻，如蛋花样粪，夹有脓血，日数十次，身热（体温38.5℃～38.8℃）。粪检：脓球（+++），红细胞（++++），黏液（+++）。某医院诊为“菌痢”，经抗生素、激素，以及补液等处理，4 天未见好转，遂邀中医会诊。中医认为湿热蕴结大肠，以葛根芩连汤化裁，治疗罔效，而邀余诊。

查具虚寒型“三三”指征（不详），形体消瘦，腹泻日 20 余次，夹黏液脓血，味腥，指纹淡紫，舌胖大，苔灰黑而润。证属釜底无薪，温运无权，故用桃花汤温肾暖脾，通阳止泻。

赤石脂 15g，干姜、粳米各 6g。水煎米熟为度，分温二服。

7 月 19 日二诊：黑苔渐退，体温 37.5℃，腹泻减半。药中病机，守上方再进 1 剂。

7 月 20 日三诊：精神爽朗，黑苔尽退，指纹转红，体温正常，腹泻 5 次，未见黏液脓血，大便常规（-），知食稀粥。继原方 3 剂，后以调理脾胃而安。

3. 急性菌痢

出处：《桐山济生录》。

1982 年 9 月底，一陈姓患者，女，19 岁。

13 天前误食不洁之物血腹痛，下利黏液脓血，里急后重，微有恶寒发热。大便脓球（+++），黏液（++），红细胞（+++）。血检：白细胞 12.3×10^9/L，拟以急性菌痢收住某医院传染科。应用抗生素、激素治疗 4 天，未见好转。邀某中医师会诊，以为湿热蕴结大肠，气机失调而投葛根芩连汤加味。5 日后，腹痛减轻，里急后重渐除，便下黏液脓血次数由入院时的每日 10 余次，减为 5 次左右。粪检情况好转，但激素撤去时，便脓血次数剧增为 10 ～ 20 次，色暗红，腥臭，腹痛欲圊。粪检复如入院时况。仍依前方案治疗未能奏效，遂延余诊。

其人形瘦，面色㿠白，头晕纳呆，日干喜热饮，小溲清长，舌淡胖，苔白灰黑而润，脉弦细数。以为脾肾阳虚，邪陷太阴、少阴之证。法当温运脾肾阳气，枢转中下焦气机。处桃花汤1剂。

赤石脂60g，干姜、粳米各30g。煎服法同上。西医以阿托品等药配合灌肠治疗。傍晚药后至翌晨，便脓血即减为7次，腹痛亦轻。

二诊时黑苔渐退，诸恙好转。知药中病，不必易方。继进1剂，粪转黄色，日解2次，腹痛渐除，黑苔退净，脉细数。原方赤石脂减半，撤下西药。药后粪检已复正常。唯头晕纳少，续用五味异功散化裁善后。

本例系寒湿损伤太阴，以致下利脓血。迭用苦寒误治，脾肾之阳倍受戕伐，变生诸恙，体弱难支。倘若桃花汤仅是固涩剂，而非温里助阳，其虚弱之阳何以得复，而下利安能止乎？可见本方在下利便脓血证中，有固涩之效果，实缘于其温里之功。我们必须透过现象看本质。

4. 急性黄疸肝炎

出处：《桐山济生录》。

刘某，男，39岁。福鼎沙埕渔民，1975年10月13日就诊。

诉于20天前，因纳呆、疲乏、尿黄，赴某医院就诊，查黄疸指数12IU，GPT　200IU，诊为“急性黄疸型肝炎”而住院。以维丙肝、肝太乐、能量合剂、维生素类，并配合中药（具体不详）治疗，病情日趋恶化，出现腹水，进而昏迷。拟以“急性黄色肝萎缩”转入我院。体检：体温37℃，脉搏110次/分，呼吸24次/分，深度昏迷，皮肤巩膜黄晦，舌苔腻浊而黑，脉弦数。心肺（—），腹部膨隆，有移动性浊音，肝上界于右第6肋间，下界在右季肋上1.5cm。肝功能：黄疸指数80IU，凡登白双相阳性，总蛋白 7.5g%，白蛋白 3.5g%，球蛋白 4g%，TTT25IU，TFT（+++），ZnTT27IU，CFT（+++），CPT372IU。此为湿毒弥漫，三焦郁闭，肝胆失疏，水液不行所致。急投茵陈蒿汤合栀子柏皮汤化裁。

茵陈 60g，大黄 18g，栀子、黄柏各 6g。水煎，分 2 次服，日 2 剂。

10 月 14 日二诊：药后连续下大便 3 次，约一痰盂，色黑状如糊，尿量增多，如皂角汁状，腹部稍软，神志略清，口干索饮，药既中病机，仍循前法，乘胜进军。

10 月 16 日三诊：又下大便 2 次，色状同前，黄疸减退，已省人事，腹水减退。此后每日一诊，俱按前方不变。

10 月 23 日四诊：腹水已消大半，能自行坐卧，日大便 2 次，其色尚黑，此湿热之毒大势已去，余毒犹存也，遵祛邪务尽之旨，将原方递减一半，日服 1 剂。

11 月 3 日五诊：黄疸基本消退，大便由黑转黄，小便清长，精神食欲尚佳，至此之际，邪势已去八九，正是恢复阶段，不可过投苦寒，恐伤脾胃，便将原方再减半量，加入金银花、蒲公英、丹参、白芍、泽泻、茯苓、甘草等清热解毒，和血扶脾。最后以丹栀逍遥散加茵陈收功。1979 年 1 月 10 日肝功能检查示：黄疸指数 4IU，凡登白试验（–），GPT 76IU，TTT 2IU，ZnTT 4IU，TFT（+）。同年 7 月超声波检查，肝脏大小正常，能出海捕鱼，随访至 1984 年，一切良好。

5. 下肢疼痛浮肿

出处：《桐山济生录》。

周某，女，48 岁，渔民，福鼎沙埕人。1978 年 1 月 5 日就诊。

左脚浮肿，疼痛不能屈伸，经治月余未效，而邀余诊治。症见左侧大腿至足趾，节节疼痛，浮肿按之凹陷难复，肢冷，喜热烘之，面色晦暗，舌质胖大，苔白腻厚，脉沉迟。此属湿重型，取乌头汤中剂，重加苍白术以燥湿。

乌头、麻黄、白芍、炙草各 15g，黄芪、苍术、白术各 30g，蜂蜜 50g。煎服法同上。

1 月 6 日复诊，药后小便甚多，食欲增加，脚肿稍减，舌脉同前，药已对证，步上方 30 余剂而尽瘳。

刘渡舟

医家简介：刘渡舟（1917—2001 年），原名刘荣先，注重对中医经典著作的研究，特别是对《伤寒论》六经辨证理论体系的研究。刘渡舟认为，研习《伤寒论》，一定要结合《内经》《神农本草经》和《金匮要略》诸书，这不但有利于全面地正确理解六经辨证理论体系，而且，在学习后世医家论著时，也就有源可寻，有本可依。他潜心研究数十年，撷古采今，旁涉诸家，结合自己的心得体会，著有《伤寒论通俗讲话》《伤寒论十四讲》《伤寒论诠解》《伤寒契要》《新编伤寒论类方》等书，有理论、有临床，深入浅出地介绍了《伤寒论》的六经辨证理论体系，深受广大读者欢迎。尤其是《伤寒论通俗讲话》与《伤寒论十四讲》二书，在国内多次重印，并被日本东洋学术出版社译成日文在日本出版发行。同时，他还任主编，组织编写了自研究《伤寒论》以来的第一部专门工具书——《伤寒论辞典》。

1. 不寐心烦

出处:《伤寒论通俗讲话》。

王某，男，28岁。

数日来，心中烦郁，懊侬难眠，低头不语，家人靠近则挥手斥去。舌红脉数，然大便不结。辨为虚烦之证，服栀子豉汤。

当日晚，我刚睡不久，即闻有人叩门甚急，出去看，原来是病人之弟。言其兄服药不久，突然呕吐，满头大汗，一家人惶惑不解，让我速往诊视。到了他家，病人却已熟睡，次日其病即愈。

2. 暴喑

出处:《伤寒论通俗讲话》。

李某，女，22岁。擅歌唱，经常演出。忽声音嘶哑，咽喉干痛，屡服麦冬、胖大海等药不效。舌红，脉细。辨为肺肾阴亏，虚火上扰，“金破不鸣”之证。授以猪肤汤法，令其调鸡子白，徐徐呷服。尽一剂而嗓音亮，喉痛除。

3. 鼻衄兼心下痞

出处:《伤寒论通俗讲话》。

孙某，男，60岁。病鼻衄而心烦，心下痞满，小便色黄，大便不爽，舌苔黄，脉寸、关皆数。辨为心胃之火，上犯阳络，胃气有余，搏而成痞。用大黄9g，黄连6g，黄芩6g，以麻沸汤浸药，只饮一碗，其病应手而愈。

4. 不寐心烦

出处:《伤寒论通俗讲话》。

患者张某，男，25 岁。

心烦少寐，尤以入夜为甚。自觉居室狭小，憋闷不堪，心烦意乱，常欲奔赴室外。脉数舌红，舌尖部红如草莓。此乃心火燔烧而肾水不能承其上，以致阴阳不交，心肾不能相通，形成火上水下不相既济之证，为疏黄连阿胶汤加竹叶、龙骨、牡蛎。

服 1 剂则心烦减轻，再 1 剂即可入睡。

5. 便秘唇干

出处:《经方临证指南》。

刘某，男，28 岁。

患大便燥结，五六日排解一次。每次大便时，往往因努责用力而汗出湿衣，但腹中无所苦。口唇发干，用舌津舐之则起厚皮如痂，撕之则唇破血出。脉沉滑，舌苔黄。此是胃强脾弱的脾约证。

疏以麻子仁丸一料，服尽而愈。

6. 慢性痢疾

出处:《经方临证指南》。

安某，男，38 岁，

患慢性痢疾一年多，大便每日三四次，兼夹黏液，有下坠感，伴腹胀肠鸣。舌质红苔黄，脉弦。先按厥阴下利治疗。用白头翁汤加白芍、麦冬，2 剂后大便黏液明显减少，但仍腹胀肠鸣而下坠，此属热结阳明胃肠气机不利，通因通用，宜从调胃承气汤法。

大黄 9g，风化硝 9g，炙甘草 9g，白芍 15g，川楝子 9g，青皮 9g。

服药 1 剂后，大便泻出黄黑色粪垢甚多，顿觉腹中宽适。宗前法，用调胃承气汤原方又 1 剂，诸症皆消。

7. 慢性痢疾

出处:《经方临证指南》。

李某，男，36 岁。

患慢性痢疾，多年屡治不愈。大便下痢夹有红白黏液，里急后重，每日三四次，伴腹满疼痛拒按。脉弦有力，舌质绛苔黄。此证虽然脾胃气血不和，但又夹有阳明凝滞之实邪，积邪不去，则下利不能止。治法当加大黄以通腑气，扫除肠中腐秽。

桂枝 9g，白芍 18g，生姜 9g，大枣 10 枚，炙甘草 6g，大黄 6g。3 剂。

嘱一次煎煮顿服。服药后大便畅利，泻下皆黏腻臭秽之物，而后下利日渐轻缓。

8. 中心性视网膜炎

出处:《经方临证指南》。

刘某，女，31 岁。

产后受风引起目疼，以致视力逐渐下降已 2 年余。病变先从右眼开始，视力从 1.2 降至 0.1。经眼底检查，发现眼底水肿，黄斑区呈棕黑色变化，被诊断为“中心性视网膜炎”，经过治疗，右眼视力恢复到 1.0，但左眼视力又从 1.5 下降到 0.1。服用中成药石斛夜光丸后，视力有所上升，左眼达 0.8，右眼至 1.2。但患者常觉后背疼痛，右侧少腹亦疼，每次遇到月经期则两腿发胀，腰腹俱痛。而且精神紧张，恐怖不安，少寐善忘。舌质暗绛，舌边有瘀斑，脉弦滑。根据上述脉证，辨为下焦蓄血，气滞血瘀，痰浊上扰。乃用逐瘀活血之法治疗。

大黄 9g，桃仁 15g，虻虫 6g，水蛭 6g，丹皮 9g，白芍 9g。

服药后六七小时，出现后脑部跳动性疼痛，同时小腹疼痛难忍，随即大便泻下颇多，小便赤如血汁，而后诸痛迅速减轻，顿觉周身轻松，头目清晰。此后转用血府逐瘀汤加决明子、茺蔚子，又服 6 剂后，视力恢复如常人。经眼科检查，黄斑区棕黑色病变已基本消失。

9. 下利腹痛，里急后重

出处:《经方临证指南》。

李某，男，35 岁。病下利腹痛，肛门灼热如火烙，大便后重难通。曾自服“十滴水”，腹痛当时得以缓解，下利 3 日未作，至第 4 天，腹痛又发，较前更严重，里急后重，下利皆为红白黏液，有排泄不尽之感。以手按其腹，疼痛叫绝。脉沉有力，舌苔黄厚。其证始于胃肠积热，乃葛根芩连汤证，反服“十滴水”热性之品，使邪热凝结不开，以致气血腐化为红白之利。治当通因通用，荡涤胃肠积滞以推陈致新。

大黄 10g，玄明粉 10g，枳实 10g，厚朴 10g，滑石 10g，青黛 3g，甘草 3g。

服药 1 剂后，大便泻下黏秽数次，诸症随即而愈。

10. 伤食腹痛

出处:《经方临证指南》。

陈某，男，12岁。过端午节时多吃了几个粽子，第2天胃痛腹胀，啼哭不止。其父前往药铺购买“一粒丹”与服之，不但无效，腹痛反而加剧。询知大便已3日未解，解衣观腹，腹胀如合瓦，以手按其腹则叫哭不已。脉沉滑有力，舌苔黄白杂腻。此因过饱伤中，食填太仓，胃肠阻滞，气机不利所致。

大黄9g，枳实9g，厚朴9g，藿香梗6g，生姜6g。1剂。

服药后约1个时辰，腹中气动有声，旋即大便作泄，泻下酸臭物甚多，连下2次，腹痛止而思睡。转用保和丸加减善后。

11. 眩晕腹胀

出处:《经方临证指南》。

张某，男，21岁。患者头晕体疲，不欲饮食，勉强进食则腹中胀痛不已。自以为体虚而前来求开补药方。询问先前所服药物，皆人参健脾、十全大补等丸药，不但不见疗效，而反更显体弱无力。视其舌苔黄腻，切其脉滑而有力，不属虚证，因而再问其二便情况，果然大便干硬而小便黄赤。此乃大实而有虚候，胃肠内有结滞，胃气不降、燥热上熏，干扰清阳则头晕；腑气壅滞不通故腹胀疼痛；气蕴于里而不达于外则体疲乏力。土气太过，则成敦阜，必以泻药平之。

大黄9g，枳实9g，厚朴9g。

服药1剂后，大便泻下3次，头晕顿时减轻，周身轻爽如释重负，腹胀愈其七八。后用平胃散调和胃气而愈。

12. 感冒嗜睡

出处:《伤寒挈要》。

唐某，古稀之年，偶患外感，头痛发热，流清涕，周身为之不适。自服银翘解毒丸无效。诊脉时侧头欲睡，脉不浮而反沉。此少阴之伤寒证。为疏：

附子四钱，炙甘草二钱，麻黄二钱。

服一剂汗出表解，转以保元汤进退获安。

13. 心中烦懊

出处:《伤寒挈要》。

董某，女，37 岁。

病心中烦懊，不能控制，必须跑出屋外，方得小安，并且脘腹胀满，如有物塞之状。其脉弦数，舌苔黄腻。问其大便不秘，小便则黄。辨为心胸热郁，下及于胃所致。为疏：

生山栀三钱，枳实三钱，厚朴四钱。服 1 剂而病愈。

14. 癫痫

出处:《刘渡舟临证验案精选》。

尹某，男，34 岁。

因惊恐而患癫痫病。发作时惊叫，四肢抽搐，口吐白沫，汗出。胸胁发满，夜睡呓语不休，且乱梦纷纭，精神不安，大便不爽。视其人神情呆滞，面色发青，舌质红，舌苔黄白相兼。脉象沉弦。辨为肝胆气郁，兼有阳明腑热，痰火内发而上扰心神，心肝神魂不得潜敛之故。治宜疏肝泻胃，涤痰清火，镇惊安神。

处方：柴胡 12g，黄芩 9g，半夏 9g，党参 10g，生姜 9g，龙骨 15g，牡蛎 15g，大黄 6g（后下），铅丹 3g（布包），茯神 9g，桂枝 5g，大枣 6 枚。

服 1 剂则大便通畅，胸胁之满与呓语皆除，精神安定，唯见欲吐不吐，胃中嘈杂为甚。上方加竹茹 16g，陈皮 10g，服之而愈。

15. 夜间腹胀伴下利

出处:《刘渡舟临证验案精选》。

某，男，54岁。

患乙型肝炎，然其身体平稳而无所苦。最近突发腹胀，午后与夜晚必定发作。发时坐卧不安，痛苦万分。刘老会诊经其处，其家小恳请顺路一诊。

患者一手指其腹曰:我无病可讲，就是夜晚腹胀，气聚于腹，不噫不出，憋人欲死。问其治疗，则称中西药服之无算，皆无效可言。问其大便则溏薄不成形，每日两三行。凡大便频数，则夜晚腹胀必然加剧。小便短少，右胁作痛，控引肩背酸楚不堪。切其脉弦而缓，视其舌淡嫩而苔白滑。刘老曰：仲景谓:“太阴之为病，腹满，食不下，自利益甚。”故凡下利腹满不渴者，属太阴也。阴寒盛于夜晚，所以夜晚则发作。脉缓属太阴，而脉弦又属肝胆。胆脉行于两侧，故见胁痛控肩背也。然太阴病之腹满，临床不鲜见之，而如此证之严重得非肝胆气机疏泄不利，六腑升降失司所致欤？刘老审证严密，瞻前顾后，肝脾并治，选用《伤寒论》的柴胡桂枝干姜汤。

柴胡16g，桂枝10g，干姜12g，牡蛎30g（先煎），天花粉10g，黄芩4g，炙甘草10g。

此方仅服1剂，则夜间腹胀减半，3剂后腹胀全消，而下利亦止。

16. 冬月感冒

出处:《刘渡舟临证验案精选》。

唐某，男，75 岁。

冬月感寒，头痛发热，鼻流清涕，自服家存羚翘解毒丸，感觉精神甚疲，并且手足发凉。其子恳求刘老诊治。就诊时，见患者精神萎靡不振，懒于言语，切脉未久，即侧头欲睡，握其两手，凉而不温。视其舌则淡嫩而白，切其脉不浮而反沉。脉证所现，此为少阴伤寒之证候。肾阳已虚，老怕伤寒，如再进凉药，必拔肾根，恐生叵测。法当急温少阴，与四逆汤。

附子 12g，干姜 10g，炙甘草 10g。

服 1 剂，精神转佳；再剂，手足转温而愈。

17. 小儿麻疹后高热大汗出

出处：《刘渡舟临证验案精选》。

孙某，女，3 岁。

出麻疹后，高热不退，周身出汗，一身未了，又出一身，随拭随出，与《伤寒论》所说“汗出”之证极为相似。患儿口渴唇焦，饮水不辍，视其舌苔薄黄，切其脉滑数流利。辨为阳明气分热盛而充斥内外，治急当清热生津，以防动风痉厥之变。

处方：生石膏 30g，知母 6g，炙甘草 6g，粳米一大撮。

服 1 剂即热退身凉，汗止而愈。

18. 心下悸动

出处：《中国现代名中医医案精华（二）》。

陈某，男，26 岁。

主诉：因夏天抗旱，担水浇地，过劳之余，汗出甚多，口中干渴殊甚，乃俯首水桶而暴饮。当时甚快，未几发现心下悸动殊甚，以致影响睡眠。屡次就医，服药无算，然病不得除。经友人介绍，请余诊治。

诊查：令其仰卧床上，以手扪其心下，则跳动应手，如用手震颤其上腹部，则水在胃中辘辘作响，声闻于外。

辨证：余曰：此振水音也，为胃中有水之征。问其小便尚利，脉弦而苔水滑。为水停中焦之征。

处方：茯苓 12g，桂枝 10g，炙甘草 6g，生姜汁一大杯。

嘱用煎好药汤兑姜汁服。服后便觉热辣气味直抵于胃，而胃中响动更甚。不多时便觉腹痛欲泻，登厕泻出水液甚多，因而病减。照方又服药 1 剂，而悸不发矣。

19. 牙痛腮肿

出处：《温病方证与杂病辨治》上篇。

吕某，男，54 岁。与妻子争吵之后，火气上攻，牙痛腮肿，呻痛之声闻于房外。视其牙龈红肿，舌质红而苔黄，脉弦大有力。询知大便已 2 天未解。

处方：大黄 9g，黄连 9g，黄芩 9g。

沸水泡服，1 剂后大便日泻 4 次，牙痛立释。

20. 高血压眩晕

出处：《温病方证与杂病辨治》上篇。

王某，男，41 岁。

患高血压病多年，久服复方降压片、降压灵等药，血压一直未能控制，近日因生气而血压上升至 190/130mmHg。自述头目晕眩，如坐舟车，而且心烦急躁特甚，有时彻夜不眠，口渴欲凉饮，舌红，苔黄糙老，脉弦滑数而有力。病情加重后曾多方求治未效。索取前方观之，尽为平肝、息风、潜阳之剂。思之良久，断为阳亢火盛动风之证，乃处大黄黄连泻心汤。

大黄 9g，黄连 9g，黄芩 9g。水煎煮令服 3 剂。

服后大便溏泄，但心烦减轻，且能入睡。继服 2 剂，诸症皆轻，血压降至 150/110mmHg。

21. 过敏性皮炎

出处:《温病方证与杂病辨治》上篇。

一位过敏性皮炎患者，面部红赤、肿胀、瘙痒、脱皮，曾用消风散、当归饮子等方，无丝毫疗效，转请刘老诊治。刘老诊脉视舌，断然处三黄泻心汤加味，结果 1 剂大便通畅，面肿、痒痛立消。

22. 鼻衄

出处:《温病方证与杂病辨治》上篇。

孙某，男，62 岁。经常性鼻衄，已 6 年未愈。近日鼻衄又发，出血量较多，伴心烦不眠，心下痞满，小便色黄，大便秘结，舌质发紫，舌尖红赤，脉弦数。此心胃火炽，上犯阳络而致衄。

处方：大黄 6g，黄连 6g，黄芩 6g。

用滚开沸水将药浸渍，代茶饮服，1 剂而愈。

23. 胸中硬疼，呼吸不利，项背拘急

出处:《新编伤寒论类方》。

罗某，素有茶癖，每日把壶长饮，习以为常。身体硕胖，面目光亮，每以身健而自豪。冬季感受风寒后，自服青宁丸与救苦丹，病不效而胸中硬疼，呼吸不利，项背拘急，俯仰为难。经人

介绍，乃请余诊。其脉弦而有力，舌苔白厚而腻。辨为伏饮踞于胸膈，而风寒之邪又化热入里，热与水结于上，乃大陷胸丸证。为疏：

大黄 6g，芒硝 6g，葶苈子、杏仁各 9g。水二碗，蜜半碗，煎成大半碗，后下甘遂末 1g。

服 1 剂，大便泻下 2 次，而胸中顿爽。又服 1 剂，泻下 4 次，从此病告愈，而饮茶之嗜亦淡。

24. 泄泻腹痛

出处：《伤寒论十四讲》。

林某，60 岁。因食冷物病泻，每日四五次，腹中冷痛幽幽，脉沉而伏，极不易辨，而手足亦厥冷。先给四逆汤方，服后腹痛似少减，而脉仍如故，泻亦未止。因思仲景有“少阴病，下利，白通汤主之”之说，想正为此证而设。

处方：附子 15g，干姜 10g，葱白 5 茎。

服 1 剂，即脉起手温，再服 1 剂，则泻止而病愈。

刘宏璧

医家简介： 清代医家，字廷实，豫章（今江西南昌）人。弱冠补弟子员，后改习医学。尤精于伤寒学，为雍正年间（1723～1735 年）名医。尝删补周扬俊《伤寒论三注》，增法 127 种，增方 59 种，加添瘟疫证治，以补《伤寒论》之未备，末附伤寒医方歌括，成《伤寒论注》11 卷。尚著有《杂病症方》4 卷，未见刊行。

癫狂

出处:《续名医类案·颠狂》卷二十一。

一富室女，正梳洗间，忽见二妇相拘，方奔逸，复挤至，遂大叫，叫后乃大哭，哭已即发狂，寒热相继，目眩不眠。以为鬼祟，召巫符咒而益困。因诊之，肺脉立上鱼际，肝亦双弦。知所见者，本身之魂魄也。盖肺藏魂，肝藏魄，因用小柴胡汤，去甘草之恋，加羚羊角、龙骨、牡蛎，清肺肝，镇惊怯，一服而安。

刘景琪

医家简介：具体身世不详，著有《经方验》一书。

1. 中风

出处:《经方验》。

刘某，女，44岁，农民，1982年7月17日初诊。

左侧半身不遂10天。发病前曾生气，又为雨淋，当天夜间至户外滑倒，之后即出现左上下肢发软，左手不能抬至平肩，握力减，持物不灵。左腿发软，走路不稳，行动须人搀扶。心烦易怒，失眠，舌强言语不清，口角歪斜，舌不能伸出口外，流涎，吞咽不利，谵语狂笑，烦躁不安。检查：左上下肢肌张力减退，二头肌及膝腱反射稍亢进，巴宾斯基征（-）。舌绛，苔黄白，脉寸浮，上关上滑。暴怒伤肝，痰热阻络，又加冷雨外袭，入中经络，气血痹阻，半身不遂，脾失健运，聚湿生痰，痰郁化热，蒙蔽清窍，故谵语狂躁。

辨证：痰郁化热，蒙蔽清窍，阻遏经络。治法：除痰开窍。

第一次予瓜蒂散 1/4 ～ 1/5，即拒不再服，服后吐痰涎两口，症状稍有好转。次日又服少量，又吐出少量痰涎，偏瘫稍减，说话较前清楚。第 3 日，按量服药，服后吐出黏液约一大碗，神态清楚，言语清楚，左上下肢较有力，左手已能摸到头顶，握力恢复正常。舌红，脉左右上关上滑。失眠，有时仍烦躁。

处方：枳实 9g，苦参 6g，黄芩 9g，半夏 9g，党参 15g，干姜 6g，甘草 9g，大枣 3 个，夜交藤 30g，炒枣仁 30g。服 6 剂。以上方辛开苦降之力，调和中焦，以竟全功。追访半年无复发。

2. 精神失常

出处:《经方验》。

赵某，女，47 岁，1982 年 7 月 2 日初诊。

患者精神失常已 2 年余，语无伦次，有时外出不归。近 3 个月来加剧，曾去某精神病院治疗，稍有好转，但平时右手抖动不止，入睡则不抖，端碗时亦不抖。舌强，不能伸出口外，经常口吐黏液，胃脘憋闷。苔薄白，脉左右寸浮，上关上滑。

辨证：痰涎停滞，蒙蔽心神。治法：涌吐痰涎。服瓜蒂散 3 剂，隔日 1 剂。

服后吐大量黏痰，每次约一碗多，服完 3 剂后，胸部憋闷消失，意识清楚，能正常谈话，右手抖动基本消失，只在精神紧张时稍有抖动，有时心悸。舌质正红，脉滑数。以茯苓 12g，桂枝 12g，五味子 24g，炙甘草 9g，服 6 剂，临床治愈。追访半年无复发。

刘荣年

医家简介： 民国著名医家，为何廉臣选编的《全国名医验案类编》中记录的医家。

伤寒腹胀便秘

出处:《全国名医验案类编·寒淫病案》第2卷。

病者：刘景熹，年三十余，织布厂经理，住省城。

病名：伤寒阴结。

原因：冬月伤寒，误服寒泻药而成。

证候：身体恶寒，腹胀满痛，不大便者二日。

诊断：脉浮大而缓，显系伤风寒中证。医家不察，误为阳明腑证，误用大黄、芒硝等药下之，殊不知有一分恶寒，即表证未罢，虽兼有里证，亦当先治其表，仲景之遗法具在。今因误用寒泻药，以致寒气凝结，上下不通，故不能大便，腹胀大而痛更甚也，幸尚在中年，体质强健，尚为易治。

疗法：用桂枝汤去芍药加附子以温行之，则所服硝、黄，得阳药运行，而反为我用也。

处方：桂枝尖一钱，黑附子一钱，炙甘草五分，生姜一钱，大枣两个（去核）。

效果：服药后，未及十分钟，即大泻两次，恶寒腹胀痛均除而痊。

刘世祯

医家简介： 民国著名医家，具体身世不详，著有《医理探源》一书，在自序中说，自少体弱多病，为父母所偏怜，读书从其意所好，不设程限。性喜泛览，不以疲困自休。既弱冠，得岐、黄、扁、张之书，尤笃好之。漫游江西，于山谷中遇一人曰张老，遂及医术。

产后发热下利

出处:《医理探源》卷八。

甲午岁作客长沙，有劳德扬之媳，产后患病，发热，下利不止。延医诊治月余未愈，几濒于危，请余诊之。脉浮而大，不数，知为大阳与阳明合病。《伤寒》云：太阳与阳明合病，必自下利，葛根汤主之。遂用葛根汤加高丽参治之。因久病元气亏故加参。

服一剂而下利止，服二剂发热亦除。

复诊：脉转弦涩。弦为余邪移于少阳，涩因产后营气虚。用小柴胡汤加当归治之。

服数剂告痊。

刘云湖

医家简介： 刘云湖 (1883—1939 年)，号丹阶，湖北黄冈县人。出身数代寒儒，自幼嗜读饱学，少年知名。立志学医，始而抄书自学，博览群书，几经岁月，读完各家经典。在精通医理能临床施诊时，又拜本县祖传名医陈久香先生为师深造，医术日精。他主张理论联系实际，中西汇通，其治病“常数剂告愈，一时遐迩驰其名”。民国时期曾任湖北国医专科学校伤寒教授，并在武昌积玉桥设诊行医，晚年重返故里。著有《伤寒论讲义》传世。

1. 胸膈隐痛

出处:《二续名医类案》引《临证实验录》。

病者:李继顺，亦吾乡人，年四十，在裕华纱厂理纱间工作。

病因：渴饮未开之水，停于胸膈。

证候：隐隐作痛，头沉闷亦痛，肤出冷汗。

疗法：亦与十枣汤如前法。

效果：得快利，病亦霍然。

2. 心下痛

出处:《二续名医类案》引《临证实验录》。

病者:吾乡孙泽之之外甥，年二十七，寓武昌上新河春星里。

病因：因公由荆门州归，在船酷热，恣啖瓜果，且饮冷水。

证候：遂停于心下而痛不可忍，头眩闷亦痛，半月来无宁日矣，饮食少进，肢体软弱，肤出冷汗，先由少腹硬痛，渐而至于心下，自述心下一块，若有水荡荡然。

诊断：脉沉而紧，此中焦蓄水症。《金匮》谓之悬饮。

疗法：与十枣汤下之。

处方:芫花、大戟各一钱五分，甘遂一钱。上三味研极细末。

先煮大枣拣肥者十枚，吞上末药一小方匙，得快利止后服。

效果：初服心如火烧，呕吐痰涎，继之下利清水，时半夜惧而着人问愚，愚曰，此药之瞑眩情况也，明日当自愈。次日痛止，啜以糜粥而安。

六角重任

医家简介：日本著名医家，为民国医家陆渊雷编著的《伤寒论今释》《金匮要略今释》中记录的医家。

1. 急喉痹

出处:《伤寒论今释》卷四引《古方便览》。

一男子，咽喉肿痛，不能言语，汤水不下，有痰咳，痛不可忍。余饮以白散一撮，吐稠痰数升，痛忽愈。愈后用排脓汤而痊愈。

2. 热病心下满

出处:《伤寒论今释》卷四引《古方便览》。

一男子，年三十余，患热病三十日许不愈，背恶寒殊甚，皮肤燥热，不欲饮食。腹内濡，唯心下满，按之不硬。与泻心汤，汗大出，诸症顿退。十五六日而痊愈。

3. 伤寒厥证

出处:《伤寒论今释》卷六引《古方便览》。

一男子，年四十有余，热病十八九日，口不能言，目不得正视，身体不动，手足清冷。诸医以为阴证，与参附辈，不得寸效。余诊之，两脉如蜘蛛丝将绝。候其腹，脐下有物磊砢，乃作大承气汤饮之。通燥屎五六枚，诸症顿退。

4. 偏头痛伴便秘腹满

出处:《伤寒论今释》卷六引《古方便览》。

一老人患偏头痛，其痛如刀刳，历四十余日，诸医不能疗。余诊之，腹硬满。大便不通十四日，舌上黄胎，面目黛黑。乃与此方五剂，下利五六行，诸症顿退。六七日而全治。

5. 伤寒谵语狂笑，下利清水

出处:《伤寒论今释》卷七引《古方便览》。

一妇人患伤寒，谵语狂笑，下利清水，日数十行，诸医不能疗。余诊之，腹硬满，按之痛甚，乃作此方（大承气汤），连进三剂，利即止，诸症并治。

6. 腹痛

出处:《金匮要略今释》卷三引《古方便览》。

一妇人年三十二，饮食不进，日以羸瘦，患腹痛三月许。诸医以血积治之，或用下瘀血药，病益甚。余诊之，脐旁有块物，如有手足，心下及胁肋拘挛，重按之痛不可忍，轻按则痞。仍作此方（大建中汤）与之，病日消而痊愈。

7. 腹痛心下痞硬

出处:《金匮要略今释》卷三引《古方便览》。

一男子，年五十余，腹痛数年。余诊之，心下痞硬，腹中雷鸣，乃作半夏泻心汤饮之，未奏效。一日，忽然大恶寒战栗，绞痛倍于常时，于是更作大黄附子汤饮之。痛顿止，续服数日，病不再发。

8. 喘急

出处:《金匮要略今释》卷三引《古方便览》。

一男子，冬月发喘急，痰迫咽喉，肩息欲死。投桔梗白散一钱，吐痰涎二三合而愈。

9. 淋沥，腰脚冷

出处:《金匮要略今释》卷四引《古方便览》。

友人某，患淋沥之证多年，腰脚冷，夜不寐，心下悸，与此方（甘草干姜茯苓白术汤），诸症痊愈。

10. 热病后消渴

出处:《金匮要略今释》卷四引《古方便览》。

一士人，患热病后口渴，饮茶汤，每日三四升，小便昼夜五六十行，其他无少苦。诸治不奏效，予即作八味丸料饮之，诸症顿退。

11. 淋证，少腹满

出处:《金匮要略今释》卷七引《古方便览》。

一僧年二十八，患淋沥数年，时出脓血，或如米泔水，大便下利，时又秘闭，下利时淋沥稍安，秘闭则甚。余诊之，少腹满如敦状，按之，引茎中痛。乃作此方饮之，大下利，病顿退，数日而痊愈。

12. 腰冷尿频滑精

出处:《临床应用汉方处方解说》。

73岁武士，平生小便频数，腰冷如坐水中，着厚衣覆盖而坐，精液不自禁时泄，诸治无效，如此已10余年矣。余诊之，心下悸，即与苓姜术甘汤痊愈。

卢 复

医家简介： 卢复，明代医学家。字不远，号芷园，钱塘（今浙江杭州）人。早年习儒，20岁始攻医学，后与当时名医缪希雍、王绍隆等过往甚密。又崇信佛教大乘禅理，其医著甚多，如其《医种子》，由5种书合成，即《芷园覆余》《芷园臆草题药》《芷园臆草勘方》《芷园臆草存案》及《芷园日记》，几包罗医学全部领域。此书一名《芷园臆草》。一说著有《芷园医种》，即包括医经、医论、医方、医案等内容。另其所辑之《神农本草经》，系经14载之研究而最后辑成者，为现存之最早《神农本草经》辑本。其子卢子颐，亦为名医，其《本草乘雅半偈》中录有卢氏不少医论之内容。

1. 伤寒发热谵妄

出处:《续名医类案·伤寒》卷一。

蜀孝廉阮太和，病寓吴山下，召诊，披衣强坐，对语甚庄，神气则内索也。身热进退，舌苔黄而厚。盖自吴门受寒，以肉羹为补而时啜之，遂缠绵匝月。卢用疏散轻剂，热退。又复强啖，再热不能起坐。越五日诊之，谵妄呼笑，不识人已三日，形骨立，汗雨下，而内热特甚，胸胁之热，扪之烙手，第脉尚有神。乃用人参八钱，加四逆散中，一剂而谵妄定，三剂而热邪清矣。自言其神魂穷天之上，极地之下，飞扬奇变，得太乙神符召之始得返生。

愈后问药状。曰：此寒伤心气，荏苒厥深而凑于胸也，以不第南旋，病淹中道，骨肉辽远，药石弗周，则心伤矣。又反复再四，汗液多亡，内无主宰，热遂入胸。胸为心主之宫，精神因而涣散，是以游魂为变也。用四逆使热外出，加人参俾神内凝，邪气散，是以主耳。

2. 天行疫病

出处:《续名医类案·疫》卷五。

永嘉王龙友，望其色黯紫，舌本深红，知其次日当病，果发热。越三日，其叔培竹欲归，将发，诊其脉沉而散，卢极力挽留，谓龙友虽病，而脉有神理，君虽未病，而邪实深入，病于中路，将奈何？至次晚，大吐，脉随脱，药以人参三钱，脉复。有以枣仁等剂投之者，其热转盛。十四日，脉八至，舌短神昏。卢谓今晚非用下，必然胃烂，因用芩、连、大黄，一剂，次日遂愈。

盖疫为疠气，人受之多从口鼻入，因人色力盛衰，以为轻重，审色与脉，可以先知。又疫者，瘟热病之沿漫也。其病之因，由寒郁火，故其色紫，紫为水克火之色也。火病之发，应心之苗，故舌色深红，杜清碧谓之将瘟舌。而脉体须浮，浮脉象火，病发必顺。若沉则邪深入里，势必暴焚，河间多用下法，下之中空，而火性自平矣。如当下而失时，必胃烂而死。

陆　严

医家简介：具体身世不详，为明代江瓘主编《名医类案》中记录的医家。

产后寒气入，脐下胀满

出处：《名医类案·产后》卷十一。

一妇产当冬寒月，寒气入产门，脐下胀满，手不敢犯。此寒证也，医欲治之以抵当汤，谓其有瘀血。尝教之曰：非其治也。可服仲景羊肉汤，少减水服。遂愈。

陆放山

医家简介：具体身世不详，为清代医家陆九芝编著的《世补斋医书》中记录的医家。

盛夏畏冷

出处：《世补斋医书·述先卷》卷十六。

唐君春舲，盛夏畏冷，以麻黄三分，附子三分，甘草一分，强之服。唐曰：七分药未必能毒我也。一服解一裘，两服而重裘皆弛矣。

陆祖愚

医家简介：陆祖愚，名士龙，乌程(今浙江吴兴)人。陆氏乃明代著名医家陆养愚之孙。受家学熏陶，专攻医学，于疑难剧症之治屡有创获。其治验载《陆氏三世医验》，共63则。选案精当，尤多救治药误病案。陆氏论病析理清澈，选方用药，细腻熨帖，可供临床参考借鉴。

1. 外感杂治致脐下坚硬，大便不通

出处：《陆氏三世医验·内伤蓄血》卷五。

董蔚如侄，饱餐面食，树下纳凉，困倦瞌睡，以致头痛身热，骨节烦疼，胸腹痞满。村医以丸药下之，表证未除，胸满兼痛。一医又行表汗，头痛虽和，胸痛更甚。似此或消导，或推逐，其痛渐下，而未得舒畅，病过五十日。予诊得六脉涩数，面容黄白，舌苔灰黑而润，按其胸腹柔软，脐下坚硬，晡时微热，夜半才退，小水自利，大便不通，此蓄血症也。乃用桃仁承气汤。下咽之后满腹搅刺，躁烦靡安，病者求死不得。父母恸其决死，哭泣骂詈，深咎药之过也。予心知无妨，再四解说，奈何村氓不可以理喻者。蔚如踞蹐不安，温存款慰。时届黄昏，势难入城，只得隐忍榻于小楼。夜已将半，楼梯有步履之声，张目视之，火光明亮，主人携灯至于榻前，笑容可掬，告云：小儿适才大便，所去黑粪衃血约有若干，肚腹宽舒，神识清爽，诚再生之恩也。

次早改用调理之剂，半月以来，渐就坦途。其父谬听人言，

以为红枣、芡实补脾之品，恣其多啖，又成食复。三五日来，频用润字丸缓缓消之而愈。

2. 伤寒便秘，发斑兼狂

出处:《续名医类案·伤寒》卷一。

顾玉岩，年六十，患伤寒。服药头疼骨痛已除，身热烦躁，兼发赤斑而狂。诊之，六脉沉数有力，目瞪直视，噤不出声，舌黑芒刺，四肢冰冷。询其大便，二十日不行。谓年虽高，脉尚有神，力任无事。投以大承气汤，目闭昏沉，咸谓决死。一二时顷，腹中鸣响，去燥屎若干，诸症脱然，仅存一息，改用人参、麦冬、归、芍、芪、术，调理而安。

3. 伤寒胁痛、耳聋

出处:《续名医类案·伤寒》卷一。

陈湖一男子患伤寒，仰卧一月，且耳聋。意其病尚在少阳，故胁痛不能转侧，及耳聋也。与小柴胡汤加山栀，一剂即能转侧，尾闾处内溃皆蛆，耳亦有闻。盖少阳属风木，而风木能生虫也。

4. 伤寒大小便不通

出处:《续名医类案·伤寒》卷一。

一卒伤寒，大小便不通，予与五苓散而皆通。五苓固利小便矣，而大便亦通者，津液生故也。或小便通而大便尚不通，宜用蜜煎法导。

罗天益

医家简介：罗天益（1220—1290年），字谦甫，元代真定路藁城人（今河北藁城县），另一种说法是真定（今河北正定）人，医家学。罗天益生活于金末元初，他的学术思想遥承于洁古，授受于东垣，又突出脏腑辨证、脾胃理论、药性药理的运用的“易水学派”特色，成为易水学派理论形成和发展过程中承前启后的一位重要医家。他将医学知识分经论证而以方类之，历三年三易其稿而成《内经类编》，今佚。至元三年（1266年），以所录东垣效方类编为《东垣试效方》9卷。又撰集《卫生宝鉴》24卷（1283年），讨论方、药及药理，附列验案。另著《药象图》《经验方》《医经辨惑》(见刘因《静修文集》）等书，均佚。经过整理的张元素的著作有《洁古注难经》。他的主要学术思想反映在《卫生宝鉴》一书中。

1. 肢冷昏卧，自利腹痛

出处:《名医类案·伤寒》卷一。

省掾曹德裕男妇，二月初病伤寒八九日，请罗治之。脉得沉细而微，四肢逆冷，自利腹痛，目不欲开，两手常抱腋下，昏嗜卧，口舌干燥。乃曰:前医留白虎加人参汤一帖，可服否？罗曰:白虎虽云治口燥舌干，若执此一句，亦未然。今此证不可用白虎者有三:《伤寒论》云：立夏以前，处暑以后，不可妄用，一也；太阳证无汗而渴者，不可用，二也；况病人阴证悉具，其时春气尚寒，不可用，三也。仲景云:下利清谷，急当救里，宜四逆汤。

遂以四逆汤五两，加人参一两，生姜十余片，连须葱白九茎。水五大盏，同煎至三盏，去渣，分三服，一日服之。

至夜利止，手足温；翌日，大汗而解。继以理中汤数服而愈。

2. 伤食

出处：《卫生宝鉴·饮食自倍肠胃乃伤治验》卷四。

癸丑岁，予随王府承应至瓜忽都地面住冬。有博兔赤马刺，约年三旬有余，因猎得兔，以火炙食之，各人皆食一枚，惟马刺独食一枚半。抵暮至营，极困倦渴，饮潼乳斗余，是夜腹胀如鼓，疼痛闷乱，卧而欲起，起而复卧，欲吐不吐，欲泻不泻，手足无所措，举家惊慌，请予治之，具说饮食之由。诊其脉，气口大一倍于人迎，乃应食伤太阴经之候也，右手关脉又且有力。盖烧肉干燥，因而多食则致渴饮，干肉得潼乳之湿，是以滂满于肠胃，肠胃乃伤。非峻急之剂则不能去。遂以备急丸五粒，觉腹中转矢气，欲利不利，复投备急丸五粒，又与无忧散五钱，须臾大吐，又利十余行，皆物与清水相合而下，约二斗余。腹中空快，渐渐气调。至平旦，以薄粥饮少少与之。三日后，再以参术之药调其中气，七日而愈。

或曰：用峻急之药，汝家平日所戒，今反用之何也？予对曰：理有当然，不得不然。《内经》曰：水谷入口，则胃实而肠虚，食下则肠实而胃虚，更虚更实，此肠胃传化之理也。今饮食过节，肠胃俱实，胃气不能腐熟，脾气不能运化，三焦之气不能升降，故成伤也。大抵内伤之理，伤之微者，但减食一二日，所伤之物自得消化，此良法也；若伤之稍重者，以药内消之；伤之大重者，以药除下之。《痹论》有云：阴气者，静则神藏，躁则消亡，饮食自倍，肠胃乃伤。今因饮食太过，使阴气躁乱，神不能藏，死在旦夕矣。孟子云：若药不瞑眩，厥疾弗瘳。峻急之剂，何不可用之有，或者然之。

3. 癫狂

出处：《卫生宝鉴·泻热门》卷六。

甲寅岁四月初，予随斡耳朵行至界河里住。丑斯兀闽病五七日，发狂乱，弃衣而走，呼叫不避亲疏，手执潼乳，与人饮之。时人皆言风魔了，巫师祷之不愈而反剧。上闻，命予治之。脉得六至，数日不得大便，渴饮潼乳。予思之，北地高寒，腠理致密，少有病伤寒者。然北地此时乍寒乍热，因此触冒寒邪，失于解利，因转属阳明证，胃实谵语，又食羊肉以助其热，两热相合，是谓重阳则狂。阳胜宜下，急以大承气汤一两半，加黄连二钱，水煎服之。是夜下利数行，燥屎二十余块，得汗而解。翌日再往视之，身凉脉静。

4. 风证误汗，大恶风寒

出处：《卫生宝鉴·时不可违》卷二十二。

中书左丞张仲谦，年五十二岁，至元戊辰春正月，在大都患风证，半身麻木。一医欲汗之，未决可否，命予决之。予曰：治风当通因通用，汗之可也。然此地此时，虽交春令，寒气独存，汗之则虚其表，必有恶风寒之症。

仲谦欲速瘥，遂汗之，身体轻快。后数日，再来邀予视之曰：果如君言，官事繁剧，不敢出门，当如之何？予曰：仲景云，大法夏宜汗，阳气在外故也。今时阳气尚弱，初出于地，汗之则使气亟夺，卫气失守，不能肥实腠理，表上无阳，见风必大恶矣。《内经》曰：阳气者，卫外而为固也。又云：阳气者若天与日，失其所则折寿而不彰。当汗之时，犹有过汗之戒，况不当汗而汗者乎？遂以黄芪建中汤加白术服之，滋养脾胃，生发荣卫之气，又以温粉扑其皮肤，待春气盛，表气渐实，即愈矣。《内经》曰：心不可伐，时不可违。此之谓也。

5. 伤寒烦躁便秘

出处：《卫生宝鉴·阴证阳证辨》卷二十四。

静江府提刑李君长子，年一十九岁，至元壬午四月间，病伤寒九日。医者作阴证治之，与附子理中丸数服，其证增剧。别易一医作阳证，议论差互，不敢服药。李君亲来邀请予为决疑，予避嫌辞。李君拜泣而告曰：太医若不一往，犬子只待死矣。不获已，遂往视之。坐间有数人。予不欲直言其证，但细为分解，使自忖度之。

凡阳证者，身须大热而手足不厥，卧则坦然，起则有力，不恶寒，反恶热，不呕不泻，渴而饮水，烦躁不得眠，能食而多语，其脉浮大而数者，阳证也。凡阴证者，身不热而手足厥冷，恶寒蜷卧，面向壁卧，恶闻人声，或自引衣盖覆，不烦渴，不欲食，小便自利，大便反快，其脉沉细而微迟者，皆阴证也。

诊其脉沉数得六七至，其母云，夜来叫呼不绝，全不得睡，又喜冰水，予闻其言，阳证悉具，且三日不见大便，宜急下之。予遂秤酒煨大黄六钱，炙甘草二钱，芒硝二钱，水煎服之。

至夕下数行，燥粪二十余块，是夜汗大出。翌日又往视之，身凉脉静矣。

罗知悌

医家简介：罗知悌（约1243—1327年）宋末元初医学家。字子敬（一说字敬夫），号太无。钱塘（今浙江杭州）人。善词章，工书法，精通天文、地理。曾得名医刘完素门人荆山浮屠之传。南宋末入宫为寺人，以医侍穆陵，颇受宠厚。宋亡，掳至燕京，然辞不入内廷，闭门绝客，专研医术。学宗刘完素，旁通张从正、李东垣之说，将北方刘、张、李诸家学术传至江南。乐于济世，凡求治者皆为诊疗，无倦色；遇贫病无援者，赠以药资。晚年病颓，好静僻。求医者至，令徒告以诊视脉状，口授配伍方药。元泰定二年（1325年），朱丹溪登门拜师，历三月，见其诚意，始接纳为徒，尽传其术。朱氏由此得见刘河间、张子和、李东垣、王海藏诸书，且得罗氏启迪，遂创丹溪学派。罗氏治病处方，灵活善变，疗效颇佳。推重精神疗法，又注意顾护胃气。著《罗太无先生口授三法》一卷，共载中风至产后诸疾七十六症，各述其证、因、脉、药，简要明晰。

虚损

出处：《古今医案按·七情》卷五。

丹溪曰：一蜀僧出家时，其母在堂，及游浙右，经七年。忽一日，念母之心甚切，欲归无腰缠，徒尔朝夕西望而泣，以是得病，黄瘦倦怠。时僧年二十五岁，太无罗先生见之，令其隔壁泊宿。每日以牛肉、猪肚甘肥等，煮糜烂与之。凡经半月余，且时以慰谕之言劳之，又许钞十锭作路费，曰不望报，但欲救汝之命耳。察其形稍苏，脉稍充，与桃仁承气，一日三帖下之，皆是血块痰积方止。次日只与熟菜、稀粥将息。又半月，其僧遂如故。

吕用晦

医家简介： 具体身世不详，为清代医家魏之琇编集的《续名医类案》中记录的医家。

吐血胸痛

出处：《续名医类案·吐血》卷十二。

从子园丁，吐血求诊。视其血鲜红，中间有紫小血块。脉之涩濡，色白。问胸中作恶否？曰：然，时颇作痛，直上至背。曰：知之矣。用桃仁泥三钱，红花三钱，合理中汤加桂一钱。戒之曰：频服之，必有黑血大至，待黑尽而鲜者来，乃再来告。

丁如言吐痰积数升，胸痛即平。复来求诊，则脉圆实矣。与以理肾养荣之剂，复用填补命门丸子，一料痊愈。

马光亚

医家简介： 马光亚，原籍湖南湘潭，1914年出生，自幼爱好文学及书画，湖南省立国学专修馆毕业。15岁随湘中名医彭文彩习医，24岁起独立应诊，1947年参加中医师考试，正式步入岐黄之途。1951年入台，在名中医覃勤门下执弟子礼，次年在台北市开业，对温病、气管炎、过敏性鼻炎、肝炎、肾炎及多种疑难病证有单效，声誉大著。著述颇多，如《中医诊断学》、《中医外诊法》、《台北临床三十年》正续集、《温热病新解》、《临床辨证与经验实录》等，对中医学术有重大贡献。

小儿惊风

出处:《台北临床三十年》。

尹某，男，1岁。

因感冒在某医院诊治，在注射了一针（不知为何药）后，即发生抽搐。转诊至某大医院后，经脊髓穿刺检查，未发现脑炎病菌，但小儿抽风不止，准备第2次抽脊髓。因小儿的母亲不愿而止，暗中请我去诊治，时间是1978年12月11日。

症状是发热抽风，体温不高，只在38℃多一点，四肢抽搐，角弓反张，无汗。

处方：用桂枝汤加葛根：桂枝5g，白芍5g，甘草5g，葛根10g，生姜3片。

药煮好后，只给病儿灌了1/2的量，不到2个小时，小孩不抽风了，慢慢地热也退了，当日即出院回家。

这是痉病，亦名惊风，因为体温不高，不是热证，是寒证，故用桂枝加葛根汤半剂即愈。

马培之

医家简介：马培之（1820—1903年），清代名医，字文植，以字行。江苏武进孟河镇人，孟河医派代表人物，被誉为“江南第一圣手”。其祖上自明代马院判起即世代业医，培之自幼随其祖父名医马省三习医16年，尽得其学；后又博采王九峰、费伯雄等医家之说，融会贯通。他为晚清著名学者俞樾治病的经历，使其医名大噪；又应诏入宫为御医为慈禧诊病，慈禧称赞他“脉理精细”，手书“务存精要”匾额，赐三品官，名震四方。孟河四大家中巢、丁两家的代表人物巢渭芳与丁甘仁皆受业于马培之；清末名医邓星伯亦是马氏门生。

胸痛掣背

出处：《医略存真》。

扬州陆姓，胃痛十六年，遍治无效，得洋烟始痛止，久之亦不应，年甚一年，胸痛掣背，喘息抬肩，不能安卧，胸脘膨胀，腑气旬余一解。诊其脉弦大搏指，舌苔垢白。此即《金匮》胸痹不得卧，胸痛掣背之候。痰垢积留胸中，溢于经脉，循脉而溢于背。胸中为清阳之府，如离照当空，不受纤翳，地气一上，则真阳蒙遏，膻中之气窒塞不宣。肺胃相灌输，肺肠相表里，肠胃又同府，胃为浊阻，肺气不降，金源中涸，便闭浊结，阴翳愈甚，故痛势愈张。遂以半夏瓜蒌薤白白酒汤方一剂，痛减半，至十六剂而瘥。

马元仪

医家简介：明清时期江苏苏州人，具体身世不详。为明代名医李中梓的再传弟子，而马元仪的门人又有叶天士、尤在泾，一则创立温热论治有功，一则阐发仲景经旨得力，更使吴中医学得以进一步的发展盛行。

1.发热口燥，烦躁不眠，脉虚散

出处:《续名医类案·伤寒》卷一。

张氏仆病经五日，发热，脉沉微，口燥，烦躁不眠。曰：发热为阳，脉沉微为阴，少阴证似太阳也。口燥烦躁，乃邪气内扰，当用麻黄附子细辛汤，以温少阴之经，而驱内陷之邪。或以孑身安得阴证？别商瓜蒌滋解之法，症益甚。再脉之，沉微转为虚散，已犯条款，不得已，惟四逆汤一法，或亦可挽回。遂连进二服，是夜得睡，明日热退脉起而安。

2.伤寒神昏，脉微狂躁

出处:《续名医类案·伤寒》卷一。

张氏子伤寒四五日，两脉虚微，神气昏乱，烦躁不宁，时欲得水，复置不饮，弃衣而走，勇力倍常，言语狂妄，不避亲疏。此阴盛格阳欲脱，外假热内真寒也。欲与理中汤。咸谓火热有余之症，欲行寒下。曰:岂有大热证而不引水自救者。况两脉微弱，明属阴盛阳微，若不急与温补，大汗一至，不可为矣。前方加人参至四两，煎成冷服。

一二时许，狂乱顿止，反见寒栗，欲覆重被。再与前药一剂，神清热退而安。

3. 伤寒自汗，谵语遗尿

出处：《续名医类案·伤寒》卷一。

一人伤寒六日，两脉微弱不起，面垢遗尿，自汗谵语，身重不能转侧。此三阳合病，汗、下两不可用。仲景云：腹满身重，口不仁而面垢，谵语遗尿，自汗者，白虎汤主之。

盖三阳合邪，至遗尿谵语，其中州扰乱，真气与津液并伤可知。故仲景复云：发汗则谵语，下之则额上生汗，手足逆冷。以汗则偏于阳，而津液益伤；下则偏于阴，而真气复损。惟白虎一法，解热而不碍表里。但三阳病，其脉当浮大，而反微弱不起者，以邪热郁遏不得外达，非阳衰脉微之比，但清其壅热，而脉自起矣。

用大剂白虎，一服便得大睡，再剂神清脉起。与补虚清热而痊。

4. 呕吐

出处：《续名医类案·呕吐》卷六。

袁某，患小腹厥气上冲即吐，得饮则吐愈甚，诸治不效。诊之，两脉虚涩，右尺独见弦急。曰：人身中，清气本乎上，而反陷下，则为注为泄；浊气本乎下，而反逆上，则为呕吐。今病正在下而不在上也。下焦之浊气上腾，则胸中之阳气不布，故饮入于胃，在上壅而不下达耳。

经云：云雾不清，则上应白露不下。非地道下通，浊气何由而降？呕吐何由而止？以调胃承气汤一剂，下宿秽甚多，继培中气而愈。

5. 胸痛呕吐

出处:《续名医类案·呕吐》卷六。

张司马子妇，患胸中满结作痛，饮入则呕，涌出痰涎，多成五色，已数月。或主攻克，或主补虚，卒无一效。至七月中，病转危迫。诊之，两关尺虚微少神，体倦神烦，胸中结痛，按之愈甚。此正气内伤，阴邪内结，攻之则伤其正，补之则滞其邪，当以仲景脏结法治之，用黄连汤加桂枝。

一剂呕吐顿除，再剂胸中满痛亦释，次用理中汤加桂枝数剂而安。

6. 痛痹

出处:《续名医类案·痛痹》卷十三。

袁某患痛痹，身及手足掣痛，彻夜不得安卧，发热口燥，胸满中痛，两脉弦，右关独大。此胃热壅闭，为阳明内实证也。阳明之气，不能充灌周身，十二经脉不得流利，故肢体不能自如。以调胃承气加黄连、秦艽，一剂大便得通，再剂症减六七。改用清胃和中之剂，调理而愈。

7. 呕逆呃气

出处:《续名医类案·呃逆》卷十四。

老仆王忠妇呕逆呃气，几无宁刻。脉之，右寸独大，余脉虚微。此中州土败，水气不行，五阳不布，浊阴上逆也。与五苓散一剂。此肝邪挟水气上逆也。五苓利水，中有桂以制肝，故速愈。

服后一时许，吐逆顿止，再与附桂理中汤连服之，明日两脉向和，呃逆亦止。微觉倦怠，与加桂理中汤，四五剂而安。

8. 心悸

出处:《续名医类案·汗》卷十五。

沈康生夫人，病经一月，两脉浮虚，自汗恶风，此卫虚而阳弱也。与黄芪建中汤。一剂，汗遂止……越一日，病者叉手自冒心间，脉之虚濡特甚，此汗出过多，而心阳受伤也。仲景云：发汗过多，病人叉手自冒心，心下悸者，桂枝甘草汤主之。与一剂良已。

9. 自汗恶风

出处:《续名医类案·汗》卷十五。

沈康生夫人，病经一月，两脉浮虚，自汗恶风，此卫虚而阳弱也。与黄芪建中汤，一剂汗遂止。

夫人身之表，卫气主之，凡所以温分肉、实膜理、司开阖者，皆此卫气之用，故《内经》曰：阳者，卫外由为固也。今卫气一虚，则分肉不温，腠理不密，周身毛窍，有开无阖，由是风之外入，汗之内出，其孰从而拒之？故用黄芪建中汤，以建立中气，而温卫实表也。

越一日，病者叉手自冒心间，脉之虚濡特甚，此汗出过多，而心阳受伤也。仲景云:发汗过多，病人叉手自冒心，心下悸者，桂枝甘草汤主之。与一剂良已。

10. 淋浊

出处:《续名医类案·淋浊》卷二十。

陈晋臣，患浊症累月不止，后因房劳，痛益甚，浊愈频。有语以煎苏叶汤澡洗者，从之，遂致精滑倾盆，躁扰不宁，发热烦渴。两手脉沉而微，尺脉沉而数。此阴精大伤，真阳无偶将脱。不乘此时阴气尚存一线，以急救其阳而通其阴，直至阴尽而欲回阳，罕克有济矣。或曰：既有阳无阴，补阴犹恐不及，尚堪纯阳之药，重竭其阴乎？曰：真阳以水为宅，水足则凝然不动，水竭则不安其位，甚而飞扬屑越，孰能把握之哉？此时阴未回而阳已绝矣。宜急摄虚阳，先归窟宅，然后补阴以配阳，此必然之次序也。煎大剂白通汤与服，便得浓睡，诸症渐已。次服人参七味汤，使阴阳两平而愈。

11. 产后胸痛

出处:《续名医类案·产后痛》卷二十五。

卜氏妾，产后胸中作痛，痛甚则迫切不能支，至欲求死。诸治不效，延至五月，病转危急。诊其脉，两手弦涩少神，不能转侧，不得言语。曰：胸中者，阳气所治之部，今为阴邪所入，阴与阳搏，所以作痛。前医破气不应，转而和血，又转而温补，又转而镇逆，不知阴阳相结，补之则无益，攻之则愈结，若镇坠之，益足以抑遏生阳，而阻滞邪气。惟交通一法，足尽开阳入阴、通上彻下之妙，使阴治于下，阳治于上，太虚之府旷然，何胸痛之有哉。用人参三钱，肉桂一钱，合仲景黄连汤。

一剂痛减，二三剂顿释。次进加桂理中汤，数剂痊愈。

门纯德

医家简介： 门纯德(1917—1984年)，字秉洁，河北蔚县人。青年时代，自学中医，勤奋攻读，孜孜探求，1937年正式行医于乡里，1954年被聘为山西省广灵县人民医院中医师，1957年调至晋北卫生学校任教员，1962年调至大同医学专科学校，先后任教师、讲师、副教授。并先后被选为山西省第五、六届人民代表大会代表，山西省中医学会理事。门纯德学验俱丰，是山西省最早聘为副教授的中医，有山西中医临床“北门”之誉。曾撰写大量论文在国内医刊上发表，其中桂枝汤运用经验被收入全国中医学院统编教材，其治疗疑难杂症，尤其是血栓闭塞性脉管炎、银屑病、肿瘤的经验和见解，受到了国内医学专科学术会议的关注，并先后编写了《中医学基础》《中医治疗学》等教材。所著的《名方广用》部分被编入全国统编教材，人民卫生出版社出版了《门纯德中医临证要录(附：名方广用)》(近现代名中医未刊著作精品集)一书。

1. 噤口痢危证

出处:《名方广用》。

王氏，女，36岁。

发热腹痛、下痢脓血、里急后重已8日，病势日增，邀余诊治。家人述，近两日仍发热，便次顿频，虽量少但皆有脓血，恶心呕吐，已水食不进。

诊见：面色焦黄，两目深陷，神倦懒言，舌面干燥，脉微而数。余认为此乃噤口痢之危证。津液胃气大伤，且表邪不解，湿热毒邪内盛。余斟酌再三，遂出以清里解表生津的葛根芩连汤，方为：

葛根 24g，川黄连 6g，黄芩 12g，炙甘草 6g。急令水煎温呷服，幸好饮药未吐。

一剂后，身热渐退，后乖亦轻，便次明显减少，诊其脉象细略数，又给予仓廪汤以益气解表，败毒养胃。

一剂后，诸症好转，已能少量进食。后继以仓廪汤冲服香连散数日，症状消失。调养月余而康复。

2. 水肿高热

出处：《名方广用》。

1983 年曾治一患者冯某，因下地劳动，被大雨浸淋，次日全身浮肿，高热不退。赴医院诊治，3 日尿量共计 600mL。诊见脉浮无汗，疏麻黄 10g，生石膏 24g，炙甘草 6g，生姜 9g，大枣 4 枚。水煎服。

服药当夜小便达 2500mL，浮肿大消，身热退。后又以防己茯苓汤与上方各服二帖。服后，浮肿消失，化验已趋正常域。

3. 小儿病毒性肺炎

出处：《名方广用》。

王某，女，2 岁。

患儿高热，咳喘，时而抽搐，已十余日，住某医院诊断为小儿病毒性肺炎。曾大量用抗生素，并输血输氧，体温一直在 39.5℃～41.0℃，病情危重，邀余会诊。

诊见：患儿高热，面色苍白，面微肿，印堂色青，口唇发绀，神识朦胧，咳喘急促，呼吸困难，身无汗，腹胀大，四肢厥冷，二便失禁。舌质淡，苔少，脉沉细，指纹青紫。此为寒邪闭郁于表而发热，寒邪闭肺而咳喘，入里而伤于阳。治以兴阳解表，温经发汗。方用麻黄细辛附子汤治之。

处方：麻黄 3g，细辛 1g，附子 3g。1 剂，水煎服。

二诊：药后手足转温，头身微汗出，热势退却，体温降至 37.0℃，喘促渐平。此阳气已复，表邪已解，但肺气未复。再服以生脉散加芦根、黄芪、玉竹 1 剂，继以党参、白术、茯苓、甘草、黄芪 1 剂，病愈出院。

4. 龋齿痛

出处:《名方广用》。

李某，男，46 岁，炊事员。

左下二臼齿腐蚀成黑洞，疼痛难忍，坐卧不安，面色红，大便干。方以桃核承气汤加味（桃仁 10g，川军 10g，桂枝 6g，芒硝 6g，炙甘草 6g，银花 12g，蝉蜕 6g，生地 10g，丹皮 10g）。

仅服药 2 剂，牙痛消失。半年后小痛，自服上方 1 剂痛止。遂将上方常备，每痛时一服即效。

5. 龋齿痛

出处:《名方广用》。

郭某，男，9 岁，学生。

满口牙齿发黑色，有的牙根已腐蚀，常因牙痛哭闹，嚎叫不已。给予桃核承气汤原方，药量减半，加银花 10g，蝉蜕 3g，丹皮 6g。1 剂痛止。

6. 心烦面赤，头昏痛便秘

出处:《名方广用》。

赵某，男，18岁，学生。

常心烦面赤，便秘，头部昏胀，前额跳痛，每于看书用脑或午后则昏痛加重。舌苔微黄，脉沉实有力。此属瘀热结于上，方以桃核承气汤加怀牛膝18g，生龙骨15g，菊花9g。1剂而愈。

7. 老人体虚感冒

出处:《名方广用》。

庞姓老翁，80余岁。

初冬外出感寒，回家后自觉疲惫不堪，饮食不下。观见面色苍白，蜷卧欲睡，目闭不严，言语绵绵，声低气弱，时断时续。脉弱无力，舌淡，苔薄白。此为体虚复感风寒，以致营卫不和，虚阳更衰。疏与桂枝人参新加汤。

桂枝9g，生白芍12g，小红参6g，炙甘草6g，生姜12g。水煎服。

1剂后见效，老人精神好转，饮食少许，又拟六君子汤加味，3剂后，恢复正常。

8. 胃溃疡

出处:《名方广用》。

周某，男，52岁。

上腹部疼痛已两月余，午后疼痛较剧，伴恶心呕吐，不思饮食，靠输液维持。钡餐造影诊断为：胃小弯溃疡，伴有胃炎、胃痉挛。曾用解痉镇痛等西药稍缓解，后渐无效。又予中药补气、健脾、调胃等汤剂，效果不太明显，病情日渐加重。诊时见：面色苍黄，形体羸瘦，心悸气短，冷汗自出，言微语颤，自觉上腹疼痛，痞胀不已，触之则濡软无块。脉象微弱，舌淡苔薄。此证为体质虚弱已极，营卫失和，脾虚肝急。应以调营养卫、柔肝建中、缓急止痛而立法。令服桂枝加芍药汤。

桂枝 9g，生白芍 20g，炙甘草 6g，生姜 9g，大枣 4 枚。

1 剂后，疼痛明显缓解，次日 2 剂服毕，疼痛基本消失，精神亦渐好。又令服 4 剂，诸症大见好转，也能少许进食。结合自拟和胃散、西药维生素类药物，治疗月余，逐渐恢复健康，一直工作至今。

9. 急性胃扭转

出处:《名方广用》。

张某，女，32 岁。

某日突觉上腹剧痛，疼痛难忍，大汗淋漓，并伴有恶心呕吐等症。急去医院诊治，放射科报告：胃扭转。需施复位手术。患者不从，邀余治疗。与服仲景桂枝加芍药汤。

生白芍 18g，桂枝 9g，炙甘草 6g，生姜 9g，大枣 4 枚。加全蝎 6g（研冲）。

1 剂后吐止痛减，2 剂诸症消失，医院复查，扭转复原。

10. 不寐重证

出处:《名方广用》。

郑某，男，46 岁。初诊日期：1964 年 4 月 27 日。

患者最近 3 个月来持续失眠，屡治不效，收入院，诊见其面色青，双目布满血丝，彻夜不卧，烦躁，在病房四周行走不休，白日喜独自蜷卧，少言少食，脉弦细，舌淡苔少。所服西药甚多，中药如磁朱丸、柏子养心丸、安神丸也屡服，少效。盖失眠一症，无非邪正两端。寐本乎阴，神其所主，神安则寐。或邪袭，或营虚，阴阳失交，则神不安而不寐。此患者既已养阴精，又潜阳定志，缘何不效？细询之，方知其患病前，曾因着雨外感，自己大剂服葱姜红糖汤，得大汗，风寒得解，而不寐旋起。知其气血失和，心气馁虚，疏桂枝甘草汤一料试服。

桂枝 12g，炙甘草 9g。睡前服一煎。

次日晨 8 时，余查房，见其患者正在酣睡，同室人谓其昨一夜安眠。9 时半，患者找余问还可服否，遂嘱其再进 2 剂，以后经调理病愈而出院。

11. 小儿急惊风

出处:《名方广用》。

韩某，男，6 岁。睡前活泼如常，忽于夜间 11 点突发高烧，时有抽搐，忽而头顶后倾，四肢强直痉挛，欲吐而吐不多，问之不语。家长急于救治，半夜叫门召余。诊时抽搐已减，双脉滑数有力。诊断为小儿急惊风，急予川大黄、芒硝、枳实、厚朴各 3g，生石膏 24g，令其赴本地一家“日夜药店”取药，速煎服之。

次日余前去复诊，患儿始睡，其家长云:当夜把药煎好服之，约临晨 4 时半诸症缓解，渐渐入睡。触其脉象小滑，令其醒后服下二煎即可。几日后，患儿全家前来致谢，患儿已活泼如常。

12. 心包积液

出处:《名方广用》。

一男性战士，心悸，短气，咳喘，胸痛，不能平卧，痛苦之极，X线检查心影呈烧瓶状扩大，诊断为心包积液。施以大戟、芫花、甘遂为末，各等份，共1.5g，以红枣十枚煎汤，清晨空腹送下。

服后1小时许，腹痛难忍，起卧不安，先吐渐尿，后腹泻，半日反复数次，午后方安，自感身体十分疲惫，心悸、短气明显好转，已能平卧。次日X光胸片，心包积液已不存在，后以己椒苈黄丸维持1周，病情未见发展。

13. 肝硬化腹水

出处:《名方广用》。

席某，男，71岁，农民。腹胀腹痛，便秘，尿少，视其腹部胀大，下肢肿硬，阴囊浮肿，医院诊断为肝硬化腹水。患者已7日无大便，遂以“十枣汤”0.6g，1日2次，以救其急。

患者服后，便通溲增，3日后，腹水、阴囊及下肢肿胀消失，后以胃苓汤交替一贯煎调治，病渐好转，亦能干些轻活。

14. 痉厥实证，挛急抽搐

出处:《名方广用》。

李某之妻，30余岁。素日体壮无病，忽于某日上午挛急抽搐，龂齿握拳，不省人事，召余急诊，见：呼吸粗壮不匀，牙关紧闭，神志不清，触其腹硬而胀，脉实而大。急疏大承气汤一帖，令立即煎服。余亲自给患者掀齿喂药，约二时许，患者渐渐苏醒，全身诸症消失，即可下床自如活动。

15. 急性肠梗阻

出处:《名方广用》。

仝某，男，40岁。正值劳动时突然腹痛，蜷屈俯卧，嚎叫不已，抬至公社医院，诊为“急性肠梗阻”，因医院条件太差，不能施行手术救治。此时，余正在此地巡回医疗，应邀诊之。见：面赤身热，腹痛拒按，其脉洪大滑数，遂疏与大承气汤令速煎服。不足1小时，患者下床欲便，便后安然如常。

16. 妊娠期急性阑尾炎

出处:《名方广用》。

米某，女，32岁。妊娠5个月余，患急性阑尾炎，右下腹疼痛阵发性发作，并波及胎动。医院建议手术治疗，一并剖宫取胎。患者不从，家属急召余等会诊。见其身热面赤，脉滑而数，右下腹疼痛拒按，询其已3日未行大便。余大胆疏与川大黄6g，牡丹皮9g，桃仁9g，冬瓜子30g，芒硝6g，金银花40g，败酱草30g，令速煎取服之。

午间服药后，诸症未变，次日临晨大便出一大摊，症状减轻，按压阑尾部仍有痛感，体温已至37.0℃，遂令其煎取金银花60g，蒲公英30g，日3服。

3日后体温正常，诸症消失，腹胎平安。

17. 子宫腔脓肿

出处:《名方广用》。

张某之母，61岁。脐下腹胀大痛4日，高热烦满，腹痛剧烈，急住院诊治。西医予抗生素不效，准备剖宫探查。其子闻及，心情焦急，当夜邀余会诊。诊见：少腹中央胀起，如孕胎儿，疼痛拒按，周身高热，面赤口渴，六脉洪大滑数。余料定此为湿热壅毒之重症，应急予救治。即疏以川大黄 9g，桃仁 10g，冬瓜子 30g，芒硝 6g，牡丹皮 12g，金银花 90g，令其当夜取药煎服。午夜时分，服下一大碗汤药。

服后不足 2 小时，小腹胀痛加甚，愈来愈烈，坐卧不安，顷刻间痛势下坠，欲便，刚端及便盆，却从阴道内迸出一大堆脓血，秽臭难忍，之后诸症解除。以后数日，西医方确诊为宫腔脓肿。众医实感惊叹，若施手术，后果不堪设想。

18. 久腹痛

出处：《名方广用》。

史某，男，50 余岁。

腹痛 3 年之久，遇寒即发。疼痛时自觉右侧脐旁上冲，撞及胁肋，难以忍耐，甚者连日而发，呕吐秽物。多处医治，未能奏效。诊见胁下偏痛，脉象沉紧。询其大便只 4 日一行。治与大黄附子汤 1 剂。

服后小息，下矢气，欲便，便后腹痛减，又用大黄附子汤轻剂加延胡索 9g，生白芍 12g，1 剂而愈。

19. 急性肠梗阻

出处：《名方广用》。

王某，男，19 岁。

腹痛 5 天，面部一阵青一阵白，剧烈呕吐。诊时腹痛，大声叫喊、翻滚，吐出粪水，气力全无。西医诊为急性肠梗阻。触其手足冰冷，脉沉紧。证属沉寒积滞，并发寒厥。余急疏川大黄

15g，附子 15g，细辛 6g。药煎好即服。因其难以服下，嘱其与干饼之类并服。

服后二时许，腹痛更剧，其状甚苦，少时欲便，未及端来便盆已下一大摊水样便及干粪十余块，便后腹痛遂止，身如软瘫。调养数日，腹内渐适而出院。

20. 手术后巨结肠症

出处:《名方广用》。

许某，男，52 岁。

因患肠梗阻二次手术治疗，西医诊为巨结肠症。患者腹满胀痛，每五六日大便一行。诊见颜面萎黄，四肢逆冷，脉搏沉弦，横结肠部胀痛拒按。遂与大黄附子汤 1 剂。

服后，肠鸣便下，诸症若失。后每隔数十日，凡此症一发，患者自服此方 1 剂即效。

21. 小儿咳喘浮肿

出处:《名方广用》。

贺某，男，7 岁。

患百日咳 70 余日，虽痉咳已减，但诸病缠身。诊见颜面黄而浮肿，腹胀，下肢肿，虽不痉咳，但频频喘息，时而咳嗽干呕，时有痰涎吐出，时而索食，与之则不入口。余断为痰饮犯肺，久病伤脾。喘、肿为其主症，故先用小青龙轻剂。

次日呕止喘大减。二诊与服香砂六君子汤数剂。时过 1 周，其父代述，患儿已愈。

22. 疟疾

出处:《名方广用》。

史某，36岁，男性患者。已患疟1月余，每到下午，寒战一时，继而发烧，汗出，大渴，口苦咽干，呕而不吐，脉弦。与服小柴胡汤加草果9g，1剂而愈。

23. 晚期癌症疼痛

出处:《名方广用》。

常某，男，39岁。

右上臂患滑膜肉瘤。手术1年后，肿瘤又发，且疼痛愈来愈烈。医院检查后确定为晚期癌变，遂以度冷丁之类药物予以镇痛。初用有效，但后来注射后仅能止痛1小时左右。患者痛苦万分，家属邀余治之。症见疼痛冷汗出，神疲面色白，手足厥逆，脉沉紧。拟以乌头桂枝汤。

处方：川乌片12g，桂枝12g，生白芍12g，炙甘草6g，生姜3片，红枣4枚。入蜂蜜30g与药同煎。水煎服。

当晚服药后，疼痛减轻，渐渐入眠。次日复诊，令其每日服1剂，3日后，改为隔日1剂。至死疼痛未再大作。于此，余获得这一经验，后又遇此类痛症，用之皆效。

24. 心肌梗死

出处:《名方广用》。

江某，男，56岁。

患冠心病多年，某上午突然胸部憋闷、刺痛，头晕目眩，冷汗淋漓。入院急诊，心电图示：急性冠状动脉供血不足，心肌缺血型改变。患者神疲欲寐，面容青紫，周身不温，四肢厥冷过肘膝，口唇及指端发青，冷汗渍渍，脉沉迟弱极，时隐时现，舌暗而见瘀斑，余当即辨为心阳衰微之证，并急疏附子 10g（生、制各半），干姜 10g，炙甘草 6g，葱白 9 根，令速煎取温灌之。会诊医师遵余意进行救治。

药后三刻，视其眼神转活，面有表情，冷汗得止，询之已能言语，心痛减。此心旧复，故再予人参汤、瓜蒌薤白半夏汤兴阳行痹，二方交替轮服数剂，精神振作，胸痛基本消失，夜间已能安卧，饮食能进，六脉略和，小有结脉，继以炙甘草汤、枳实薤白桂枝汤二方各 3 剂，交替服用。

1 个月以后，心电图已大有改善，遂出院。后遇小劳又心悸气短，脉沉细，舌质淡，又以兴阳行痹、活血化瘀方药调治月余而告愈。

25. 急性肠胃炎

出处:《名方广用》。

韩氏老妇，70 余岁，因暑热于冷地乘凉，加之多食瓜果，突患吐泻，状似霍乱，腹痛难忍，继则呕而不吐，泻而无物，身体微热，四肢厥冷。诊其脉象沉微，呼吸微弱。知真寒假热，阳气将暴脱，即施以四逆汤 1 剂。

服后一时许，干呕虚泻停止，少进热食而安睡。次日复诊，患者神情自如，令其饮食调养而愈。

26. 大汗亡阳，肢厥脉微

出处:《名方广用》。

刘某，男，53 岁。

患者素有结核病，春天劳累后复感风寒，发热，烦躁不安。诊前一晚服药后，汗出过多，湿透衣被，至全身发冷，四肢厥逆，面色萎白，气短，时而欲寐，时而郑声，脉微欲绝。此乃大汗亡阳之危兆。急拟小红参9g，附子9g，干姜6g，炙甘草8g。2剂，水煎服。

1剂后，精神稍复，2剂后，转危为安。后以生脉散、参苓白术散等方药与西药抗痨药调治半年，体渐康复。

27. 头痛昏蒙，目眩痞闷

出处:《名方广用》。

一齐姓男子，28岁。近月余自觉头痛昏蒙，两目眩眩，胸膈痞闷，体乏纳呆，诊其脉弦滑，舌苔白腻。与服瓜蒂散加郁金（甜瓜蒂3g，赤小豆2g，郁金3g），捣为细末冲服。1剂则得吐，吐后诸症若失，唯身体疲惫，静息两日而解。

28. 胸满不舒，头昏目眩

出处:《名方广用》。

张某，女，32岁。

自觉胸中满闷不舒，头昏目眩，心烦不安，同时欲呕则呕。脉滑疾，舌苔厚腻。此痰阻胸中。投以甜瓜蒂3g，赤小豆2g，郁金3g，栀子3g，捣为细末冲服。得吐后，诸症自除。

29. 癫狂

出处:《名方广用》。

贾某，男，40岁。

初患病时，思想涣散，神志痴呆，言不由衷，继而出现狂躁，失眠，两目怒视，骂詈号叫，逾垣上房，甚至毁物伤人。诊其脉数而有力，唯寸独滑，舌红而苔黄。此乃痰火上扰清窍，急当“引而越之”，予瓜蒂散加郁金6g。

一服后吐出涎半盂，发狂止，诸症见轻，后又用越鞠丸汤、安神定志丸汤、血府逐瘀汤调治而愈，一直工作至今。

30. 狂躁型精神病

出处:《名方广用》。

薛某，男，34岁。

患精神病，半年后发展成为“狂躁型”。患者时而狂躁妄言，登高弃衣，不避亲疏，时而吼叫怒骂，狂奔乱跑，哭笑无常。脉象：滑数而无力，舌尖红，苔黄腻。此为痰火上扰，蒙蔽心神。随疏以瓜蒂散加减。

甜瓜蒂3g，赤小豆2g，郁金6g。捣为细末过箩，令其次日晨，温开水冲服。

约服后2小时，患者烦满不适，涌出大量黏性很强的顽痰。吐后精神疲惫，狂躁顿减，安睡2日。余又以自拟活化汤、温胆汤加胆南星调治月余而告愈，至今已15年未复发。

31. 急性咽炎失音

出处:《名方广用》。

靳某，女，学生。

咽喉疼痛3日，医院诊断为急性咽炎。给消炎药治疗过程中吃冰棍3个即嘶哑失音。余先予半夏散及汤一煎。服后半小时即可发音，后以麦门冬汤加金银花12g，玄参15g，3剂而愈。

32. 慢性肝炎，胃肠功能失调

出处:《名方广用》。

白某，男，37 岁。

曾患慢性肝炎，每遇肝区疼痛时见口苦咽干，食欲不振，胃脘憋胀不适，嗳腐吞酸，烦满失眠，溲黄便溏。脉弦，舌苔黄。予半夏泻心汤加枳壳 6g，香附 9g。

服后疗效甚佳。后予半夏泻心汤、膈下逐瘀汤二方交替不间断地服用半月，症状消失。

33. 慢性浅表性胃炎

出处:《名方广用》。

杨某，男，47 岁。

患慢性浅表性胃炎 3 年余，常自服各种健胃西药及中成药以调理，病情时好时坏。近日因进甜食量多，则病情加剧，症见脘腹胀闷，噫气，呕逆，有时酸水上泛。舌苔薄白，脉细弦。投以半夏泻心汤。

半夏 10g，川黄连 6g，黄芩 9g，干姜 9g，炙甘草 6g，党参 12g，大枣 4 枚。水煎饭前服，3 剂。

1 剂后腹胀除，余症轻，2 剂后诸症消然。

34. 急性肠胃炎

出处:《名方广用》。

赵某之女，7 岁。因食不洁之物而腹痛，吐泻不止，大便溏薄，完谷不化，指纹青紫，体温 38.5℃，腹胀拒按。此乃小儿为稚阴稚阳之体，脾胃之气尚健，故饮食不适则脾胃运化受限。今食物不洁之，当损伤脾胃之气，且邪热结于胃肠，致升降失调，运化失职，而见腹胀痛、吐泻不止等症。急当投予半夏泻心汤以调和肠胃，降逆止泻。

处方：半夏 6g，党参 6g，川黄连 3g，黄芩 9g，干姜 3g，炙甘草 3g，大枣 2 枚。水煎饭前服。

1 剂后热退，2 剂后吐泻止。

35. 全腹肿大

出处:《名方广用》。

周某，女，21 岁，未婚。

全腹肿大 4 个月之久，曾赴医院妇科、内科及 X 光透视详细诊查，确定无怀胎，无肝、肾病变。医院查无病因，故请中医诊治。余触之溶溶大腹，实感异常，询其无痛感，脉象略弦。如此全腹肿大竟无病证？余思时许，是瘀血？积气？虫疾？最后细思辨为肝脾不和，水湿内停。试予当归芍药散汤剂，茯苓倍量 1 剂。

岂知药后小便增多，腹肿大减，医患均为之赞。再拟当归芍药散汤加茯苓皮 12g，木香 9g，生姜 9g，令服 3 剂。肿胀消解，全腹柔软而告愈。

36. 头痛干呕

出处:《名方广用》。

祁某，女，24 岁。

头痛 1 年余，诸药不效。诊见：体质素虚。面色皖白，痛时剧烈，自谓头脑欲裂。发作时伴干呕，触其两手冰冷，脉象沉弦。与服吴茱萸汤，加半夏 9g，生赭石 12g。

1剂，头痛、呕逆若失，继与服小建中汤2剂而愈。

37. 脑瘤头痛，呕涎肢冷

出处:《名方广用》。

张某，女，20岁。

患者头痛加重2月余，每头痛发作，欲碰墙撞壁。服用镇痛剂多种无效，遂邀余治之。诊见：唇面苍白，四肢清冷，呕吐涎沫，脉象细弦。余予吴茱萸汤治之，不料头痛渐止，遂令其隔日服1剂，十余日而痛未再发。1个月后，患者赴北京检查，诊为“脑瘤”，经手术治疗而愈。

38. 肝炎

出处:《名方广用》。

毛某，男，33岁。

患者形体消瘦，颜面苍白无泽。自述周身无力，夜寐不安，头晕，腰腿疼痛，右胁胀痛，畏寒肢冷，晨起眼睑及足跗浮肿。其脉沉弱，舌淡苔白。经医院检查：脑絮（++），麝絮（++），转氨酶280单位。西医诊断为“肝炎”，经治3月余，未见疗效。再三辨证，余认为此以阳虚寒滞为主，便以附子汤投之。

处方：附子12g，茯苓9g，党参15g，白术12g，生白芍9g。水煎，饭前服。

二诊：患者自述：服药后，腹鸣肠动，愈响愈适，待次日服2剂后，晨起胁痛大减，且8年之恶寒，身痛消失。触其双脉仍沉弱，令服附子汤1剂、当归四逆汤1剂。

三诊：患者云：服药后，全身舒适，双手温和，为8年罕有之感。诊其脉已滑活，遂令服归脾汤、逍遥散二方各3剂，交替服用。2 个月后赴医院复查，检查结果：双絮加号消失，转氨酶 16 单位。医院惊叹不已，云：已为正常。

明　鸣

医家简介：四川省名中医，具体身世不详，为陈明所编《金匮名医验案精选》中记录的人物。

1. 眩晕

出处:《金匮名医验案精选》。

祝某，女，50 岁。患者素嗜肥甘厚味，6 日前因长途乘车过劳后，感头晕目眩，喜静卧，动辄天旋地转，如坐舟车。耳鸣如蝉，恶心脘闷，泛吐黄浊胶黏痰涎。大便 7 日不解，小便黄少。诊见面色皖白，频频咳吐胶黏黄痰，静卧不动，舌质淡，苔黄腻，脉滑数。辨为痰浊中阻之眩晕，投半夏白术天麻汤。

服药 2 剂而不效。余思方证合拍，为何用之不灵，莫非为顽痰作祟而常法难以收功？乃试用下法，投以皂荚丸。

1 剂后，燥屎与痰涎俱下，次日眩晕、呕吐诸症大减。连服 2 剂后，诸症若失。乃改用补中益气汤加味，调补气血善后而收功。追访一年无复发。

2. 胃癌姑息手术后腹痛腹胀

出处:《金匮名医验案精选》。

柳某，女，59 岁。

1986 年 5 月因反复胃痛、嗳气吐酸及胃脘部包块，在某医院诊为“胃网膜瘤”而施手术。术中发现胃体包块与大网膜、横结肠等邻近组织广泛粘连，无法切除肿块，取活检后关腹。病理检查确诊为“胃体部腺癌”。手术后常感脘腹胀满疼痛，呕恶，泛吐黏稠痰涎。大便半月一行，小便黄少。经中西药治疗数月，无明显好转。1987 年 2 月因大便 20 余日不行，腹痛腹胀，咳吐痰涎胶黏难咯，全身酸楚就诊我处。查见患者呈恶病质，胃脘部可按及拳头大包块，质硬，左锁骨上及左腋窝淋巴结肿大约核桃大小，腹痛拒按。舌淡苔黄，脉滑数。拟诊为阳明腑实证，投以增液承气汤 2 剂，服之不效。二诊时，乃以顽痰停滞中脘论治，投以皂荚丸。药用：

大皂荚 1 条（去皮炙酥），大枣 30g。加水 500mL，煎至 300mL，入白砂糖 50g，分 4 次服。

是夜大便通利，所下者粪少痰多，其后竟大多为胶黏痰涎。两个月后腹胀腹痛诸症大减。乃改用八珍汤加大枣 20g，煎汤送服加味皂荚丸（皂荚八条去皮炙酥，昆布 50g，莪术 50g。共为末，蜜丸梧子大），日 3 服，每服 3 丸。

坚持服药半年，追访一年，患者尚健在，二便正常，生活可自理，肿大之淋巴结略有缩小。

缪仲淳

医家简介：缪仲淳，名希雍，号慕台，人称“虞山儒医”。明嘉靖二十五年（1545 年）出生在常熟城中新巷（今常熟市辛巷）的一个世代仕宦之家。医学著作流传至今的有 12 种，其《神农本草经疏》和《先醒斋广笔记》两种曾录于《四库全书》。

《神农本草经疏》且传于国外，日本亦有活字排本。他的著作有一个共同特点，就是勇于标新立异，处处闪烁着创造性的光辉。缪仲淳对妇科、儿科、外科、方剂、炮炙，以及诊法等诸学科，都有其独到的发现。在外感病方面，他继承而又发展了张仲景《伤寒论》的理论方药，是温病学说的奠基者之一。他关于脾胃论证的学说，填补了脾胃学科中的一个巨大空白点，启导了后世无限法门。他创造了治脾名方“资生丸”，此方沿用至今。

1. 感冒壮热

出处:《续名医类案・伤寒》卷一。

翁具茨感冒壮热，舌生黑苔，烦渴，势甚剧。诸昆仲环视挥泪，群医束手。缪以大剂白虎汤，加人参三钱，一剂立苏。

2. 伤寒头痛，谵语泄泻

出处:《续名医类案・伤寒》卷一。

四明虞吉卿，因三十外出疹，不忌猪肉，兼之好饮，作泄八载矣。忽患伤寒，头疼如裂，满面发赤，舌生黑苔，烦躁口渴，时发谵语，两眼不合者七日，洞泄如注，较前益无度。脉之，洪大而数，为疏竹叶石膏汤方。因其有腹泻之病，石膏只用一两。

病初不减，此兄素不谨，一友疑其虚也，云宜用肉桂、附子。或以其言来告。缪曰：诚有是理，但前者按脉，似非此症，岂不数日而脉顿变耶？复往视，仍洪大而数，曰：此时一投桂、附，即发狂登屋，必不救矣。一照前方，但加石膏至二两。或曰：得毋与泻有妨乎？曰：邪热作祟，此客病也，不治立殆。渠泄泻已八年，非暴病也。治病须先太甚，急治其邪，徐并其夙恙除之。

急进一剂，夜卧遂安，即省人事。再剂而前恶症顿去，数日霍然，但泻未止耳。为疏脾肾双补丸，更加黄连、干葛、升麻，以痧痢法治之，不一月泻竟止。八载沉疴，一旦若失。

3. 热病头痛壮热，渴甚且呕

出处：《续名医类案·热病》卷四。

辛衡阳铨部热病，病在阳明，头痛壮热，渴甚且呕，鼻干燥，不能眠。诊其脉，洪大而实。仲淳故问医师，曰：阳明症也。曰：然。问投何药？曰：葛根汤。仲淳曰：非也。曰：葛根汤非阳明经药乎？曰：阳明之药，表剂有二，一为葛根，一为白虎。不呕吐而解表，用葛根汤。今吐甚，是阳明之气逆升也，葛根升散，故用之不宜，宜白虎汤加麦冬、竹叶，名竹叶石膏汤。石膏辛能解肌，镇坠下胃家痰热。肌解热散，则不呕而烦躁壮热皆解矣。遂用大剂与之，且戒其仲君曰：虏荆非六十万人不可，李信二十万则奔还矣。又嘱曰：此时投药，药，五鼓瘥；天明投药，朝餐瘥。已而果然。

或谓呕甚不用半夏，何也？仲淳曰：半夏有三禁：渴家、汗家、血家是也。病人渴甚而呕，是阳明邪热炽盛，劫其津液，故渴。邪火上升，故呕。半夏辛苦，温而燥，且有毒，定非所宜。

又疑其不用甘草，曰：呕家忌甘，仲景法也。

聂 惠 民

医家简介：全国名老中医，著名中医药学家，北京中医药大学教授，享受国务院特殊津贴，中国中医药学会理事，行医40

余年临床经验丰富。擅用经方治疗内科、儿科、妇科等疑难杂病，尤以消化系统和心血管系统疾病为特长，如急慢性胃炎、萎缩性胃炎、溃疡病、外感热病、抑郁症及更年期综合征、月经病、盆腔炎、小儿厌食、疳积等疗效显著。

1. 风水

出处:《伤寒论与临证》。

萧某，男，12 岁。

面目浮肿，气促，伴有恶寒发热，已有 1 个星期。自诉寒热，时头痛甚剧，午后寒热稍减，始终未见汗出。胃纳略差，大便如常，小便量少，舌色正常，苔薄白，脉略浮紧。此是风寒外束，使肺气不宣，导致水道通调失职。方用麻黄汤加桑白皮、大腹皮、生姜皮。

服 1 剂得微汗，浮肿、气促和外感症状减轻，继用前方去桂枝加苏叶，服两剂，各症基本消除。后用五苓散加减调理而愈。

2. 寒热往来

出处:《聂氏伤寒学》。

张某，男，55 岁，1986 年 10 月初诊。

发热两周余，经治未效。西医诊断：发热待查。现症寒热交替而作，午后热重，每于午后 2 时许热势升起，可达 38℃，并见胸胁满闷，脘腹胀满，大便干燥，四五日未行，脉沉弦有力，舌苔厚腻，中间淡黄。证属少阳兼里实证，治以和解枢机，兼通里实。用大柴胡汤原方。

药后大便通行一次，热势减退；再进 3 剂，体温正常，诸症皆除；2 年未复发。

潘明熊

医家简介：具体身世不详，为《广州近代老中医医案医话选编》中记录的医家。

傍晚发作性腹痛

出处:《广州近代老中医医案医话选编》。

麦某，每日傍晚必腹痛，痛约2小时渐止。痛年余，无有能愈之者。一医曾作热积治，用朴枳连柏，渐增肠鸣，更或时有吐泻。更一医治以自制小丸，此后诸恙倍增，肠鸣远坐亦能听到，腹痛每至于闷绝。后邀余诊，脉无神，两关左尺见结，拟附子粳米汤加味治之。方用：

熟附子三钱，炒粳米、制半夏各四钱，丽参、木瓜、炙甘草、南枣肉各一钱。是晚痛虽止，而肠尚鸣，夜半其鸣乃息。

二诊：原方加土炒白术五钱，枣肉改用三钱，木瓜改用一钱半。是晚诸恙俱安。隔半年后每月复发一二次。因痛不如去年之甚，故为加味复方，仅服半剂，遂渐安。后用附子粳米汤合理中汤加味为小丸，令其常服，防以后再复发。方为：

防党参、白术各四两，附子、当归各一两，丽参、半夏、干姜、木瓜、甘草各五钱，用大枣、糯米煎粥调为小丸。每服三钱，早用淡盐汤送下。

连服五料，乃收全功。

彭静山

医家简介：彭静山（1909—2003年），著名针灸临床家、教育家。15岁学医，受教于一代名医马二琴先生，22岁时开业行医，临证近70年，精通内、外、妇、儿、针灸，提倡针药并用，临床经验丰富。在20世纪60年代，彭静山先生因遭受迫害而失去听力，在此后的临床实践中听诊受挫，他克服重重困难，突破望诊极限，根据《黄帝内经》“观眼察病”和《证治准绳》对眼的脏腑划分理论，于1970年创眼针疗法。眼针疗法自1982年公布于世后，不少学者分别对眼针进行临床研究和实验研究，其临床和解剖学结果均肯定了彭氏的眼针穴区划分和眼针疗法的临床价值，使眼针疗法得到推广应用，并在海内外针灸界产生较大影响。

小儿遗尿

出处：《中国现代名中医医案精华（六）》。

罗某，女，9岁。初诊：1980年5月3日。

主诉（其母代诉）：从婴儿时即尿床，成为习惯，每夜尿一两次，呼之不醒，服药无效，患儿自己也觉得害羞。

诊查：面色略黑，舌无苔，言语行动无异常，脉来两尺迟而无力。小腹反射力甚微。

辨证：面略黑，两尺脉无力，小腹反射力微，皆肾阳虚也。“肾开窍于二阴”导致尿床无已。

治法：益火之源，以消阴翳。

处方：甘草 30g，干姜 60g。水煎服，早晚各服一茶杯。

二诊：服药后，当夜尿两次，次夜只尿一次。切脉两尺稍有力，仍按前方服药 3 剂。

三诊：已愈。仍按前方服药 3 剂，以求巩固。

蒲 辅 周

医家简介：蒲辅周（1888—1975 年），现代中医学家，四川梓潼人。长期从事中医临床、教学和科研工作，精于内、妇、儿科，尤擅治热病。把伤寒、温病学说熔于一炉，经方、时方合宜而施。在几次传染病流行时，他辨证论治，独辟蹊径，救治了大量危重病人，为丰富、发展中医临床医学做出了宝贵的贡献。

1. 婴儿腺病毒肺炎

出处：《四川名家经方实验录》。

初某，男，3 个月。1961 年 2 月 27 日初诊。

主诉：发热 4 天，咳嗽气促，抽风两次。1961 年 2 月 24 日住院。

入院后检查：体温 39.4℃，脉搏 106 次 / 分，发育、营养中等，右肺叩诊稍浊，两肺呼吸音粗糙，有干啰音及小水泡音，以右肺为著。血常规：白细胞总数 12.9×10^9/L，中性粒细胞 0.68，淋巴细胞 0.32。胸部透视：右肺上下野有斑片状阴影，肺纹理模糊。

诊断：腺病毒肺炎。入院前，用退热消炎止咳中药罔效。入院后，症见高热无汗，烦躁哭闹，惊惕不安。先用土霉素、红霉素等西药，并投大剂寒凉撤热之麻杏石甘汤，复进银翘散加味，证势依然，停西药邀蒲老会诊。

刻诊：体温 40℃，无汗咳喘，膈动足凉，胸腹满，面色青黄，口周色青，唇舌质淡。苔灰白，脉浮滑，指纹青，直透气关以上。蒲老指出:本为感受风寒，始宜辛温疏解，误用辛凉苦寒，以致表郁邪陷，肺卫不宣。治宜调和营卫，透邪出表。

处方：桂枝加厚朴杏子汤加味：桂枝 1.5g，厚朴 1.5g，前胡 1.5g，炙甘草 1.5g，白芍 1.8g，杏仁 10 粒，僵蚕 3g，生姜 2 片，大枣 2 枚。

服 1 剂微汗出，热渐退，精神佳，膈动、吃奶、口周及指纹青均好转，唯喉间有水鸣声，便溏日 5 次，脉滑不数，舌淡苔秽白。营卫虽和，肺气仍闭，湿痰阻滞。法当温宣降逆化痰。

处方：射干麻黄汤：射干 1.5g，麻黄 1.5g，紫菀 1.5g，前胡 1.5g，炙甘草 1.5g，细辛 0.9g，法半夏 3g，炒苏子 3g，五味子 7 粒，生姜 2 片，大枣 2 枚。

服 1 剂体温降至 36.4℃，精神好转，身潮润，足欠温，腹满减，二便如前，面青白，右肺水泡音较多，左肺较少，脉沉滑，舌淡苔退。表邪已解，肺胃未和。宜调和肺胃，益气化痰。治仿朴姜夏草人参汤加味。

处方：西洋参 1.5g，炙甘草 1.5g，橘红 1.5g，法半夏 3g，川厚朴 2.1g，生姜 2 片。

服 2 剂，咳减至微，呼吸正常，纳增，大便日 1 ～ 2 次，成形，小便多，两肺呼吸音粗，少量干湿啰音，舌正常无苔，脉沉细滑。续以二陈汤加白前、苏子、枇杷叶、生姜调肺胃，化痰湿。

服2剂后，乳食调养。胸透示右肺片状阴影部分吸收，临床痊愈出院。

2. 胃溃疡吐血

出处:《蒲辅周医案》。

段某，男，38岁，干部，1960年10月1日初诊。

旧有胃溃疡病，并有胃出血史。前20日大便检查隐血阳性，近因过度疲劳，加之公出逢大雨受冷，饮葡萄酒一杯后，突然发生吐血不止，精神萎靡，急送某医院检查为胃出血。经住院治疗2日，大口吐血仍不止，恐导致胃穿孔，决定立即施行手术，迟则将失去手术机会。而患者家属不同意，半夜后请蒲老处一方止血。蒲老曰：吐血已两昼夜，若未穿孔，尚可以服药止之。询其原因由受寒饮酒致血上溢，未可以凉药止血，宜用《金匮要略》侧柏叶汤，温通胃阳，消瘀止血。

处方：侧柏叶9g，炮干姜6g，艾叶6g。浓煎取汁，兑童便60mL，频频服之。

次晨往诊：吐血渐止，脉沉细涩，舌质淡，无苔。原方再进，加西洋参12g益气摄血，三七6g（研末吞），止血消瘀，频频服之。

次日复诊：血止，神安欲寐，知饥思食，并转矢气，脉两寸微，关尺沉弱，舌质淡，无苔。此乃气弱血虚之象，但在大失血之后，脉证相符为吉，治宜温运脾阳，并养营血，佐以消瘀。主以理中汤，加归、芍补血，佐以三七消瘀。

服后微有头晕耳鸣，脉细数。此为虚热上冲所致，于前方内加入地骨皮6g，藕节15g，浓煎取汁，仍兑童便60mL续服。

再诊：诸症悉平，脉亦缓和，纳谷增加，但转矢气而无大便。

继宜益气补血，养阴润燥兼消瘀之剂。

处方：白人参 9g，柏子仁 6g，肉苁蓉 12g，火麻仁 12g（打），甜当归 6g，藕节 15g，新会皮 3g，山楂肉 3g。浓煎取汁，清阿胶 12g（烊化）和童便 60mL 纳入，分 4 次温服。

服后宿粪渐下，食眠俱佳，大便检查隐血阴性，嘱其停药，以饮食调养，逐渐复健康。

3. 胃肠神经官能症

出处：《温病方证与杂病辨治》上篇。

白某，男，42 岁。

上腹疼痛，反复发作。犯病时多在深夜，疼痛极甚，辗转不安，默默不语，呻吟不停，伴有恶心，每次犯病 1 ～ 2 日不能食，起病已 7～8 年之久，现发病逐渐频繁，每月发作 3～4 次，曾多次在北京几家医院检查，胃肠、肝胆、胰等脏器均无异常，诊断为神经官能症，但屡治无效。观其形体消瘦，神郁不乐，询其脘腹喜热，四肢欠温，望其舌质偏暗，苔灰微腻，脉沉细弦。先投四逆散合失笑散未效。思其病久有寒热虚实错杂之势，乃改投乌梅汤。处方用：

乌梅 9g，花椒 4.5g，马尾连 9g，干姜 6g，细辛 4.5g，黄柏 6g，党参 9g，当归 6g，肉桂 4.5g，制附片 6g。

药进 1 剂，疼痛遂止，亦能进食，连服 10 剂而愈。1 年后随访，未再犯病。

4. 流行性乙型脑炎

出处：《蒲辅周医案》。

梁某，男，28 岁，住某医院。诊断为流行性乙型脑炎。

住院检查摘要:（略）

病程与治疗：病已6日，曾连服中药清热、解毒、养阴之剂，病势有增无减。会诊时，体温高40.3℃，脉象沉数有力，腹满微硬，哕声连续，目赤不闭，无汗，手足妄动，烦躁不宁，有欲狂之势，神昏谵语，四肢微厥，昨日下利纯青黑水，此虽病邪羁踞阳明、热结旁流之象，但未至大实满，而且舌苔秽腻，色不老黄，未可予大承气汤，乃用小承气汤法微和之。

服药后，哕止便通，汗出厥回，神清热退，诸症豁然，再以养阴和胃之剂调理而愈。

齐秉慧

医家简介： 齐秉慧，清代医家（1765—？）。字有堂，叙州（今属四川）人。初习儒，后因多病，未获良医，遂自行研治，阅《薛氏医案》，选其中补益方自治而见效，服数百剂竟愈。后师事黄超凡，历三载，归家悬壶。临证主张严格辨证，于痨瘵、咳血、下痢、痘疹诸症，均有所研究。所著有《齐氏医案》《家传医秘》《痢症汇参》《痘麻医案》等多种，均有刊本行世。

1. 小儿寒热往来，夜梦惊醒

出处:《齐氏医案·少阳经证治大意》卷二。

予八女，年六岁，寒热往来，每于梦中惊叫而醒，爬上人身，且哭且怕，至十余夜不能瞑目，将合眼即大叫大哭。维时予南署外回归家，妇语以故。余曰：此为胆虚热乘。用小柴胡汤去黄芩，加白茯神、远志宁心安神，竹茹开郁，真琥珀定惊，一剂而安。

2. 关格

出处:《齐氏医案·反胃证》卷三。

富商汤名扬，自谓体旺，酒色无度，行年四十，饮食渐减，形神羸。或教以每早进牛乳酒，初食似可，久之朝食至暮，酒乳结成羊屎形，一一吐去，其大小便日夜不过数滴，全无渣滓下行，卧床不起，告急请诊。按之两尺脉微如丝，右关弦紧，乍有乍无，两寸与左关洪大而散。余曰：足下之恙，乃本实先拨，先天之阴虚宜补水，先天之阳虚宜补火，水火既济，庶可得生。

富商请方，乃用熟地一两，山茱、山药各四钱，茯苓、泽泻、丹皮、肉桂、附子各三钱，煎服一剂，明早令进牛乳酒，至暮则下行，而不上吐矣。连服十剂，饮食渐进。遂以前方药料为丸，日服二次，嘱戒酒色，半载而康。

3. 暑温

出处:《齐氏医案·中暑伤暑论》卷四。

富翁张某，感冒盛暑，壮热大汗，烦渴恶热，晕眩倒仆，昏睡懒言。其子来寓求诊，按其六脉，微细而缓，惟右关弦紧而芤。余曰:“此暑邪侵入阳明之里，故壮热大汗，烦渴饮冷，乃为热越，晕眩不言，热盛而神昏也。”乃与白虎汤以撤其热，更加人参二钱，黄芪五钱，桑叶十三片，以大补其气，而收其汗。果服一剂而热退汗止，再服生脉散二剂而痊愈。

4. 暑月吐利，腹痛厥逆

出处:《清代名医医话精华·齐有堂医话精华》。

曾治汪三元，暑月吐利，汗出恶寒，腹痛厥逆，喜手摩按，心中烦热无状，时时索饮，饮而即吐，服姜附不纳，心中烦热加剧。此为伏阴在下，错杂阳邪在上，予依白通汤，加半夏、吴萸、白术、茯苓，入人尿、猪胆汁，因有汗，去葱白，煎服一剂而效，二剂而遂收功焉。

前田文良

医家简介：日本著名医家，具体身世不详，为矢数道明《临床应用汉方处方解说》中记录的医家。

上腭窦炎

出处:《临床应用汉方处方解说》。

冈村直枝氏，曾患脓漏（上腭窦炎、蓄脓症），经各种治疗不愈，历尽3年痛苦。读《金匮要略·水气病篇》，脓漏病之病因为太阳经之郁热。因为桂姜枣草黄辛附汤同是太阳经方剂，故用之可能有效。于是服1剂，鼻梁及额上僵硬感迅速好转，2～3日鼻脓减少，3～4日奏奇效，经10余日治疗，数年痼疾得愈。

其后对脓漏必用本方，不论其轻重缓急皆以此方为佳。因其来自实践，所以本人试用于数人皆奏奇效。

钱　艺

医家简介：钱艺（1831—1911年），江苏太仓人，世居南郊乡。字兰陔，晚号隐谷。钱艺年幼从其嘉定蒋氏姨丈习医，学成后，于嘉、太一带行医，擅内科。晚年诊余之暇，编撰其近60年之验案，成《慎五堂治验录》，子三人之验案附之，共12卷。并撰有《证治要旨》8卷、《医方节度》4卷。

腹痛泄泻似厥

出处:《慎五堂治验录》。

吕少堂，久官湖化，喜服热剂，乃方宜之异也。壬午岁底旋里。癸未二月中旬，忽起腹痛泄，色赤无度，身热有汗不凉，舌苔糙腻。谱伯王若怀投以清化，反加口渴神疲，腹痛似厥，脉之紧数不堪。知是山水沉寒，痼积腹中，近回吴地，天多阴雨，湿寒相合，脾肾之阳几乎寂灭矣。正医和所谓“雨淫腹疾”也。遂以真武汤加苡仁、木香，一剂知，二剂已。

钱存济

医家简介：民国著名医家，具体身世不详，为民国何廉臣选编的《全国名医验案类编》中记录的医家。

1. 燥咳

出处:《全国名医验案类编·燥淫病案》第五卷。

病者：陈周溪，年近四旬，身体强盛，广德屠宰税经理，住本城。

病名：燥咳。

原因：时值秋燥司令，先患房事，后宴会，酒罢当风而卧则发咳。

证候：干咳无痰，胸膺板闷，胃脘拒按，口干喜冷，日晡发热，夜不安寐。

诊断：六脉强直有力，舌苔黄燥。合病因脉象断之，乃肺燥胃实也。先以清燥化痰药投之，不应。继以消导豁痰药治之，转剧。此由时值燥令，胃肠积热化燥，燥火横行，宜其无济也。

疗法：大承气汤合调胃法，君以苦寒荡积之大黄，佐以咸寒润燥之芒硝，臣以苦辛开泄之朴实，少加甘草以缓硝黄之峻为使。

处方：川锦纹一两（酒洗），川卷朴三钱，炒枳实三钱，玄明粉三钱，生甘草钱半。上药先煎，后纳玄明粉，俟玄明粉溶化，去滓顿服。

效果：服一剂，下燥屎数十枚，其病霍然。改用清燥救肺汤二剂，以善其后。

2. 春温夹食，头痛便秘，烦躁谵语

出处：《全国名医验案类编·火淫病案》第六卷。

病者：张修臣子，年十二岁，住广德北乡。

病名：春温夹食。

原因：初因伤风发热，头痛自汗，不寒而渴，余投以麻杏甘石汤加薄荷、银花，一剂即愈。后因误食鲫鱼半碗，其症复作，他医进以辛燥，病转剧。

证候：目肿如桃，头痛如劈，烦躁谵语，大渴引饮，潮热自汗，小便短数，大便不通，胃胀拒按。

诊断：脉象滑实，舌绛苔燥，合病因脉症参之，此胃实证也。

疗法：以大承气汤原方，先煎枳、朴，继纳大黄，次入芒

硝，盖取生者气锐而先行，熟者气钝而和缓之义，欲使芒硝先化燥屎，大黄继通地道，而枳、朴除其积滞，皆所以通泄大肠而逐热也。

处方：厚朴五钱，枳实四钱，大黄四钱，芒硝三钱。以水三碗，先煮枳、朴取二碗，去滓，纳大黄，煮取一碗，去滓，纳芒硝溶化，顿服。

效果：服一剂，下燥屎数十枚，诸恙霍然，即勿沾药。令以米饮调之，一周而愈。

钱国宾

医家简介：明代医家。字君颖。钱塘（今浙江杭州）人。临证多有奇效。著有《女科百病问答》4卷、《女科百病补遗》1卷、《备急良方》1卷及《寿世堂医案》。

不寐

出处:《续名医类案·不眠》卷二十一。

陕西喻少川，久以开毡店居杭，体厚刚健，偏嗜炙煿，性躁动肝气，年逾五旬，终夜不寐者六年，用痰火气血之药多矣。早晨诊候，寸关洪浮有力，若坚实之象，惟两尺脉大。熟思之，以脉论，肥人当沉，今六脉洪浮有力；以症论，上身怕热，足反畏冷；以药论，清补俱已尽服。《难经》曰：人之安睡，神归心，魄归肝，意归脾，志藏肾，五脏各安其位而寝。且夜属阴主静，日属阳主动，阴阳和平，安然寤寐。此六年不睡，乃阳亢症也，当大泄其阳，使阴气渐复，则寐矣。用大承气汤加大黄二两，泄十余行，其人昏倦，睡数日方醒，进以粥食愈。

浅田宗伯

医家简介：浅田宗伯是一位集医学、儒学等各方面之大成于一身的名家，明治时代汉方医学最后的巨匠，一生著述甚丰，今存于世的各种书籍有迹可查的共计80种二百多卷，其中包括《勿误方函口诀》《橘窗书影》《古方药议》《脉法私言》《伤寒论识》《杂病论识》《皇国名医传》《先哲医话》。《先哲医话》2卷，描述了后藤艮山、北山友松、和田东郭、荻野台州、华冈青洲、永富独啸庵、惠美宁固、福鸪慎独轩、田中适所、福井枫亭、高阶枳园、多纪桂山、多纪茝庭13位汉医的医学贡献。

1. 临产外感

出处：《临床应用汉方处方解说》。

一妇女临产破水，恶寒，腰痛，不能分娩，甚为困难。前医与下血药而不产。余诊，因脉浮数，肌有热，为外感，故与麻黄汤加附子温服发其汗，腰痛缓解，于是引起阵发性宫缩，不久产一女儿。

2. 少阴伤寒，谵语躁狂

出处：《临床应用汉方处方解说》。

小栗丰后守，年30余。

患外感邪气颇盛，脉数急，舌布黑苔，谵语烦乱，饮食不进，至夜间烦躁如狂。多纪永春医院虽与升阳散火汤，但身热愈加增高。柴田文庵与三黄汤加芒硝，下利2次，之后狂躁益甚。据此，余诊为少阴膈热证，与黄连阿胶汤。

如法给药，一昼夜始能安眠，翌日精神爽然，已能识人，有食欲感。用升阳散火汤去人参加生地黄调理，完全恢复健康。

3. 头痛呕吐，肩背强急

出处:《汉方临床治验精粹》。

姬路侯之老臣，往年居京都，曾患梅毒。差后，头痛，肩背强急，视物时感蒙眬。医者皆曰系遗毒，乃连服仙遗粮及汞剂，血液枯燥，胃中空虚。一日，发大呕吐，不能进食，心下痞塞，烦躁欲死，众医惊而辞去。余诊曰，此非体质或深毒所致，乃其人恐惧已病之故，而医者过攻，遂生斯变尔。当先平其胃，呕逆若下，或可得活路也。遂制吴茱萸汤加半夏、黄连投之。

二日呕止，稍可进食。余坚持用原方，或医笑余顽固，亦不为之动。连服数旬，头痛、肩背强亦随之而愈。

4. 少腹坚块，冲逆心下刺痛，两便不利

出处:《伤寒论今释》卷三引《橘窗书影》。

海老原保，年四十余，少腹左旁有坚块，时时冲逆于心下而刺痛，或牵腰股痛，不可屈伸俯仰，大小便不利。医以为寒疝，疗之益甚。余诊之，脉沉紧，舌上黄苔而干燥。与大柴胡汤加茴香、甘草，大小便快利，痛大减，霍然而愈。

5. 急喉痹

出处:《伤寒论今释》卷四引《橘窗书影》。

野村之子，一夜，咽喉闭塞不得息，手足微冷，自汗出，烦

闷甚，走急使迎余。余诊之曰：急喉痹也，不可忽视。制桔梗白散，以白汤灌入。

须臾，发吐泻，气息方安。因与桔梗汤而痊愈。世医不知此证，缓治而急毙者，见数人焉，故记之以为后鉴。

6. 伤寒精神恍惚，肢冷脉沉

出处：《伤寒论今释》卷八引《橘窗书影》。

御书院番清野助右卫门之女，年十九，患伤寒。尾崎医员高井玄益疗之。十余日，精神恍惚，舌上无苔而干燥，绝食五六日，四肢微冷，脉沉细。按其腹，自心下至脐旁左边拘急，重按如有痛者。血气枯燥，宛如死人。余以为厥阴久寒之证，与当归四逆加吴茱萸生姜附子汤。

服之一日夜，心下大缓，始啜粥饮，二日而精神明了。始终服一方，其人痊愈。

7. 暑疫下血

出处：《金匮要略今释》卷五引《橘窗书影》。

一妇人，暑疫数日不解，虚羸烦热，脉微细，手足微冷，不能饮食，但啜米饮少许。以法治之，元气稍复，食少进。一日下黑血过多，舌上干燥，身发热，精神恍惚，殆将危笃。余作黄土汤，服之一昼夜，下血止，精神爽然。

渊雷按：浅田氏两案皆伤寒之肠出血也。

8. 产后下利不止

出处：《金匮要略今释》卷七引《橘窗书影》。

某女，产后下利不止，虚羸不足。诊之，脉数无力，舌上无苔而干燥，有血热，便色亦茶褐色，带臭气。因与白头翁加甘草阿胶汤，下利遂日减，血热大解。

秦昌遇

医家简介：明代天启间名医，号广埜山道人，又号乾乾子。南直隶松江府上海（今上海）人。少时多病，乃学医，无所师承而遍通方脉，尤长于儿科，年60余卒。著有《大方幼科》《痘症折衷》等。

伤食发热胸痛

出处：《医验大成·伤寒章》。

一乡人姓严，余不知其号……患热证，亦邀余治。予至，见其面色甚不好看，胸前按之痛极，口不能言，但一气出入而已，身后事尽备。但诊其脉，未为无救者。细询其妻致病狼狈之由，知二日前进食大饮之故。急令煎大柴胡汤，起口而入之。一剂而口开，再剂而热退，三剂蹶然而起矣。

裘沛然

医家简介：裘沛然（1913—2010年），原名维龙，男，汉族，浙江宁波慈溪人。首届国医大师、上海中医药大学和上海市中医药研究院终身教授。裘沛然长期从事中医教育和中医理论、临床研究，在中医基础理论、各家学说、经络、伤寒温病、养生诸领域颇多见解，对内科疑难病的治疗亦颇具心得，为培养中医人才做出了贡献。中国特大型综合性辞典《大辞海》的副主编。

伤寒高热，剧烈头身痛

出处:《裘沛然医案百例》。

汪君，男，45 岁。就诊日期：1984 年 2 月。

主诉：高热 3 天。

现病史：劳累过度，体力困倦，在旅途中感受风寒，出现畏寒发热，无汗，体温高达 40℃ 。自服退热片，虽曾汗出而高热不退，并伴有剧烈头痛，战栗恶寒，全身骨节酸楚，兼有咳嗽、口渴。苔薄腻，脉浮紧而数。

诊治：风寒阻于卫分，郁而生热，肺气失宣。治宜辛温解表为先。

处方：净麻黄 15g，川桂枝 15g，光杏仁 15g，生甘草 15g。1 剂。

效果：服药 1 剂，大汗出，高热退至 38℃，骨节酸楚已消，畏寒、头痛明显减轻，嘱其再服 1 剂，身热全退，诸症全消，次日饮食起居均恢复正常。

权依经

医家简介：权依经（1926—2010 年），出生于甘肃省通渭县，1949 年至 1955 年在甘肃省通渭县医院行医，1958 年参加了甘肃省举办的中医师资班学习后，于 1958 年 8 月在甘肃省中医学校任教，1970 年 12 月在兰州医学院中医学教研室任教。退休后，仍然忙碌在教学与临床工作第一线，为中医学的发展做出了重要的贡献。

1. 发热汗出膝痛

出处:《古方新用》。

张某，男，20岁，永登县人，中医学校学生。1963年3月6日初诊。

患者膝关节疼痛3天，伴有全身发热，尤以膝关节为甚。疼痛难忍，自汗出，脉平。辨证为风热为患。方用：

知母18g，生石膏48g，炙甘草6g，粳米18g，桂枝9g。水煎，分2次服。一剂。

二诊：患者服上药1剂后，疼痛即止，再未发作。

2. 鼻衄

出处:《古方新用》。

陆某，男，50岁，兰州大学干部。1980年3月23日初诊。

患者于7天前突然鼻出血不止，尚伴有轻微咳嗽，平素有慢性气管炎和高血压病。住院后血压波动在150/100～120/80mmHg之间。化验：血红蛋白70g/L，血小板124×10^9/L，流血时间1分钟，凝血时间1分30秒。

体查：鼻腔有渗血，无明显出血点。舌红苔薄白，脉关尺滑数有力而两寸无力。诊断为鼻衄。方用麦门冬汤止逆下气。方中去逗留热邪之粳米，加润燥之蜂蜜，再加竹茹以清络脉之热。

方药：麦冬21g，党参6g，半夏9g，炙甘草6g，大枣4枚，蜂蜜30g，竹茹30g。水煎去渣入蜜，搅匀服。3剂。

二诊：服上药1剂后血即止，嘱其再继服2剂以巩固疗效。

诊其脉，两寸较前有力。患者要求改治慢性气管炎，故又用二陈汤加杏仁、竹茹以治之。

2. 感冒后继发神志不清，胃脘疼痛

出处:《古方新用》。

魏某，男，14 岁，通渭县城关公社，学生。1956 年 2 月 24 日初诊。

患者感冒后继而发生神志不清，时喊胃脘疼痛，伴有四肢不温、口唇青紫。舌质暗，苔黑而燥，脉似有似无。方用乌梅丸，6 丸（每丸重 3g），并嘱其于午后和夜晚各服 3 丸。

二诊：服上药一次后，夜半孩子神志即转清醒，又进服 3 丸后患儿解黑稀便一次，病情大为好转，四肢转温，口唇转红。但自感气短，咳嗽，有痰色黄量多。舌质暗，黑苔稍退，不燥尚有津，脉细稍数。改用竹叶石膏汤：党参 9g，炙甘草 6g，生石膏 48g，粳米 9g，半夏 9g，竹叶 6g，麦门冬 18g，水煎分 2 次服。1 剂。

三诊:患者服上药后，诸症消失。舌质红润，苔薄白，脉平。停药观察，再未复发。

3. 急性巩膜炎

出处:《古方新用》。

魏某，男,34 岁，庆阳县人，医生。1957 年 3 月 18 日初诊。

患者 3 天前右眼外眦发红疼痛，西医诊断为急性巩膜炎。舌淡红，苔薄白，脉弦。方用本方加减。

柴胡 24g，半夏 12g，桂枝 9g，甘草 9g，黄芩 9g，生牡蛎 12g，生姜 9g。水煎分两次服，2 剂。

二诊：患者服上药1剂后，右眼红疼减轻；服第2剂后，其症全消。

体会：本方为少阳之主方，目外眦为少阳经脉所起之处，故用本方治疗获效。方中去党参加桂枝者，因本病属风邪为患，恐党参滋腻留邪，故改用桂枝以疏散风邪；去大枣之甘腻，加生牡蛎以益肺阴，取其巩膜属肺，红为火热之邪，故加具有海水之精的牡蛎以胜之。

4. 阑尾周围脓肿

出处:《古方新用》。

颜某，男，64岁，兰州市人。1978年9月14日初诊。患者右下腹疼痛，按之则疼痛更甚，某医院以阑尾周围脓肿收入住院。入院后，经体查，发现有高血压病和高血压性心脏病，不宜手术治疗，遂采取保守疗法，治疗效果不佳，故又邀中医会诊。右下腹有10cm×14cm包块，疼痛拒按，大便不畅，脉浮，大数硬。选用本方治疗。

大黄12g，丹皮3g，桃仁9g，冬瓜仁12g，芒硝9g。水煎前4味，去渣，入芒硝溶解后顿服。1剂。

二诊：患者服上方1剂后，大便1日7次，便内有脓血，便后腹痛减轻，肿块缩小，但脉仍浮数有力。继用上方，再服1剂。

三诊：患者服上药后，又大便1日7次，便内仍有脓血，便后腹痛继续好转，肿块已摸不清楚，但右下腹部仍有压痛，脉仍浮数而力始平。即停药调养，取其“大毒治病，十去其七”之意。

5. 急性胃炎

出处:《古方新用》。

张某，男,38岁，通渭县人，社员。1955年5月16日初诊。

患者胃脘部疼痛拒按3天，伴有呕吐，先吐食物，后吐黄色苦水，二便自调，舌苔白厚。脉弦有力。西医诊断为急性胃炎。此证属少阳阳明病证，故用本方去大黄以泄胃中之结滞。

方药：柴胡24g，黄芩9g，枳实12g，白芍9g，半夏9g，生姜15g，大枣4枚。水煎分2次服。1剂。

二诊：患者服上方1剂后，疼痛愈，呕吐止，苔退，脉平。又服桂枝人参汤1剂，以消息之。

冉雪峰

医家简介： 冉雪峰(1878—1963年)，原名敬典，后更名剑虹，号雪峰，别号恨生，四川巫山人。出身医药世家，自幼习文学医，致力于中医学。12岁起随父采药，同时习医。17岁开诊于故里，38岁悬壶于湖北武昌。1919年，当选为湖北省中西医会第一届正会长。1923年，他独资创办湖北私立中医专门学校，冀以“发扬国粹，造就真材”。1950～1955年曾在重庆卫生工作者协会、重庆中医进修学校工作。1955年11月奉调入京，到中国中医研究院工作。曾任中国中医研究院学术委员会副主任委员兼高干外宾治疗室主任，中华医学会总会常务理事，第二届全国政协委员，享受卫技一级专家待遇。著有《辨证中风问题之解决》等。

1. 霍乱重证

出处:《冉雪峰医案》。

武胜门外田某儿媳患霍乱，吐泻无度，冷汗出，腹痛筋急，肢厥声小，皮瘪目陷，病来颇暴。予诊时，已服来苏散、藿香正气丸等药，虽无大讹，却不着痛痒，半日时刻，吐泻各在三十次以外，消息停顿，六脉全无，病已濒危，势不及救。察证确属寒多，欲与病疫搏斗，拟通脉四逆汤加重其剂，方用甘草二钱，干姜六钱，乌附八钱。并书简明医案于方首:霍乱寒多，渴不欲饮，饮亦喜热，舌苔白，吐泻多清水，不大臭，惟耽搁时间过久，救治较迟，肢厥筋挛，皮瘪目陷，六脉全无，病已造极。拟大剂温肾以启下焦生气，温脾以扶中宫颓阳，做最后挽救。

隔三时复诊，吐泻未止，厥逆未回，嘱照原方再进一剂。隔二时又再复诊，吐泻虽缓，厥逆仍未回，俨似正气与邪气同归于尽状。细审细察，探其手心，微有温意。曰：生机在此。盖正气过伤，迟迟其复，兆端已见，稍俟即当厥回向愈。嘱其续将三煎药服完，另用前方，姜、附各减为三钱，并加党参四钱，夜间作二次缓服。

翌晨复诊，厥回脉出，已能起坐，特精力匮乏。为拟理中加知母、瓜蒌根善后。

2. 腹痛伴大小便闭

出处:《冉雪峰医案》。

武昌俞君，劳思过度，心绪不宁，患腹部气痛有年，或三月五月一发，或一月数发不等。发时服香苏饮、越鞠丸、来苏散、七气汤等可愈。每发先感腹部不舒，似觉内部消息顿停，病进则自心膈以下少腹以上胀闷痞痛，呕吐不食。此次发而加剧，欲吐不吐，欲大便不大便，欲小便亦不小便，剧时口噤面青，指头和鼻尖冷，似厥气痛、交肠绞结之类，进前药，医者又参以龙胆泻肝汤等，无效。诊脉弦劲中带滞涩象。曰：痛利为虚，痛闭为实。观大小便俱闭，干呕和指头、鼻尖冷，内脏痹阻较甚，化机欲息，病机已迫，非大剂推荡不为功。拟厚朴三物汤合左金丸为剂。

厚朴八钱，枳实五钱，大黄四钱，黄连八分，吴萸一钱二分。

服一剂，腹中鸣转，痛减；二剂，得大便畅行一次，痛大减，续又畅行一次，痛止。后以《澹寮》六和、叶氏养胃方缓调收功。嗣后再发，自服此方一二剂即愈。

茹十眉

医家简介：茹十眉（1908—1989年），别名茹枚，男，广东东莞人。早年就读于中华艺术大学文科。暇余之时，攻读中医，1935年经卫生行政部门统考，获得中医资格及开业执照。曾问业于秦伯未，就读于厚生医学专科，毕业后曾任上海和济医院医师及浙江定海公立医院院长。历任上海中国医学院、新中国医学院、复兴中医专科学校、上海中医专科学校、上海华东文学院教师，及上海市立实验戏剧学校校医。新中国成立后，在中央戏剧学院华东分院（上海戏剧学院）担任医务室主任、医师。1956年调入上海中医学院，历任上海中医学院内科学教师，上海市中医研究班、全国中医内科师资专修班教师及全国高等院校教材内科编审委员，并在上海中医学院（现上海中医药大学）附属龙华医院内科临床带教。1985年聘为上海市中医文献馆馆员。著有《国医小儿科》《传染病》《妇女病》《五官病》《痈疽病》《医药顾问》《袖珍中医处方》等专著。撰写学术论文30余篇。

血卟啉病

出处:《上海历代名医方技集成》。

曹某，女，腹痛剧烈，病情反复已近5载，经西医院确诊为卟啉病。自诉腹痛常发于月经来时。刻下全腹胀痛，腹壁拘急，轻按适可，重按反舒，形寒喜暖，四肢不温，头晕目眩，面色苍白，唇甲带紫，恶心欲吐，大便秘结。舌淡边多齿痕，苔白，脉细弦。证属气血亏虚，循行失畅，肝失温养则络脉拘急，脾受寒阻则阳失通化。拟以黄芪建中汤加减治之。

1剂后，翌晨腹痛大减，大便亦通，连服3日腹痛始平，四肢得温。后连服月余，经来亦未发病。出院后随访年余，情况良好。检查尿、血均无血卟啉可见。

山田光胤

医家简介：日本著名医家，1924年生，具体身世不详，为矢数道明《临床应用汉方处方解说》中记录的医家，著有《图说东洋医学》《汉方之精要》等书。

1. 荨麻疹，身痒不眠

出处:《临床应用汉方处方解说》。

5岁男孩，约10个月前出荨麻疹。身痒，彻夜不眠，打针注射无效。按《类聚方广义》记述葛根汤治小儿赤游风（丹毒之类），又“治风疹、血疹瘙痒甚者”。此患儿夜亦不眠。瘙痒烦躁为葛根汤证，故予葛根汤加石膏服3日。

饮药1～2日，瘙痒即止，其后痊愈。

2. 慢性头痛

出处:《临床应用汉方处方解说》。

12岁男孩，生来体质虚弱，但最痛苦者，为经常头痛而卧床不起。体瘦型，面色不佳，很软弱。脉细，两侧腹直肌痉挛。

投予小建中汤，从就诊当日，只最后一次头痛，前后共治疗3个月时间，痊愈停药。

上田椿年

医家简介：日本著名医家，具体身世不详，为矢数道明《临床应用汉方处方解说》中记录的医家。

头痛、眼球痛

出处:《临床应用汉方处方解说》。

一男子患严重眼球炎引起浮肿，剧烈疼痛，精神若狂躁，痛苦难忍，濒于死亡之境。其脉浮数，头痛发热。先予搐鼻方（瓜蒂末或半夏、皂荚末等，吹入鼻孔。刺激鼻黏膜，使之打喷嚏），夜半再次引起疼痛，与搐鼻方同时用大青龙汤，至天明头痛痊愈。

邵章祥

医家简介：邵章祥是四川省遂宁市中医院主任中医师，四川省首届名中医，全国第三批老中医专家学术经验继承工作指导教师，四川省中医学会仲景学说专业委员会副主任委员。早年在其岳父彭履祥指导下学习中医经典理论，后就读于成都中医药大学，从医40年，具有丰富的临床经验。

1. 中毒性肠炎

出处:《四川名家经方实验录》。

黄某，男，35岁。1981年7月28日就诊。

患者昨日发热呕吐腹泻，经西医检查，诊断为中毒性肠炎，予以补液，纠正失水和酸中毒。仍便泻稀水，色黄臭秽，肛门灼热，日达6次，身热头重，烦渴自汗，腹中隐痛，形体消瘦，眼眶凹陷，舌尖边红，苔黄微腻，尿黄短少，脉濡数。

治法：此因暑湿内侵，下迫胃肠，升降乖逆，清浊难分，传化失常，利遂不止，当用逆流挽舟之法，清暑渗湿，升津止泻。

处方：葛根黄芩黄连汤加扁豆花：葛根60g，黄芩10g，黄连5g，扁豆花10g，甘草3g。

1剂泻减，2剂泻止，继用甘淡渗湿之剂调养而愈。

2. 菌痢

出处:《四川名家经方实验录》。

刘某，女，28岁。1983年10月11日就诊。

患者5日前发热恶寒，腹痛下利，里急后重，便带红白脓血，医院检查诊断为细菌性痢疾，经中西药治疗有所缓解。下午5时许，患者归家途中，突然仆倒在地，抬回家中，请笔者诊治。见患者腰背反张，四肢强直，只有后脑和脚跟两端着床，挺仰铺上，神志尚清，舌红，苔黄少津，脉弦细而数。

中医辨证：痢疾邪毒内蕴，郁遏耗伤津血，筋脉失其濡养，则拘急成痉。

处方：急用葛根黄芩黄连汤加白芍：葛根50g，黄芩10g，黄连5g，白芍60g，甘草5g。大剂水煎，频频喂服。

次日清晨肢体如常，下痢亦有好转，继服上方2剂，痢疾亦愈。

沈　源

医家简介：清代著名医家，具体身世不详，著有《奇症汇》一书刊于1786年。编者搜罗医书及笔记、小说中有关疑难、怪疾等治案四百余则，按头、目、耳鼻等人体各部位加以记叙，间或加入按语，阐发心得体会或个人见解。其中杂有一小部分传奇或病案，须予分析对待。现有乾隆五十一年刻本，抄本。

眉发脱落

出处:《奇症汇·头》卷一。

山左叶氏子，年二十三，患眉发脱落。视其脉，两尺沉迟。症由肾脏受寒，彼云：匝月前，泄后口渴，曾饮冷一盏，自后觉眉发渐脱。予曰:《素问》云，发之华在肾。又草木子云，气之荣以眉，血之荣以发。发者，血之余；血者，水之类也。水之中有相火寄焉，若一接内，则此火翕然而下，又即以冷饮加之，则火微水凝，十二经脉滞而不行，于是肾不华而气不荣也。《月令》云，仲秋阴气侵盛，阳气日衰，水始涸，是水之涸，地之死也，死则草木渐衰；于仲冬水泉动而一阳生，是水之动，地之生也，生则草木渐长。眉发而欲其复萌，必得阳生而阴可长。用桂、附纯阳之火，加于六味纯阴水中，使肾中温暖，如冬月一阳来复于水土之中，万物皆生。如予言，服之而愈。

施　沛

医家简介：施沛（1585—1661 年）明末医家。字沛然，号笠泽居士，又号元元子。华亭（今上海市松江）人。贡生，天启（1621—1627 年）初，授河南廉州通判。精医学，尤精辨证，擅治伤寒。与名医李中梓交往甚密。著《祖剂》4 卷，以仲景之方为主，宋元以后时方以类附录。又纂《藏府指掌图书》《经穴指掌图》《说疗》《医医》等。所遗医案《云起堂诊籍》系其门人富元亮整理抄传。

1. 伤寒厥证

出处:《续名医类案·伤寒》卷一。

一人伤寒，九日以来，口不能言，目不能视，体不能动，四肢俱冷，咸谓阴症。诊之，六脉皆无；以手按腹，两手护之，眉皱作楚；按其趺阳，大而有力，乃知腹有燥矢也。欲与大承气汤，病家惶惧不敢进。李曰：吾郡能辨是症者，惟施笠泽耳。延诊之，若合符节。遂下之，得燥矢六七枚，口能言，体能动矣。故按手不及足者，何以救此垂绝之证耶?

2. 伤寒恶寒畏风，耳聋失聪

出处:《云起堂诊籍》。

庠友王孟衍，患伤寒，过经不解。召余诊，人迎脉浮而缓。其外证恶寒畏风，虽重裘不解，烈火不除，以绵蒙其首，而两耳若失，面赤舌黑。先是曾以丸药下之。余曰：此表证未解，先攻其里，表证仍在，须桂枝汤解之。主人摇手咋舌，畏不敢用，复以羌活、柴胡等药发汗。汗后亦不解，反大溲溏泄，前溲黄赤。医用清利之剂，病益甚。七日后复召余诊，脉候同前。余曰：此病非桂枝汤不效。病者敬诺，余亟处剂。及执药欲饮，病者曰：生死在此一匕乎！先饮三分之一，觉胸次开豁；再饮其一，则背上一指大有若火烙，其热渐及两胁，则曰：诚仙丹也。覆杯尽剂即欲睡，睡醒耳内痒极，轰然作声，若复还以耳者，而病解矣。

初病时，医以为虚证，曾用补中益气汤加鹿角胶，使外邪闭固不出，致眠食不安者二十有七日。病者复畏人参。余曰：此诚因噎废食也。初者外邪未解，固不可用，今病久气耗，非参、芪何以复元?制参苓白术散，久服痊愈。

3. 伤寒身热谵语，手足厥冷

出处:《云起堂诊籍》。

太学施原廓乃仆，患伤寒，身热讝语，手足厥冷。原廓召余诊，寸口脉沉紧，舌上白苔，胸满。脉法沉为在里，紧为宿食。病属阳明实热，宜小承气下之。《伤寒论》曰：阳明病，其人多汗，以津液外出，胃中燥，大便必鞕，鞕则讝语，小承气主之。

予曰：不知者见其脉沉而若伏，手足厥冷，便作阴证治矣。主人曰：顷一医先诊，谓是阴证，方乃理中汤，用参附各五钱，何二君之见相反若是耶？予曰：二方所系生死在反掌间，岂堪误投？病者之子不无狐疑，乃卜之，占者曰：承气吉。遂服之，下后果愈。

4. 夏月泄泻

出处:《云起堂诊籍》。

通使许惺初先生，夏月泄泻，日数行，口渴便赤。众以为暑，用香薷饮不效。余曰:此湿气也，须用五苓散，行湿利小便。先生曰：散中用桂，得无热乎？余曰：非桂不能致津液通气也。先生曰：盍少用之？余曰：用二分，一剂已。先生自减其半，服二剂始愈。

5. 热病头齿大痛

出处:《云起堂诊籍》。

孝廉唐后坡长公，患寒热，面赤，头齿大痛。余诊之，脉洪而数。此热证也，法当用白虎汤大剂取效，每剂须用石膏一两。投一剂而头及齿痛俱已，寒热亦除，但脉尚搏指。余曰：须仍前再进一剂，不然，两日后定发斑矣。主人疑，谋之颛科，曰：是何斗胆也，石药岂堪重剂乎？置不服，并不召余。余意其瘥矣。至半月后复求治，余甚惊讶，乃知置余剂不服，两日后果发斑，斑十日不解，解后身犹灼热，并告余故。余曰：曲突徙薪，其有功乎？今而后始信余言不谬矣。投柴芩芍药汤，一剂而热退，后用参术调理而痊。

石野信安

医家简介：日本著名医家，具体身世不详，为矢数道明《临床应用汉方处方解说》中记录的医家。

子痫

出处：《临床应用汉方处方解说》。

24岁初孕妇女，妊娠8个月前后，颜面和下肢轻度浮肿，尿蛋白阴性，血压基本正常。翌月下旬，发生呕吐、头痛而来院。全身浮肿严重，步行困难，尿量减少，尿蛋白变为阳性。诊察中引起子痫发作，血压170/110mmHg，做应急处理，兼用降压剂，予防己茯苓汤。于是尿量每日达2000～7000mL，大体在预产日正常分娩，平安出院。

子痫之痉挛发作，见四肢蹑蹑而动甚者，又因水气严重而见皮水，可用本方。又临产之腹证，其腹大当如鼓者。

矢数道明

医家简介：矢数道明（1905—2002年），生于东京。1930年毕业于东京医学专科学校，后学习中医。1954年在东京医科大学研究药理。1959年获博士学位。矢数道明50年来，与大塚敬节一道共同致力于日本汉方医复兴运动，为推动、发展东方医学做出卓越贡献。著有《汉方后世要方解说》《临床应用汉方处方解说》《汉方诊疗的实际》《汉方大医典》《汉方诊疗医典》《明治百年汉方略史年表》《汉方治疗百话》等书。

1. 神经性心悸亢进

出处:《临床应用汉方处方解说》。

38岁妇女，生2胎，人工流产1胎。8个月前外出买东西，于商店前突然呼吸困难而动悸，遂即感觉心跳欲止，心胸紧迫，胸心下紧迫，颜面苍白而苦闷，大吵大闹。当时经医师治疗而安静，但此后每日仍反复发作，1日发作多次。背肩经常酸痛，眩晕且头昏眼花，足冷，手颤。脉紧有力，舌无苔。腹诊左右两季胁下，尤以右侧有抵抗与压迫感，沿左腹直肌，由心下左侧至脐旁，触之拘挛动悸，脐下左侧更为显著，按之颇为不快，主诉发作之时，必始于此。

前述之发病自回家之后未再请医师（这种腹症，腹部大动脉亢进与自主神经兴奋有关）。此病之病名，一向称之为神经衰弱、癔病、神经性心悸亢进、自主神经异常等，皆谓神经性症，不易接受治疗。

此即胸满烦惊之证。自开始服用柴胡加龙骨牡蛎汤之后，1次未发作，服药3个月，腹部动悸消失，心情开朗，如换新人而痊愈。

2. 急性结肠炎

出处:《临床应用汉方处方解说》。

67岁老年妇女，数日前食鲣鱼生肉片，翌日呕吐下利数次，感觉腹痛，里急后重，下黏血样大便。脉略沉迟，舌有白苔，心下痞满，左下腹触及索状物，有压痛。诊时无热，当日下利3

次，混有黏血，疲乏无力。予黄芩汤，翌日精神转佳，服用3日，诸症痊愈。4日再服，反而便秘，服用三黄锭，大便通畅。

3. 习惯性便秘

出处:《汉方辨证治疗学》

某，女性，72岁，日本画家。体质肥胖，血压增高，高达210/110mmHg时，则发生眼底出血。习惯性便秘已有40余年，腹中胀满不适，有时每月仅排便1次。对此患者给予麻子仁丸5g，分2次服用，每日2次。

服后大便快适，腹症也减轻，眼底出血渐被吸收。其后患者常备麻子仁丸，每5日服1次，大便一直正常，90岁后仍能绘画。

4. 下后腹满臌胀

出处:《临床应用汉方处方解说》。

73岁男子，患半身不遂已数日。因为平素便秘，很希望用下剂，并已服过大承气汤。如此持续数日，腹部膨满，其大宛如妊娠临月。叩诊鼓音，充满气体。食欲减退，时时呕逆。脉弦，舌黑苔干燥，言语不明了，意识稍模糊。经一内科医师诊断为并发腹膜炎，病情危笃，坚决不予治疗而辞走。

余认为此证由承气汤下后，引起胃气虚而臌胀。按本方（厚朴生姜半夏甘草人参汤）之证和诊断，服本方1剂呕逆立止，腹满两日内烟消雾散。患者从半昏迷中恢复了意识，感叹有如此有效之药物。本患者以后入院治疗，全身症状恢复，读书、写作等恢复如前。

5. 大叶性肺炎

出处:《临床应用汉方处方解说》。

49岁妇女，体温高达40℃，持续数日，因脑疝发谵语狂乱之状。根据患者主诉、胸苦，由胸正中线至右乳下苦闷，咳嗽，咯铁锈色痰，舌苔褐而厚，尚有津液，脉沉迟。腹诊右季肋、心下有抵抗，压之苦闷，诱发咳嗽。右胸遍及浊音与大小水泡音，诊为大叶性肺炎。

柴胡桂枝汤、桃核承气汤小量兼服，未能好转。翌日出诊，口渴，水一刻亦不离口，喘急并有呼气性困难。呼气有如呼噜呼噜奇异之声，处于烦躁闷乱状态。颜面潮红，无因由而胸烦苦闷。体温39℃。

因有“发汗吐下后，虚烦不得眠，反覆颠倒，心中懊侬”“急迫之状”，根据大塚敬节氏建议，予栀子甘草豉汤。服后时余，黏痰排出，奇异呼吸音消失，热解，食欲增进，咳嗽亦显著好转，数日痊愈。

6. 慢性肝炎

出处:《临床应用汉方处方解说》。

48岁妇女，曾患急性肝炎，此后5年来，右肩酸痛，右手麻木，浮肿一向不治，过劳淋巴结立即肿大。又胸中苦于胀满，裤带一勒紧即感恶心。

体格、营养状态一般，面色尚可，脉弱，血压正常。心下紧张如板状，有剧烈压痛，右季肋下痛尤为明显。肩酸痛严重时有短气。以上所见正与“心下急，郁郁微烦，胸胁苦满，心下痞硬，呕吐，腹满痛”之大柴胡汤条文几乎一致。由于右肩酸痛与右手麻木、右季肋紧张压痛相互关联，故胸胁苦满有时轻快，有时不轻快。尽管脉较弱，仍予大柴胡汤加葛根5g。

服用本方10日，5年来之肩酸痛、右手麻木、胸闷不舒，几乎痊愈。1个月后，乘汽车、电车时晕车亦消失，心下痞硬和苦满等症状好转。服用3个月，宿疾一扫而光，停药。

7. 胆石症季肋痛

出处:《临床应用汉方处方解说》。

44岁妇女，消瘦，贫血。从3年前至今心下剧痛屡次发作，体重在1个半月里减轻7.5公斤。放射检查发现心下有5～6块石头，故诊为胆石症。脉沉细，心下右季肋部，抵抗和压痛较强。本患者未见更多的实证，但有明显之胸胁苦满，故予大柴胡汤（无大黄）。此方服用后未再发作。

8. 痔核脱肛

出处:《临床应用汉方处方解说》。

49岁男子……1955年2月中旬排便时出血，便后引起脱肛，服用乙字汤、清肺汤等，病情逐渐恶化。虽有便意，但入厕后便不下，似有栓子堵着，有胀裂样痛感，严重时则出冷汗，脱肛，有如插进异物，还纳之后再脱出，其痛苦绝非言语能形容。脉洪大有力，按之脐旁拘挛，左右腹部有抵抗压痛。

……处此窘迫之境，只有大黄牡丹皮汤能泻下腹炎症和充血。于是煎大黄、芒硝、瓜子各6g，牡丹皮、桃仁各4g，一次服用。此时正值夜11时。次晨7时有腹痛，一入厕所就像拔开肛门的栓子一样而畅下，顿时感觉爽快，当日排便2次，痔核脱肛之痛苦皆愈。用大黄、芒硝各2g，继服1周大黄牡丹皮汤。

其后痔疾虽未根治，但在日常生活中已无障碍矣。

9. 胆石疝痛发作

出处:《临床应用汉方处方解说》。

平素体质健壮，肌肤血色良好，胆石疝痛发作，服大柴胡汤1剂即止。1年后再发胆石疝痛，同样给予大柴胡汤。这次未吐，疼痛愈来愈剧，体温38℃，大便秘结。

因剧痛故脉紧弦，痛减则脉大。于是，用大黄附子汤（大黄1g，附子0.5g，细辛0.5g）1次顿服，约5分钟疼痛缓解而轻快，能够翻身，便通痛止。

10. 小儿感冒，高热咳喘

出处:《临床应用汉方处方解说》。

3岁男孩，感冒引起扁桃体发炎，高烧，剧烈咳嗽，继而出现呼吸困难，儿科医生诊为喘息。此患儿一患感冒，喷嚏频作，鼻堵，鼻涕多。据说小孩之母亲也患此症，次子亦然，即全家患变态反应性鼻炎。投予此患儿小青龙汤，服药后感冒治愈，咳嗽和呼吸困难不再发作，恢复健康如正常人。

11. 小儿夜尿频

出处:《汉方辨证治疗学》。

某，男性，7岁。

3岁时曾患肾炎，发生排尿困难，其后相反出现夜尿频，一次量少，次数多，夜中如不唤醒2次则必遗尿于床。并且感觉身体疲劳，以致1周中不能坚持上学2～3天。诊之，体瘦，面色不佳，扁桃体肥大，口渴，食欲不振，面时浮肿，尿蛋白阴性，脉、腹均较软弱。

据证给予小建中汤，服后腹力增加，食欲亦增。续服 1 个月后夜尿症痊愈，疲劳感消失。服 3 个月后体质增强，未再缺课，小便完全正常。

12. 头痛烦躁，呕吐足冷

出处:《汉方临床治验精粹》。

男，40 岁……初诊当天清晨发病，头痛剧烈，苦闷难耐，午后乃请笔者出诊，自称病情不断恶化。诊察所见:患者虽卧床，但时刻不停地转动，或屈膝或伸腿，或辗转反侧或摆手摇头，极不安宁，这正是明显的烦躁状态。面色苍白，毫无精神，但无热状。笔者立即意识到绝非普通感冒，乃进行了详细问诊。

先问头痛部位，回答自两耳向上，恰好是戴帽部位，疼痛无法忍受，表情十分苦闷，自觉脑中有问题，全身很不得劲。这显然不是桂枝汤或葛根汤证的头项强痛。

再问恶寒状况时，回答为足部冷感极重，几乎丧失感觉，虽使用取暖汤罐，但毫无温暖感。家人告知多次检查体温，均未高出 36.9℃。一般发热有恶寒者为阳证，无热而有恶寒者为阴证，故本病例应属阴证。患者脉象正如预期那样，呈沉迟微弱之象，舌无苔而润，从而可进一步认定为阴证。

患者虽感口渴，但若进饮食，必立即吐出，自晨至午，粒谷未进，即使一口茶水也全部吐出。腹诊时，心下部稍呈痞满状态（即皮肤表面并无拘挛、紧张，仅自觉内部有轻度发胀、堵塞、停滞感）。小便次数无异常，但尿少。大便今晨一次，为腹泻便。足部触诊确有凉感。

综上诸症，判断为病入少阴，当无大误。与前述少阴病，吐利，手足逆冷，烦躁，以及厥阴篇之干呕、吐涎沫、头痛等基本吻合。因而不再踌躇，投给其吴茱萸汤，并告知可根据情况，不必每次定服 1 剂，可分几次服用，以防呕吐。同时将服药后 2 日内情况随时告知，以便考虑下一步治法。

两天后，据家人说，服第 1 剂药后并未呕吐，而且身体产生温暖感，头痛亦逐渐缓解。再服 1 剂后，当夜得获安睡。因而又令患者继续日服 2 剂。第 5 天时患者已可下地，改为每日 1 剂。10 日后身体状态已复原，开始正常工作而停药。

13. 头痛呕吐，烦躁肢冷

出处:《临床应用汉方处方解说》。

60 岁妇女，剧烈头痛并反复呕吐，干呕从夜至天明，头顶百会部、太阳穴处贴有梅干，用毛巾缠头，在床上呻吟，痛苦不已。极烦躁，睁眼即眩晕。诉说若一想到痛苦，宁死不欲生。脉沉微迟，颜面微潮红，因不眠而眼结膜充血。腹诊心下部膨满，感有停滞，压之不适，即作噫气。舌湿润，手足冷。全身乏力，苦于身无置处。此乃“少阴病，吐利，手足厥冷，烦躁欲死者”，为吴茱萸汤证。即予吴茱萸汤 1 剂。

10 多分钟后，如雾放晴，头痛去，噫气止。两小时后出诊观之，患者之缠头布已去除，卧位，正与探视者谈笑、吸烟。用此方两日痊愈。

14. 头痛呕吐

出处:《汉方临床治验精粹》。

今年 2 月 14 日晨，一友人来求火速出诊，乃由舍弟立即前往。2 小时后他来电话告知，患者系该友人之妻，36 岁，1 周前似有轻度感冒，昨起病情加重，在苦闷呻吟中彻夜未眠。现症为一切药物服后即吐，腰部及腓肠肌痛，两眼结膜发红，便秘，口渴，虽未发现明显黄染，但根据病情怀疑为钩端螺旋体性黄疸（外尔病）之重症例。特别是目前脉象不佳，随时有出现险情的可能。急遽之间，很难判断阴阳，故试探着投给了一剂大柴胡汤加石膏。服药后半小时，虽曾恶心，但未呕吐，看来似乎还能耐受，但脉象却越来越坏。由于不能确诊，下一步的治疗方针也无把握，因而要求笔者亲自前往处理。

笔者于午后抵达患家……为了进一步确诊，对患者做了仔细诊察。此时，患者虽呈昏昏欲睡状态，但却以十数秒的间隔，不停地摆动头部，就像要将附着的苍蝇赶开那样。据家人称，约 1 周前有轻度感冒倾向，但来客甚多，不得不带病应酬，在呻吟中操持家务。又因大便秘结，服用下剂，致使食欲更为减低。2 天前开始呕吐，昨夜似乎又做了恶梦，不断说出一些令人毛骨悚然的谵语，几乎整夜未曾合眼。但体温不高，未超过 37.1℃。

其后，经家人唤醒后，患者张开双眼时，结膜充血很明显，面色也稍呈潮红，似乎有阳证之象，而脉象却呈沉细微数，如漂浮的蛛丝一般，似乎随时都会消失。确实属于危急证候，心中不免暗暗吃惊。患者口唇微开，呼吸促迫。腹诊上，心下部肿胀痞满，却无任何挛急状态，腹部全体软弱，触压各处均喊疼痛。在腹诊即将结束时，患者突然感到苦闷增强，不断痛苦地扭动身体，最后将所服的大柴胡汤等几百毫升液体全部吐出。同时，患者边呻吟边诉说难受、腰不能动或下肢丧失了感觉等。触摸患者足部，确实有明显的冰凉感。但虽经反复认真察看，却未发现黄疸，也无淋巴结或肝脾肿大。因此，虽有很大的怀疑，但总感到不像外尔病，可是听、叩诊上均无异常，又找不到其他与现症相符的病名，不免也有些焦急。正在此时患者对在枕边吵闹的子女，大声叱责了几句，其声音却颇为有力，这一有力声音，使笔者反而镇静下来。继续问诊中，了解到此时患者的最大痛苦是头痛欲裂，左乳房下方内部痛感及无法忍受又无法形容的疼痛。患者表情危重，语气近乎哀鸣，面对这有明显心脏衰弱征兆，又不知病名的病例，确实感到棘手。但正在准备与患者家人进一步商量如何处理的瞬间，在潜意识中忽然似乎有人提醒说，这不正是吴茱萸汤证吗？这种潜意识的产生，不是别的，而正是治愈第1例患者（即上案）时的记忆得到复苏而已。这以前只在找合适病名上钻牛角尖，而忽略了从汉方角度去找适宜的处方。想到这里，头脑顿时豁然开朗，愁眉舒展，语气也立即充满自信地告知患者家人，此病即不像外尔病，也无须拘泥于西医病名，自信可用吴茱萸汤治愈之。

……于是，立即调制了1剂吴茱萸汤。第1次服药时，先令服约30mL，并立即用白开水漱口，以防残留苦汁诱发呕吐。结果很顺利。共分3次，服完1剂后，患者很快就入睡，并无任何烦躁苦闷表现。于是令家人备好保暖汤罐，放入被内加温。随着时间的推移，病情开始见轻，脉逐渐浮起，速度减慢，呕吐未再发。乃嘱家人于黄昏前再令患者服完第2剂，并尽量保持环境安静，以保证充分睡眠。

由于患者好转，家人十分振奋，笔者也像进入秋高气爽天气一样，心情舒畅。实际上，当思想中闪出吴茱萸汤证的念头时，甚至已经感到此病必定能治愈了，又一次清晰地体验到诊断即治方这一汉方医学的妙处。

其后，病情迅速好转。有趣的是，服用2剂吴茱萸汤后，原来秘结不下的大便，连续4次排出了腹泻样便，同时四肢也转为温暖……到初诊后第8天时，患者已可正常进食并起床活动。约3周后，一切恢复常态。

15. 狐臭腋窝多汗

出处：《临床应用汉方处方解说》。

30岁未婚妇女，为治疗狐臭而来院。听其主诉，从14岁起，即开始腋下出汗，自己感到其臭气难闻。经皮科治疗不愈，并说此病做手术亦徒劳，甚为悲观，拒绝结婚。患者肌肤洁白，肥胖，皮肤肌肉松软，虚胖，面颊潮红似苹果。初诊时2月下旬余寒虽烈，但从其厚毛衣上一看就知道必定濡湿变色。脱掉上衣，有数条汗液从腋窝流出。冬夏皆如此，夏季更重，不敢到人前。其他自觉症有全身倦怠、动悸不眠、肩酸痛、下半身冷、喝牛乳不久变胖等。

余诊之为风湿所致之防己黄芪汤证，即予此方。于是开始服药，翌日起大量排尿，出汗减少，自己亦甚感惊奇。服至15日时，已不担心腋窝出汗之苦。患者如同复活似地喜悦，因担心夏天再犯，半年期间服药到7月，在严酷暑夏季亦无变化，曾经苦恼15年之腋窝多汗症完全治愈而停药。

16. 硬皮病

出处：《临床应用汉方处方解说》。

19岁未婚姑娘，营养状态与颜面一般，脉极细而沉，舌无苔。腹诊，脐旁与脐下有抵抗，但无压痛。初诊于1963年6月，自两年前开始，行走时脚趾甲与脚下疼痛，两手指第2关节以上，寒时则全部发白而僵硬，放入被褥里揉捏可以恢复。另外，气候恶变或使用冷水时即使夏天亦发白。初诊虽为6月，亦不能耐受恶劣天气。

诊断为雷诺病，虽服用血管扩张剂，亦无明显效果。今年3月13日入某大学附属医院住院治疗。6月5日出院，诊断为硬皮症。

去年6月下旬关节红肿疼痛，发热39℃。现在，关节痛不甚严重。以该患者关节痛为据，予薏苡仁汤。此方常用于亚急性关节风湿病，但服20日无变化。于是，将本证作为久寒之证，予当归四逆加吴生汤观之。

投予此方后，食欲良好，颜面转佳，手足皴皱、苍白、关节痛均好转，甚令人宽慰。总结此例经验，当归四逆加吴生汤无论对雷诺病还是硬皮病均可试用之。

17. 冻疮

出处:《临床应用汉方处方解说》。

27岁未婚女子。艺术大学毕业之琴师。该患者在十数年前开始，每年冬天，白11月至翌年4月期间，患严重冻疮，影响练琴。形体消瘦，有胃下垂，颜面黄褐无血色，食欲不振，易疲劳。其母云：她毫无姑娘的姿色，甚为忧虑。因是富裕家庭独生女，虽经过各种治疗亦未治愈。

去年4月在某大学附属医院就诊时，冻疮仍然未愈，诊查时手肿，呈紫黑色，为冻疮演变所致。夏天手指仍然发黑。脉软弱，但不沉细小。腹部凹陷无力，胃内停水。

予当归四逆加吴茱萸生姜汤后，翌日起，日趋奏效，冻疮之痛苦渐缓解，紫色渐退，黄褐色面孔渐润有血色，食欲欠佳，但已有增进，稍见胖。不仅本人高兴，家属亦感惊奇。当年夏天，紫黑色手指恢复正常颜色，腹部亦丰满有力。就诊前化妆时不易着附，现在化妆效果良好，已变得令人不认得的漂亮女子。此后，该患者一直坚持使用此方。

18. 急性支气管炎

出处:《临床应用汉方处方解说》。

34 岁妇女，恶寒发热，咳嗽，体温 39℃，辗转反侧，痛苦难忍，口干，无汗，用大青龙汤发汗，翌日体温虽降至 37℃，但此次频频咳嗽，喉中嗞嗞痰鸣，咳时胸痛如锥刺。由于左乳上部剧痛，用小陷胸汤、小青龙汤和桔梗白散，但均无效。于发病后第 5 日，因胸痹、喘息、咳嗽、胸背疼痛、短气严重，与瓜蒌薤白半夏汤。服药后感觉胸中爽快，服用 3 日，胸部所见（症状）完全消失而痊愈。

19. 咯血胸痛

出处:《临床应用汉方处方解说》。

50 岁男子，由于结核，至今已有 5 个月反复咯血既往史。前年连续紧张工作之后，引起大咯血，同时感觉心痛彻背剧烈，不能入睡。内科医生打注射针也无效，经治医生认为该患者至多能活 2 ～ 3 日。此时家兄往诊，诊为瘀血冲心，以通导散下之，创造了奇迹。

其后 1 年，第 2 次发生咯血和疼痛，虽然仿上次之法，予通导散，但此次无效。由于神经质接受针刺治疗，但由于接受治疗后咯血立即中止。继之给予六物黄连解毒汤等，逐渐趋于好转。现在第 3 次咯血，心痛及背。余予瓜蒌薤白白酒汤，并用醋湿敷心区。于是，这次在很短时间即愈。此患者虽然咯血，脉亦不细数，却弦而洪大，胸部无严重所见。

20. 癫痫

出处:《临床应用汉方处方解说》。

16 岁男子，初见似很强健。幼时曾患脑膜炎。自 8 岁时，癫痫发作，逐年加剧。经各种治疗不愈，依赖于信仰，努力忏悔祈祷。故热衷念经，但愈念发作愈烈，这是迷信神灵所致。脉弦，腹肌紧张拘急，肝肿大有压痛。初予柴胡清肝散无效，继予柴胡加龙牡汤仍无效。再用柴胡清肝散发作更加剧烈，昏迷持续 3 小时，连续发作 3 昼夜。由于急迫发作，据其行为与精神状态，予甘麦大枣汤。

服此方后，如从梦中醒来，癫痫不再发作。继服两个月，只轻度发作两次，性格亦变温顺。类似这样剧烈发作，不宜用苦味之柴胡剂、黄连解毒剂，用味甘者为佳。

21. 胃痉挛剧痛

出处:《临床应用汉方处方解说》。

22 岁男子，食深川名产蛤仔饭后，发生腹痛，心下部剧痛，翻滚不安。附近内科医师因诊其脉沉伏，遂告以心脏衰弱，病情危笃。注射吗啡痛未止，再注射时疼痛尤为剧烈，彻夜叫喊，闷乱不止。夜间注射吗啡亦无效。翌日正午出诊，脉沉伏而迟，舌苔黄，口臭，心下坚如石，在床上辗转反侧，呻吟不已。遂予中药大承气汤及紫丸，症状更为加剧，灌肠亦未排便，疑为肠梗阻。仔细考虑之后，甚为紧急，诊为甘草汤证。急以甘草 8g，加水 270mL，煎取 180mL，劝患者喝两口后，呻吟立止，呕吐亦停。继咽两口，闷乱消失，再喝两口痛除，数分钟后安宁入眠。腹硬缓解，患者昏昏沉睡。之后，用小建中汤，因排便和矢气而痊愈。

22. 足外侧似积水软肿块

出处:《汉方临床治验精粹》。

花某，43 岁，女……1983 年 11 月 24 日来院……右足踝部、足跟外侧发生积水、肿胀，大小约为横切的半个鸡蛋，触摸时有波动，跪坐时受妨碍。在几所病院求治均不见效，影响情绪。因患者有便秘，故投给五苓汤加大黄 1g。服后，肿块迅速缩小，1 个月后完全消失，其后未再发。

五苓汤可治水分偏在，即使无明显口渴或尿不利，也常能奏效。本症例营养、面色一般，血压 130/80mmHg，无舌苔，腹平坦，无异常所见。这是用五苓汤获得速效、显效 1 例。

23. 尿毒症

出处:《临床应用汉方处方解说》。

50 岁妇女，两个月前两眼几乎失明，血压达 260mmHg，由于剧烈头痛及呕吐，食物、药物和水均不进，口渴，小便不利，不眠，烦躁，脉浮大，腹柔软，胃内停水显著，尿蛋白强阳性，舌苔白干燥。辨为五苓散证，故予五苓散。

服药后尿通利，呕吐、头痛、发汗、不眠等同时消失，视力略有恢复，血压亦下降，甚为高兴。两个月间诸症好转，并能起床，但因摄养不良再度恶化，终至死亡。

24. 呕吐，小便不利

5岁男孩。主诉患痢疾，高热下降之后，出现烦躁，拒绝盖被，口渴，水入即吐，饮一口吐出2～3口，小便不利，脉浮数大而无力。以五苓散2g用米汤溶化服用。

服1剂呕吐停止，小便利，食欲好转，渐渐恢复。

25. 偏头痛

出处：《临床应用汉方处方解说》。

51岁肥胖妇女，感冒后左侧偏头痛甚剧，甚或发狂。食欲欠佳，时有嗳气、不眠症，白苔明显，有口渴。主诉疼痛自左侧颜面至耳周围，痛如剧烈之电击，午后至傍晚夜间尤剧，通宵哭泣。腹诊因有胸胁苦满，投予柴胡桂枝汤1周，偏头疼毫无好转。此时胃内无停水，口渴也很少，尿不利也不显著，可是投予五苓散，即日见效，5日完全治愈。

矢数有道

医家简介：日本著名医家，具体身世不详。著有《临床中医学总论》一书。

1. 喘息性支气管炎

出处：《临床应用汉方处方解说》。

45岁妇女，感受风邪太重，引起支气管炎，高烧达40℃。呼吸困难，两肺听到哮鸣音，心下硬，按之诉有跳痛。初予大青龙汤，次用小青龙汤加杏仁石膏、麻杏甘石汤等无效。5日间持续苦闷，咳嗽不止，坐卧不安，并且左胸出现刺痛连及于背。因其相当于“胸痹之病，喘息咳唾，胸背痛，短气”，予瓜蒌薤白半夏汤。

服用1日，诸症减轻，2日后热退，喘咳、胸痛皆去，胸部所见亦消失而痊愈。

2. 全身关节作痛

出处:《临床应用汉方处方解说》。

40岁妇女，约20日前发病。主诉全身关节作痛，尤以右膝关节、右肘关节、右腕关节肿胀疼痛更甚，不能小动，在草垫上走路之时也不能耐受疼痛。右膝肿胀，其大如头，痛不可近。因右肘及腕关节肿胀疼痛，不能诊脉。上半身多汗，下半身干燥，微恶风，关门，卷在被褥内。体温39℃，脉弱，颜面微青，似无高热。小便不利，1日仅1次，大便秘结，8日1行，质硬。渴欲冷饮。腹壁软弱，舌中央苔黑湿润，手足微凉。

虽曾考虑猪苓汤、白虎加人参汤。但脉弱与体温不相称，据自汗恶风，不觉发热，面色青，苔黑湿润，腹壁虚软等症状诊为阴证。此证最适合用甘草附子汤，予附子1日0.9g。

服药后大便通畅，左侧关节疼痛增加，但右侧稍缓解，发汗甚多。第3日体温39℃，发汗如雨，被为之而湿。发汗中疼痛若失，6日内小便通利，关节痛解，体温38℃。附子量增至2.5g，第9日已热退，关节痛全止，再服本方20日，以后服舒筋立安散两个月，毫无后遗症，完全治愈。

3. 黄疸腹痛

出处:《临床应用汉方处方解说》。

一男性台湾人患者，因经商到日本访问。半年前患胆囊炎，继之肝脏肿大，发为黄疸，连续服用米粥和泻下药，体重由60公斤减至45公斤。在复发后的48日，在枥木县旅行中突然发生腹部剧痛，打针后痛止。当时诊断为胆石症引起顽固性黄疸和剧痛。就诊时黄疸明显，皮肤瘙痒，上腹部不适和钝痛，疲劳感严重，疲惫不堪。小便色黄，量也少。脉弱，腹软，呈现虚陷，无拘挛亦无硬块，下肢发冷。此患者目前忌用泻药。腹痛发作为太阴病里寒所致之故。认为甘味有补中气之意，遵《金匮要略》条文予小建中汤。

服药后精神转佳，第3日小便颜色正常，大便也通畅，第5日黄疸已退十分之九，患者感叹不已，返回台湾。

尽管本患者无小便自利，若属虚寒型黄疸，虽有小便不利，但从其他症状分析，确实为虚寒者，也可考虑用小建中汤。

苏寿仁

医家简介：苏寿仁生于公元1818年，闽南人，自幼从父学医，勤求古训，博采众方，上及《灵枢》《素问》《伤寒》《金匮》，下及诸子百家，并远离乡井，走访苏杭，兼采当时名医成就，其学验俱丰，情性廉朴，不计名利，热心为群众治病。上至浙江杭州、温州，下至福建闽东、闽南，医道大通，声誉四振，有苏活仙之誉。著有《苏寿仁经验录》。

支饮气喘欲绝

出处:《桐山济生录》。

浙江矾山叶妪，患支饮，寝到夜半，忽自床中坐起，两手紧握床架，胸中憋闷，气喘欲绝，面唇指甲俱青。急延苏老往诊。以葶苈子一两，大枣十枚，清水煎数沸，去渣，一次服尽。药后少顷，喘平，诸症若失。

邃 岩

医家简介：具体身世不详，为清代医家魏之琇编集的《续名医类案》中记录的医家。

伤寒便闭呃逆

出处:《续名医类案·呃逆》卷十四。

一人伤寒，阳明内实，地道不通发呃逆，其脉长而实，以大承气汤下之而愈。

孙 兆

医家简介：北宋医家，河阳(今河南孟县)人。尚药奉御孙用和，有二子，一为奇，一为兆，父子皆以医闻名。奇、兆皆登进士第。官至殿中丞。两人对《素问》等古典医籍更多所研究。兆有《伤寒方》《伤寒脉诀》等著述，他对林亿、高保衡等校正补注的《黄帝内经素问》加以重新修订，名为《重广补注黄帝内经素问》。

1. 伤寒口燥舌干而渴，心中疼，自利清水

出处:《名医类案·伤寒》卷一。

东华门窦大郎，患伤寒经十余日，口燥舌干而渴，心中疼，自利清水，众医皆相守，但调理耳，汗下皆所不敢。窦氏亲故相谓曰：伤寒邪气，害人性命甚速，安可以不次之疾投不明之医乎？召孙至，曰：明日即已，不可下，今日正当下。遂投小承气汤，遂大便通，得睡，明日平复。

众人皆曰：此证因何下之而愈？孙曰：读书不精，徒有书尔。口燥舌干而渴，岂非少阴证？少阴证固不可下，岂不闻少阴一证，自利清水，心下痛，下之而愈。仲景之书明有是说也。众皆钦服。

2. 伤寒胸腹满面色黄如金

出处:《名医类案·伤寒》卷一。

工部郎中郑君患伤寒，胸腹满，面色黄如金。诸翰林医官商议，略不定，皆曰：胸满可下，然脉浮虚。召孙至，曰：诸公虽疑，不用下药，郑之福也，下之必死。某有一二服药，服之必瘥。遂下小陷胸汤，寻利，其病良愈。明日面色改白。

3. 痰多喘咳

出处:《名医类案·咳嗽》卷三。

一人病吐痰，顷刻升余，喘咳不定，面色郁黯，精神不快。兆告曰：肺中有痰，胸膈不利，当服仲景葶苈大枣汤。

一服讫，已觉胸中快利，略无痰唾矣。

孙采邻

医家简介：孙采邻，字亮揆，又字竹亭，祖籍崇川，清代名医。其父孙廷问，字雨香，号我舟，著有《寸心知医案》。采邻早年随父习医，后行医于苏州。门人程定治、金传勋与侄孙兰生、孙庆生以及男孙鹤生、孙凤生，均继其业。《竹亭医案》共9卷，其中内科杂病（包括少量外科病例）6卷、女科3卷。因作者将历年积累的病案似珍珠般地串连一起，故又名《缀珠编》。本书涉及的病种颇为广泛，凡感冒咽痛、湿毒暑热、瘰疬痧痘、霍乱吐泻等等，无不详录在案，且多为复诊医案，使读者对病案的发生、发展与转归，有一个较完整的认识。案中的议论与按语也时有神来之笔，具有画龙点睛的作用。处方用药体现江南医家平正的特色，基本上不用峻烈之品，即使必须使用攻逐之剂，嗣后仍图补脾和胃，深得中医调理之三味。此外，“治病必求其本”也是孙氏的一大特色。

湿温坏证，身热胸闷，口渴喜饮

出处:《竹亭医案》卷五。

金六吉，年逾二旬，丁亥五月初八，湿温症误治几危。是病由受凉停食而起，以故身热胸闷，按之而痛。未经解肌透表，早投“陷胸”，继又妄用“承气”。服后大便先软后溏，不但热不除而反增重。业已六日，口渴喜饮，舌苔糙刺无津，阴液涸矣。且愈热愈渴，日饮茶数十瓯而究未能解其一渴。脉息左弦劲，右滑数。此温邪留恋于气分也，缘误治而至此极。议“仲圣”竹叶石膏汤法出入之。

生石膏五钱，竹卷心三钱，麦冬一钱半，去心黄芩一钱半，炒生甘草六分。加陈粳米百粒，用百劳水煎。

服后顷之睡着，约一时而醒，醒后叹气一声。问之答曰：“周身松爽”。少缓遍体汗出，热从斯退。自此渴止溲长，病若失矣。次日清养胃阴，用生地、石斛、黄连、麦冬、山栀、甘草辈煎服，以清虚热耳。

孙奉职

医家简介：具体身世不详，为清代医家魏之琇编集的《续名医类案》中记录的医家。

关格

出处:《续名医类案·呕吐》卷六。

赵仪女，忽吐逆，大小便不通，烦乱，四肢渐冷，无脉，凡一日半。大承气汤一剂，至夜半，渐得大便通，脉渐和，翌日乃安。此关格之病，极为难治，垂死而活者，惟此一人。

孙文垣

医家简介：新安医家代表人物，具体身世不详，为清代医家魏之琇编集的《续名医类案》中记录的医家。

热入血室，胸胁大腹痛

出处:《续名医类案·热入血室》卷二十三。

李氏妇，胸胁大腹作痛，谵语如狂，寅、卯、辰三时稍轻，午后及夜痛甚。原有痰火头疼牙疼之疾。又因经行三日后，头痛发寒热。医以疟治，因大恶热，三四人交扇之，以两手浸冷水中，口含水而不咽。鼻有微衄，又常自悲自哭，痛时欲奔窜，剧则咬人，小水直下不固，喉哽哽吞药不下。脉之左弦数，右关洪滑。曰：此热入血室也，误服治疟刚燥之剂，扰动痰火，以致标本交作。其胸胁痛者，病属少阳也；剧则咬人者，虫行求食而不得，故常觉喉中哽哽然也。以小柴胡汤加桃仁、丹皮，而谵狂减。次日与安蛔汤，痛止饮进而愈矣。

孙 一 奎

医家简介：孙一奎(1522—1619年)，明代著名中医学家。字文垣，号东宿，别号生生子。安徽休宁人。生活于明嘉靖万历年间。为汪石山的再传弟子。孙氏自幼聪颖，好学勤求，为寻师访友，曾远历湘赣江浙等地，广询博采，访问名贤，探冥搜奇，经30年，不但为人治病多验，而且在学术理论上颇有建树，尤其对命门、三焦等理论研究，均有个人见地，为人决死生多能效验，临证投剂屡起沉疴，学验俱丰，故名噪当时。著述有《赤水玄珠》30卷，《医旨绪余》2卷及《孙氏医案》5卷。

1. 疰夏误治变证，咳嗽腹痛，体倦多汗

出处:《孙文垣医案·三吴治验》一卷。

吴江吴太仆长君肖峰令政，太宗伯董浔老次女也。患咳嗽，体倦，多汗，腹痛，呻吟不绝口者半月，吴江之医不效，访远近名最著者，如姑苏盛氏后湖，王氏后山，震泽沈氏竹亭，先后递治之而痛愈加。

予适寓苕城，龙山公邀予乘快舡兼程而进，至则诊其脉，左手三五不调，右手沉弦，面色青而息甚微，腹中辘辘有声。予因问上年夏月曾病否？肖峰曰：曾头痛体多汗，动止无力，不能亲事，但不咳嗽，不腹痛，今五月初，病如上年，而市医谓伤风所致，用参苏饮表之，始咳嗽。沈为其清嗽，则加腹痛，王与盛谓通则不痛，以沉香滚痰丸下之，则势惫而不可支。予方殚思，谓此乃注（疰）夏病。仲景谓春夏剧，秋冬瘥者是也。而龙山公诘问：注夏何为咳嗽？予曰：原不咳嗽，由参苏饮而咳嗽也。汗多又重发汗，肺金受伤，故燥而嗽。何为腹痛？予曰：原不腹痛，因治嗽而寒其中气，腹故痛也。后事者，又不究其因寒而痛，乃谓通则不痛，而用寒凉滚痰之剂，重伤其中气，不思五月六阳之气皆散于外，汗而又汗，汗多则亡阳，夏至一阴将萌，腹中尚虚，虚而复下，下多则亡阴，阴阳俱亡，不惫何待……乃用酒炒白芍药五钱，甘草、黄芪各三钱，桂枝二钱，大枣二枚，水煎，临服加饴糖一合。

……饮讫而睡……一醒而索粥。予曰：与之，谷气进则有本矣。粥后又睡至天明，腹全不痛，惟稍咳嗽，加五味子、麦门冬，兼治注（疰）夏而全瘳焉。

2. 时疫神昏，泄泻肢厥，脉细如丝

出处:《续名医类案·疫》卷五。

一妇人发热头痛，医与九味羌活汤、十神汤不效，加口渴，舌黑如煤。又医与如神白虎汤、竹叶石膏汤，亦不效，加泄泻不止，人事昏沉，四肢厥冷，呼吸气微，米粒不进者十四日，具含敛矣。孙诊之，脉细如蛛丝。曰：此疫证也。合生脉、理中二汤饮之。

连进二帖，夜半神气稍苏，饮粥汤半盏，次早六脉渐见。喜曰：脉绝微续者生，可无虞矣。仍与前药。至晚泻止，口不渴，舌煤退，精神爽。再用人参、白术各五钱，炮姜、炙草各二钱，麦冬二钱，五味十五粒，不拘时服，数日痊愈。

3. 便血

出处:《续名医类案·下血》卷十二。

董龙山夫人，年三十五，病便血，日二三下，腹不疼，诸医治三年不效。诊之，左脉沉涩，右脉漏出关外，诊不应病。谓血既久下，且当益其气而升提之，以探其病。乃用补中益气加阿胶、地榆、侧柏叶。服八剂，血不下者半月。偶因劳，血复下，再索前药。及谓之曰：夫人之病，必有瘀血积于经隧，前药因脉难凭，故以升提兼补兼涩者以探虚实耳。今得病情，法当下以除其根。董曰：便血三年，虽二三下而月泛不爽，且至五日，如此尚有停蓄耶？曰：以此而知其必有瘀也。经曰：不塞不流，不行不止。今之瘀，实由塞之故也。行则不塞，古人治痢必先下之，亦此意也。用桃仁承气汤加丹皮、五灵脂、荷叶蒂，水煎夜服之，五更下黑瘀半桶。复索下药，曰：姑以理脾药养之，病根已

动，俟五日再下未晚。至期复用下剂，又去黑瘀如前者半，继以补中益气汤、参苓白术散，调理痊愈。

4. 伤寒头痛寒热，胸膈懑痛

出处:《续名医类案·伤寒》卷一。

庞太夫人病头痛恶寒，胸膈懑且痛，时发寒热。投四物汤加元胡索、丹皮、香附，治五日不瘥。孙诊之，脉右滑大，左浮弦而数。曰：头痛恶寒，外感症也；浮弦而数，胸膈懑痛，少阳脉症具在；右脉滑，饮食滞而为痰也。四物汤皆滞痰闭气之药，内伤何以得消，外感何由得出？投以柴胡汤合平胃散，一服而愈。

5. 胃脘痛

出处:《孙文垣医案·三吴治验》卷二。

张一尹近川翁，始以内伤外感，过服发散消导之剂，致胃脘当心而痛。六脉皆弦而弱。此法当补而敛之也。

白芍药五钱（酒炒），炙甘草三钱，桂枝一钱半，香附一钱，大枣三枚，饴糖一合。煎服一帖而瘳。

6. 胃脘痛

出处:《续名医类案·心胃痛》卷十八。

吴仰元患胃脘痛则彻于背，以手重按之少止，痛时冷汗如雨，脉涩。孙曰：此气虚而痛也，以小建中汤加御米壳而愈。

7. 妊娠腹痛昏厥

出处:《孙文垣医案·三吴治验》卷一。

夫人妊，腹痛昏厥者五日。名医如高、陈二公者，沈姻娅，无巨细悉任之，亦不能措乎。予至诊之，两手脉皆洪大，法当下。众佥以妊难之。予曰：经云：“有故无殒，亦无殒也。”妊已九月，将解，即胎动奚伤？若当下不下，不独其痛难忍，而变且不测。考功是予言而请药。予即用小承气汤加苏梗、砂仁下之而安。

汤本求真

医家简介：汤本求真是20世纪初日本汉方医学古方派的一代宗师。1901年毕业于金泽医学专科学校，从事西医治疗；1906年，长女患疫痢而死，他“恨医之无术，中怀沮丧，涉月经时，精神几至溃乱”，对西医的信念逐渐动摇。1910年和田启十郎《医界之铁椎》出版，抨击“洋医万能论”，宣传汉方医学的优越性。汤本求真由此尊和田启十郎为师，立志复兴汉方医学。1927年6月至1928年9月，所著《皇汉医学》3卷陆续出版，“补正现代医术之谬误缺陷，故无论矣；又将医界之宝库汉方医学之真谛一一揭出，负启导后进之大任”（《皇汉医学·跋》）。又著《应用汉方医学解说》以羽翼《皇汉医学》，书中荟萃吉益东洞、邨井杶、尾台榕堂等著名汉方医家言论，并引用当时之现代科学理论，阐述仲景经方之精奥旨趣，以期东西医学之融合。作者延承古方派“实证亲试”的学术风格，书中方剂多为亲自实验而有效者，对机理的认识亦多有实践基础为支撑。华实孚先生翻译本书时，定名为《日医应用汉方释义》，1944年由上海中华书局出版发行。

1. 头痛如锥刺

出处:《临床应用汉方处方解说》。

20岁妇女，主诉头痛如锥刺，剧痛难忍。服安替匹林、米格来宁、溴剂等西药无效，用桂枝加桂汤，服1次大减，2日痊愈。

2. 后阴部糜烂疼痛

出处:《临床应用汉方处方解说》。

50余岁妇女，接受妇科治疗，由于药液强烈，引起后阴部肿胀糜烂，疼痛剧烈，难于忍耐。用甘草汤湿敷，疼痛立刻停止，溃烂也治愈。

唐朗山

医家简介：具体身世不详，为清代名医李冠仙编著的《仿寓意草》中记录的医家。撰于1835年。作者盛赞《寓意草》，并仿其格式，故名。书中所载以内科杂病为主，兼有妇科、五官科等验案。案中议病、析因颇详，主张“药不执方，相宜而用”，同症异治，异症同治。立法处方灵活，诊治颇具胆识。

眩晕

出处:《仿寓意草》卷下。

予三十岁时馆于京口，旗营呼协领家呼公，六旬外，忽得类中证，眩晕非常，头不能抬，夜不能卧，面色浮红。适万廉山先生宰丹徒，荐其乡亲唐朗山先生诊治。朗山以为虚阳上浮，以真武汤坐镇北方，用附子至三钱。合家疑惧，不敢服。朗山力主之，惟予赞之。

一服而定，调理阴煎方百余帖，总用附子五钱。丸药亦重用附子，统计服附子十余片，精神加旺。后不服药，寿至七十七岁。

陶节庵

医家简介：明医学家，字尚文，号节庵、节庵道人。余杭(今属浙江)人。幼读儒书，旁通百家，精医，于伤寒尤有研究。正统(1436～1449年)年间至省郡治伤寒，名动一时。著《伤寒六书》(又名《陶氏伤寒全书》)6卷(1445年)，流行较广，颇有影响。此外，尚著有《痈疽神秘验方》《伤寒点点金书》《伤寒全生集》等。

伤寒四五日，吐血不止

出处:《名医类案·伤寒》卷一。

一人，伤寒四五日，吐血不止，医以犀角地黄汤等治而反剧。陶切其脉，浮紧而数，若不汗出，邪何由解？遂用麻黄汤一服，汗出而愈。

（江）瓘曰：久衄之家，亡血已多，故不可汗。今缘当汗不汗，热毒蕴结而成吐血，当分其津液乃愈。故仲景又曰：伤寒脉浮紧，不发汗，因致衄血者，麻黄汤主之。盖发其汗则热越而出，血自止也。

藤平健

医家简介： 日本东洋医学会评议员，长期从事汉方医药的研究，临床经验丰富，在日本汉方医界声誉卓著，著有《汉方选用医典》等书。

感冒背恶寒

出处：《临床应用汉方处方解说》。

听日本医师医学讲座回家，突然连续喷嚏十余次，伴有流清涕。每诊一患者，擤一次鼻涕。背显著恶寒，虽多加毛衣仍发冷，恶寒不除。不久出现感冒声，脉浮弱、足冷。

以前，如此流大量清鼻涕时，按小青龙汤“吐涎沫”之意，服用该方，立即治愈，但此次服用同样的药无效。与前不同之处，今次有背恶寒，故改用小青龙汤加附子 1g，全无反应。翌日病情相同，流涕更甚，似有水毒溢出之感，脊背寒冷如故。脊背如有水流，头痛加剧。

1 个月以前，诊一妇女背恶寒之虚证，用甘草附子汤完全治愈。虽无骨节烦疼及汗出气短，但“恶风不欲去衣”，“更有气逆上冲”，遂即作附子甘草汤，用附子 1g，初服 1/3 量，20 分钟后，不再流稀涕，约 1 小时好转，背恶寒减轻，服尽余药，正午时全部症状痊愈。

万密斋

医家简介：万全，明医学家。字密斋，湖北罗田人。世医出身，精通医学，擅治痘疹。著有《幼科发挥》《保命歌括》《养生四要》《育婴秘诀》《广嗣纪要》《痘疹世医心法》《伤寒摘锦》等。

1. 小儿惊风后热不退

出处:《幼科发挥》卷二。

一儿惊风后热不退，群医有议用小柴胡者，有欲用竹叶汤者，有欲用凉惊丸者。予曰：大惊之后，脾胃已虚，宜温补之。三药寒凉，不可服也。乃作理中汤用炒干姜，一剂热除。

2. 婴儿呕吐

出处:《幼科发挥》卷三。

本县儒学教官陶，有一子生八月，病吐，诸医治之不止，汤丸入口即吐。诸医云：食入即吐，是有火也。欲作火治，用泻火汤药又不效。众医不能治，其吐益剧，即请予至议治。

予曰：理中汤。师曰：服此方不得入也。予曰：用法不同。时有生员蔡一山，素与吾不睦，在傍笑云：不必多言，且看汝法何如也。予曰：汝亦不必多言，明早来问，始见吾之能也。此非试宏词博学科，何相忌耶。作理中汤剂，用猪胆汁、童便各半，拌之炒焦，以水煎服，药入立止。

次早蔡生来问，师曰，果效。问是何方？曰理中汤。蔡子又问何法？予曰：此在《伤寒论》中猪胆人尿白通汤方下。兄归读之，自理会出来。

师又问予曰：吾闻蔡子常妒汝，今信之。请言其法。予曰：吐本寒邪，当用理中汤热药以止之。内寒已甚，格拒其阳，故热药入喉，被寒所拒，不得入也。今胆汁之苦寒，童便之咸寒，下喉之后，两寒相得，故不复出。须臾之间，阴气渐消，阳气乃发。此热药须冷服，以主治格拒之寒，以止呕哕者是也……师闻而喜之。后以六君子汤作丸调之。

3. 伤寒渴饮，小腹满痛

出处：《续名医类案·伤寒》卷一。

一门子病伤寒，医与发汗，七日复不愈，小腹满而痛，欲下之未敢。万脉之，沉弦而急。问曾渴饮水乎？答曰：甚渴，虽饮水渴不止。曰：此蓄水似疝症，不可下也。乃用五苓散以利其水，加川楝子、小茴香以止小腹之痛。

一服，洞泄四五行，皆清水。次日再求诊。曰：不必再药，水尽泄自止矣。三日后果安。

4. 伤寒寒热间作

出处：《续名医类案·伤寒》卷一。

胡晏年五十，病伤寒十六日不解。其症乍寒时，即以衣被厚覆，蒙头而卧，不胜其寒。乍热时，即撤去衣被，暴露其身，更用扇，不胜其热。如此一日夜十余次，医皆不识。万至，告以病状可怪，邀诊其脉。曰：不必诊，此易知耳。夫恶寒，病在表也，何以无头痛症？恶热，病在里也，何以无渴，及便溺不利症？此病在半表半里，阴阳混乱也。阴气乘阳则恶寒，阳气乘阴则恶热。宜用小柴胡以治其半表半里之邪，栀子、豆豉以治其阴阳错杂之邪，服之寒热不再作而愈。

5. 伤寒头痛发热

出处:《续名医类案·伤寒》卷一。

县尹唐肖峰，二月份患伤寒，医进九味羌活汤，不效。又云：内伤夹外感，进补中益气汤，不效。又进柴苓汤去人参，病略减。四日复发热，头苦痛，医欲下之，未决。万脉之，阳明、少阳，洪长而弦。曰：此元气素虚，因起早感寒得之。今病在少阳、阳明并病。乍热乍凉者，少阳也，头苦痛者，阳明也，宜小柴胡合葛根葱白汤。唐曰：吾素多痰火病，勿用人参。万曰：元气不足，乃虚火也，实火宜泻，虚火宜补。幸勿疑，一剂而病愈。

6. 伤寒胁痛

出处:《续名医类案。伤寒》卷一。

李养晦患伤寒，苦右胁痛。医用陶节庵法，以小柴胡加枳壳、桔梗，服之无效，已十七日。万脉之，沉弦且急。曰：此蓄水证也。经云：沉潜为水，支饮，脉弦急，必得之饮水过多。问曾服何方，以前药对。万曰：只用此方，再加牡蛎，以泄其蓄水可耳。一服而痛止。

7. 小儿呕吐

出处:《续名医类案·呕吐》卷二十九。

教谕熊文村子，二岁病呕吐，更数医不效，食饮入口即吐出。万视之曰:病可治也。问用何方？曰:理中汤。曰:服多剂矣，不效奈何？曰：如在《内经》，乃阴盛格阳之病，寒因热用，伏其所主，先其所因则效矣。乃作一剂，取豮猪胆汁、童便各半，和药炒干，煎而服之（即仲景白通汤入人尿、猪胆汁之法），吐立止。后称渴，以汤饮之，复作吐。万曰：凡呕家多渴者，胃脘之津液干也。当得一二时吐止，胃气回，津液生，渴自止矣。令将前药渣再煎服之，仍禁其饮食，半日而安。

熊问：同是理中汤，前用之不效，今用之而效，何也？曰：公子胃寒而吐，当以热药治之。乃寒盛于中，投之热剂，两情不得，故不效也。今以理中为治寒之主，用猪胆汁之苦寒、小便之咸寒为佐，以从其格拒之寒。药下于咽，两寒相得入于胃，阴体渐弱，阳性乃发，其始则同，其终则异，故曰：伏其所主，先其所因也。此轩岐之秘旨，启玄子之奥义，张长沙之良法也。

后王民肃子，半载呕吐不纳乳，昏睡仰卧而努其身，有作慢风之候，亦以理中末三分，用水一杯，煎至半杯，入胆汁、童便各一匙搅匀，徐徐灌之而瘥。

8. 小儿肠疝

出处:《续名医类案·疝》卷三十。

一小儿肠痛（即小肠疝也），用《诸症辨疑》内一方，五苓散加川楝子、小茴香，入盐一捻，神效。

9. 破伤风

出处:《续名医类案·破伤风》卷三十六。

一妇人，年四十余，形黑而瘠，性躁急。先患左腿发内痈，溃后起坐。万曰：疮口未合，当禁风。其妇自恃强健，不听。忽一日眩仆，目贬口㖞，身反张，手足挛曲，亟求治。曰：此破伤风，痉病也。用桂枝汤加熟附子、黄芪、防风，一剂而病减；再服十全大补汤，三剂而安。

万友生

医家简介：万友生（1917—2003 年）男，别号松涛。江西省新建县西山乡人，江西省全国著名的中医学术专家，国家级著名老中医、国务院特殊津贴专家。生前曾任省卫生厅中医科负责人、省中医药研究所所长、江西中医学院教授、中华中医学会第一、第二届常务理事等职，倾毕生精力提出寒温统一的外感热病理论体系，在全国中医学术界独树一帜。著有《伤寒知要》《寒温统一论》和《热病学》3 书。在国内、外期刊杂志上发表学术论文、医案、医话 130 余篇。

1. 伤寒发热，头身痛伴呕吐

出处:《万友生医案选》。

李某，男，25 岁。1989 年 3 月 3 日初诊。

伤寒一日，恶寒重，发热 39.5℃，无汗，头项痛，身痛，鼻塞流涕，咳嗽，口渴水入即吐，已呕吐 6 次，面色苍白，精神不振，苔薄白润，脉浮紧。按太阳表寒实证处理，投以麻黄汤冲剂，每次 2 包，日 3 次。

药后 2.5 小时见汗，3.5 小时体温降至 37.8℃。

3 月 4 日二诊：体温 38.1℃，诸症减轻，守方再进。

3 月 5 日三诊：体温 37℃，诸症消失。

2. 流行性出血热

出处:《万友生医案选》。

刘某，女，20岁，农民。

患流行性出血热病，于1986年12月10日入院。初起为气营两燔的湿热俱重之证，由少尿移行多尿阶段，出现典型的大结胸水热互结证，日晡潮热，从心下至少腹硬满疼痛拒按，舌红，苔黄腻，脉弦。12月14日用大陷胸汤（生大黄60g煎汤，芒硝3g冲，甘遂末5g冲）保留灌肠2次，腹痛大减，尿量由日600mL增加至日1150mL。12月19日各项检查正常，痊愈出院。

汪石山

医家简介： 汪机(1463—1539年)字省之，号石山，明代安徽祁门人，是新安医学流派的先驱者，明史列其为当世四大医家之一。在汪机的医学思想中，易理占有很重要的地位。汪机幼习举子业，对于《周易》及程朱之学颇有研究。汪氏习医，远溯《内经》《难经》，近法丹溪、东垣诸家。因《内经》的成书便依据了易理，朱丹溪亦是先习易后学医，医易兼通，以后汪机更是行医不忘研易，研易以究医理，终于集诸家之长，创立了独具特色的新安医学流派培元派。

疝癞

出处:《名医类案·疝癞》卷六。

一人，年二十余，因水中久立过劳，病疝痛，痛时腹中有磊块，起落如滚浪，其痛尤甚。诊之，脉皆细弦而缓，按之似涩。曰：此血病也。考之方书，疝有七，皆不宜下，所治多是温散之药，以气言也，兹宜变法治之。乃用小承气加桃仁下之，其痛如失。三日复作，比前加甚。脉之，轻则弦大，重则散涩。思之，莫得其说，问：曾食何物？曰：食鸡蛋二枚而已。曰：已得之矣。令以指探吐，出令尽而痛解矣。

汪希说

医家简介：具体身世不详，为明代医家江瓘及其子江应元、江应宿编集《名医类案》中记录的医家。

中暑呕哕

出处:《名医类案·暑》卷二。

一壮男子，形色苍黑，暑月客游舟回，患呕哕，颠倒不得眠，粒米不入，六日矣。脉沉细虚豁。诸医杂投藿香、柴、苓等药，不效，危殆。汪曰：此中暑也。进人参白虎汤，人参五钱。服下呕哕即止，鼾睡，五鼓方醒，索粥。连进二三服，乃减参稍轻，调理数剂而愈。

王 堉

医家简介：王堉字蓉塘，号润园，清道光、同治间山西介休县人，据《介休县志》仅知王氏一生半官半医。道光年间，因母病开始学医，后不时给人看病，医德高尚。著有《醉花窗医案》一书。原书是一个手抄本，由北京农业大学张仲葛教授从收购废物者手中获得，并经北京中医学院谢海州同志标目。1961 年中国医学科学院陕西分院刘寿山先生携归陕西，交三原县医院房温如、李源整理。1976 年刘寿山先生将该整理稿转交山西省中医研究所中基研究室继承小组，于次年完成点校、标题、列目，并经研究后认为本书评脉辨证、处方用药都能抓住中医辨证论治的特点，而又文笔流畅，不蔓不枝，叙事生动，论断中肯，驳辨之际，往往见辨证要点，学者亦可从中获致教益，遂至 1985 年由山西人民出版社出版。

1. 腹痛

出处:《醉花窗医案》。

黑六，里中人，遗其名。一日腹痛欲绝，强步至门，跪求余治。余曰：何忽得此疾？泣诉曰，昨日吃莜面条半大碗，饭罢入瓜田，渴甚，饮凉水二碗，归家则腹痛作矣。胸中如碗鼓甚，按之如刺。余曰：此食积也，但汝胸中如石塞窦无隙可通，用药治之，恐药弱而病强，攻之不破也。痛者曰：然则听之乎。余曰：尔欲病愈，须遣人扶掖，在田野中，往返疾行数百步乃可，病者辞以不能。余曰：不能则难治也。再三苦求，乃以大剂承气汤加麦芽、槟榔疏之。告曰，三服乃可。病者归，初服而胸中如坠，二服后下气暴作，急如厕，则如桶脱底，胸腹空虚，负耒而耕矣。

2. 癃闭

出处:《醉花窗医案》。

一日归来，宋（懋之）忽小便不出，兼腹痛。疑是感寒，忌生冷者数日，病仍不减。乃邀余治。诊其六脉俱弦，两尺尤甚。乃曰：此蓄水也，利之可愈。投以五苓散加木通四钱，两刻许，小便泉涌，腹颇舒泰。

越日再诊，左尺平，而右尺仍弦。乃曰：小肠之水已除，大肠之水尚在，不去之，恐召湿作泻。义以胃苓汤去肉桂加砂仁等进。服药后，宋寓居客店酣睡，劳不自觉，天明始醒，而被褥粪秽黏染殆遍，急呼人湔涤之。觉腹中馁甚，自此食量兼人，颇称壮健。

3. 水肿

出处:《醉花窗医案》。

赵梅村先生，崞县人……壬戌夏，定襄县试……与梅翁朝夕聚谈。一日梅翁曰：弟素颇健，近不知何故，两腿连脚作肿，午后益盛，闷滞不能屈伸。余问皮皱乎？曰然。光亮乎？曰然。小便不利乎？曰然。胸膈发闷乎？曰然。告曰，此必饮水太多，水气下注，不治则成水肿，渐而至腰，至腹，则无救矣。梅翁请一诊。余曰，不必诊脉，但疏泻其水，小便利则肿自已。至于茶水，渴而后饮，不渴时则绝之，勿过贪也。因进以五苓散加木通、牛膝、防己、瞿麦，至夜则小便五六次，觉肚腹宽舒。天明视之，肿消其平，连服三剂，则肿迹全无，步履矫健。

4. 水积吐食

出处:《醉花窗医案》。

里中相周庞兄之母，年五十余，得吐食症。始以为霍乱，吃塘西痧药数粒，吐如故。又请一医以为气郁，用四七散开之，仍如故。庞求余治，余细问形症，既非霍乱，亦非气郁。按其脉。则右关弦甚，余各平平，乃顿悟曰，此水积也。病必小便不利，好饮水，胸膈闷滞，时兼头晕，病者点头称是。因以五苓散加苍术、木通利之，越日吐止。庞又请视，告曰，不必再视，但常服香砂六君子丸，不但不能停水，且大益于脾胃，于老人甚相宜也。庞遵之，其母遂健。

王好古

医家简介： 王好古(1200—1264年)，字进之(一作信之)，号海藏，赵州(今河北赵县)人。王氏自小聪明好学，成年后博通经史，究心医道。他少时曾经与李杲一同受业于张元素(年辈较李氏为晚)，后来又从师兄李杲学医。王好古以儒者而习医，特别喜好经方。其造诣很深，后来又尽得张、李二家之传，成为易水学派又一名家，他的学术思想，尤以阴证学说为独到之处，并受到后世医家的重视，有较大的影响。王好古一生著述较多，可考者达20余种，其中《医垒元戎》12卷、《阴证略例》1卷、《汤液本草》3卷、《此事难知》2卷，乃王氏代表作，备受后世医学家之推崇。现存尚有《伊尹汤液仲景广为大法》4卷、《斑疹论》1卷均佚。

癫狂

出处:《阴证略例·海藏治验录》。

彰德张相公子谊夫之妻许氏，乃状元许先之女，绍明之妹也。病阳厥怒狂，发时饮食四五倍，骂詈不避亲疏，服饰临丧，或哭或歌，或以刃伤人，不言如哑，言即如狂，素不知书识字，便读文选。人皆以为鬼魔，待其静诊之，六脉举按皆无，身表如冰石，其发也叫呼，声声愈高。余昔闻洁古老人云：本经言夺食则已，非不与之食而为夺食也，当以药大下之而使不能食，为之夺食也。予用大承气汤下之，得脏腑（指肠垢）数升，狂稍宁；待一二日复发，又下之，得便数升，其疾又宁；待一二日又发，三下之，宁如旧。但不能食，疾稍轻而不已，下之又五七次，计大便数斗，疾缓身温，脉生，至十四日其疾愈，脉如旧，困卧三四日后起苏，饮食微进，又至十日后得安。

王焕庭

医家简介：1917年10月生，江苏海门人，海门保神医学校毕业。从事中医内科工作50年。曾任上海市杨浦区宁国医院副院长，1979年退休后受聘于上海市东海中医医院，杨浦区大桥医院。王氏擅长用中医药治疗癫痫。

肺痈

出处:《古方医案选编》下集。

钱梅福，男，28岁。

主诉：咳嗽、胸痛，已40多天，近日痰有臭气。患者于1个半月前在田间工作回来，觉怕冷发热，伴有咳嗽、四肢疼痛，即延中医诊治。服药数剂后，怕冷、四肢痛解而咳嗽不已，并增胸痛，痰色稀白，混有血液，痰量不很多，咳嗽甚剧，夜难成寐，发热不退，精神困疲，以致卧床不起。经二十多天的中药治疗，咳嗽较减，晚上较能入睡，一般情况较好，乃能离床。但热度时有波动，胸仍有隐痛，痰中虽无血液而增臭气。多药调理，效力不佳。

体温 37.8℃，咳嗽不甚剧，痰色稀黄，量中等，略有臭气，口干。脉数，舌被黄腻薄苔。营养较差，诉胸有隐痛。拟诊为肺痈，经予苇茎汤、葶苈大枣泻肺汤、桔梗汤、泻白散加减，以及犀黄醒消丸等治疗，兼为注射油剂青霉素 30 万单位三针，经 10 多日病情持续，未见显著改善，乃停止诊治。

1 周后又来门诊，热升至 39.2℃，痰中臭气加重，痰量增多，杂有脓状，胸闷不畅，神疲乏力，凡事扫兴，胃口殊差。见其病势转剧，测其病灶化脓可能正在进行，乃试用桔梗白散峻剂。

巴豆霜 0.018g，象贝、桔梗各 0.9g。共研，开水送服。嘱服后泻不已吃冷粥一碗。

下午服药，至晚大便泄泻 10 多次，服冷粥一碗而泻止。热已退，咳嗽大减，痰无臭气，胸中甚畅，诸恙如释。检体温 37.3℃。脉平，舌净。偶有咳嗽，而无臭痰，精神表情都良好。为处肃肺化痰剂，以搜余患。自觉病已好，迄今健壮如常人。

王季儒

医家简介：王季儒 (1910—1991 年)，主任医师，山东省历城人，生于名医世家，自幼习儒。后来津随父静斋公学医，在熟读医籍经典著作之后，又博览医书，其中以有关温病医籍为重点。1936 年经天津市中医考试合格后，又拜北京名医孔伯华先生为师，随师3载，以其笃志博学而深得孔师之器重。1940年在天津开业行医，因出自名门，开业伊始即诊务繁忙，且声誉日隆。新中国成立后，任天津市第六医院(即现长征医院)中医科主任。毕生致力于临床，擅治温病，亦精内、儿等科，尤其对“中风”有独特见解。行医60年，经验宏富，发表论文多篇，著有《温病刍言》《肘后积余集》等。历任天津市长征医院中医科主任、天津市传染病医院顾问、天津市中医学会顾问、天津市医药局顾问等职。

1. 寒热注来

出处:《中国现代名中医医案精华(四)》。

刘某，女，62岁。初诊：1970年6月7日。

主诉：患者于1970年5月23日因高烧3个多月，服中西药无效而收住院。经治10余日，服西药如各种抗生素、中药如白虎汤等，每日午后高烧40℃左右，始终不退。曾经多方检查、化验，均未找出病灶。遂邀为会诊。详询病情，患者述其病初由外出受寒引起，当时头身疼痛，自服感冒药，效果不明显，继而高烧，烧前恶寒，每于午后发作，至黎明大汗出而烧退，每日如此，至今已4个多月；口渴而不喜饮，食欲不振，自汗头痛，二便尚可。

诊查：体温40℃，形体消瘦，精神萎靡，舌质红，舌苔薄黄，脉弦数无力。

辨证：此由冬月感寒，邪客太阳之表，治不如法，致表证未解，寒邪入里，盘踞少阳，遂发为太少并病，致有寒热往来之候。

治法：扶正祛邪，和解枢机。

处方：柴胡 5g，清半夏 10g，黄芩 10g，党参 10g，桂枝 2g，杭芍 10g，甘草 3g，生姜 3 片，大枣 3 枚。

二诊：患者服药 1 剂，其烧即退，以后亦未再烧。嘱按原方再服 2 剂，以资巩固。

2. 风湿热、风湿性关节炎

出处:《中国现代名中医医案精华(四)》。

燕某，男，15 岁。初诊：1978 年 2 月 23 日。

主诉：患者于 1977 年 5 月，自感两下肢沉重，至 6 月开始腿痛、不肿，不定时发烧，最高达 41℃，经治疗 1 个月无效而到县医院住院，诊断为“风湿热”“风湿性关节炎”，用强地松、保泰松治疗 10 天烧退，出院后继续服药，2 周后又发烧，又住县医院。当时腿痛，手关节痛，活动不利，血沉 180mm/h。8 个月来，每隔半月即出现高烧，持续不退，四肢关节肿痛，日渐加重，而激素始终未停。于 1978 年 2 月 23 日来我院门诊，而收入内科住院。

诊查：体温 39.8℃，心律齐，心率快，心尖部可闻收缩期杂音 1 ～ 2 级。两手指关节、腕关节及两下肢各关节肿胀，活动受限，不能站立，手不能握，且手颤动。血沉 64mm/h，心电图：II、III、AVF、V_5 导联 ST 段低平，T 波倒置。舌苔白润，脉沉细而数。

辨证：患者长期居住、作业于潮湿之地，湿邪自下外侵，致有下肢沉重之感，是湿邪浸渍于先，又以劳累汗出，复感风寒于后，遂使寒湿相搏，瘀阻于经络关节，闭阻于血脉，而发为痛痹。

治法：温经散寒，通阳透表。

处方：桂枝 6g，杭白芍 12g，附子 6g，细辛 2g，麻黄 3g，防风 10g，白术 10g，忍冬藤 30g，生姜 3g，甘草 3g。

二诊：据述服药半小时后，全身出汗，各关节疼痛明显减轻，可以轻微活动。2 剂后，腕关节肿大明显见消。仍按原方，每日 1 剂。

三诊：连服药 4 剂，膝关节已不痛，舌质红、苔白糙。原方加石解 20g，麦冬 20g。每日 1 剂。

四诊：前方连服半月，汗出减少，各关节肿痛大减，能下地轻微活动，唯蹲起时膝关节尚有痛感，手握有力。仍服原方。

五诊：服药 1 周，全身关节肿痛均已消失，活动灵活，走路自如，而脉转滑数，此系久服辛热之味，已有化热化燥之象，故于原方加清热养阴之味。

处方：生石膏 30g，秦艽 10g，忍冬藤 30g，麦冬 12g，石斛 15g，桂枝 10g，杭白芍 12g，附子 6g，麻黄 3g，细辛 3g，甘草 3g，白术 10g，川萆薢 12g，牛膝 10g。每日 1 剂。

六诊：前方连服半月，血沉 23mm/h，行动自如，于 4 月 15 日痊愈出院。嘱其继服丸剂，以资巩固。

处方：生石膏 100g，忍冬藤 60g，桂枝 30g，麻黄 15g，细辛 15g，杭芍 30g，甘草 15g，白术 30g，附子 30g，桑寄生 100g，威灵仙 30g，苏地龙 30g，祁蛇肉 30g，鸡血藤 60g，桃仁 30g。共研细为蜜丸，每丸 9g 重，早晚各 1 粒。

王建红

医家简介：王建红，教授，主任医师，毕业于陕西中医学院中医专业。曾跟随全国名医、北京中医药大学著名教授刘渡舟老师临床学习多年，根据刘老的临床经验，擅长治疗各科疑难杂病。

烦躁便秘，腹胀不欲食

出处:《温病方证与杂病辨治》上篇。

刘某，女，46岁，职工。2001年6月12日初诊。

患者终日心烦急躁，不能自控，总想和丈夫吵架，或者想跑到空旷无人的地方大喊大叫大哭。胸中憋闷，胃中满，腹胀，无食欲，不知饥饿，也不欲进食。大便干燥，数日未解，口渴欲饮。舌红绛，苔薄黄，脉滑数，体瘦。此属典型的枳实栀子豉加大黄汤或栀子大黄汤证。

处方：栀子10g，豆豉10g，枳实14g，生大黄6g。2剂。

当晚服药，次晨服完1剂，至中午解下干结大便许多，腹胀顿时减轻。午休后感到胃腹空空，胃口大开，竟一次吃两包方便面和许多红烧肉。据述一个多月以来，因无食欲，从来没有这样吃过饭菜，也从未像今天这样感到饭菜的香味。继续服完第2剂药，烦躁、胸憋闷、胃满、腹胀诸症全消而愈。

王肯堂

医家简介：王肯堂(1549—1613年)，字宇泰，一字损仲，号损庵，自号念西居士，金坛(今属江苏)人。王肯堂出身于官宦之家，父王樵是进士出身，官至刑部侍郎。王肯堂博览群书，因母病习医。万历十七年(1589年)中进士，选为翰林检讨，官至福建参政。与传教士利玛窦有往来。万历二十年(1592年)因上书直言抗倭，被诬以“浮躁”降职，遂称病辞归。重新精研医理，能做眼窝边肿瘤切除手术，又能治愈疯疾。历 11 年编成《证治准绳》44 卷，凡 220 万字。另著有《医镜》4 卷、《新镌医论》3 卷、《郁冈斋笔尘》等，辑有《古代医统正脉全书》。今人辑有《王肯堂医学全书》。

寒热似疟，兀兀欲呕

出处:《证治准绳·杂病第一册·寒热门》。

内弟于中甫多留饮，善患疟，尝一用常山截之，大吐，疟亦不止，反益重。今谈及之，犹兀兀欲呕也。甲午以多饮茶过醉，且感时事愤懑于中，饮大积腹中，常辘辘有声。夏秋之交，病大发，始作寒热，寒热已而病不衰。予见其呕恶，用瓜蒂散、人参芦煎汤导吐之，不得吐，因念积饮非十枣汤不能取，乃用三药以黑豆煮制，晒干研为末，枣肉和丸如芥子大，而以枣汤下之。

初服五分后，见其不动，复加五分，无何腹痛甚，以枣汤饮之，大便五六行，皆溏粪无水，时盖晡时也，夜半乃大下积水数斗而疾平。然当其下时，瞑眩特甚，手足厥冷，绝而复苏，举家号泣，咸咎予之孟浪，嗟乎！药可轩试哉？

王孟英

医家简介：清代著名医家，温病学专家，名士雄，自号半痴山人，晚号梦隐，又号潜斋。浙江海宁人，远祖系安化（今甘肃省庆阳县）人，后移居浙江盐官（今属海宁市），乾隆间迁钱塘定居。曾祖王学权，精于医，曾撰《医学随笔》，祖父及父皆业医。孟英自幼失怙，历经贫困，14岁即立志习医，深得舅父俞桂庭之助，并为其书斋题名“潜斋”。20岁时至婺州（今金华）佐理盐业为生，得暇钻研医籍。后游于江、浙，以医为业。其时战乱，疫疠流行，亲人死于霍乱，遂专心温热病。经多年实践，对温热有独到见识。代表作《温热经纬》为中国温病学重要著述之一。王氏著述及评注参订他人之作甚多。较著名者有:《王氏医案》(原名《回春录》)、《王氏医案续编》(原名《仁术志》)、《王氏医案三编》、《归砚录》、《乘桴医影》、《潜斋简效方》、《鸡鸣录》、《重庆堂随笔》、《女科辑要按》、《古今医案按选》、《医砭》、《言医选评》、《校正愿体医话良方》、《柳洲医话良方》、《洄溪医案按》、《叶案批谬》等。

1. 小肠痈

出处:《归砚录》卷三。

富人冯氏者，寒热如疟，溲溺闭塞，少腹隐痛，汗出淋漓。医以为瘵，频服补剂，日益憔悴。余切其脉细，重按之沉紧而实。曰：此有积瘀而成小肠痈，于法当下。咸谓病久尫羸，下恐有害，且素逸处，安有积瘀？余曰：论脉如是，可询病者，曾持重物否？其人以告病者，初不省，既而曰：一月前会携镪方出，遭客至，匆遽复入，越日而寒热作，得毋是耶？药已遍尝而病不去，盍从其治！遂用桃仁承气汤，捣土牛膝根汁和服。次日腹下痛如刀割，殷血从溲溺出，如是数次，痛良已，病寻愈。

2. 痿证

出处:《归砚录》卷三。

一人患时疫，发狂谵语，若有物凭之。曰：不飨我，当取汝手骨。已而十指软堕如肠。余曰：是谓筋解，实痿证也。古人治痿独取阳明，脾主四肢，表里相应。投以桂枝白虎汤，神识顿清，手指无恙。

3. 霍乱厥逆

出处:《归砚录》卷三。

陈氏妇盛夏病霍乱吐泻，腹中疞痛，四肢厥冷，冷汗溱溱，转筋戴眼，烦躁大渴，喜冷饮，饮已即吐，六脉皆伏。余曰：虽霍乱，实脏厥也。经云：大气入脏，腹痛下注，可以致死，不可以致生。速宜救阳为急，迟则肾阳绝矣。以四逆汤。

姜、附各三钱，炙甘草、吴萸各一钱，木瓜四钱。煎成冷服。

日夜连服三剂，四肢始得全和，危象皆退，口渴反喜沸汤，寒象始露。即于方中佐以生津存液之品，两服而安。

愚谓此案论证用药，皆有卓识，惟不言苔色，尚欠周详。其真谛在喜冷饮而饮已即吐，若能受冷饮者，即为内真热而外假寒矣。

4. 暑疟

出处:《清代名医医话精华·王孟英医话精华》。

海阳赵子升辛卯夏病疟，急延孟英诊之。曰：暑热为患耳，不可胶守于小柴胡也。与白虎汤一啜而瘥。

5. 内伤发热，呕吐自汗

出处:《王氏医案续编》卷一。

余某，年三十余，发热数日，医投凉解之法，遂呕吐自汗，肢冷神疲。亟延孟英诊之，脉微弱，曰：内伤也，岂可视同伏暑，而一概治之，径不详辨其证耶！与黄芪建中去饴，加龙骨、生姜、茯苓、橘皮，投剂即安；续加参、术，逾旬而愈。

6. 感冒后咽喉阻塞

出处：《王氏医案续编》卷五。

潘馥堂令爱患感，沈悦亭治之渐愈，惟咽阻无形，水谷碍下。孟英城竹叶石膏汤加紫菀、白前、旋覆花、枇杷叶，以清肺热而降肺气，果即贴然。

7. 小儿痉证

出处：《归砚录》卷三。

王燮庵乃郎痉病，角弓反张，儿医不能治。王自用当归四逆汤，一服汗解，亦可谓善读仲景圣书矣。然此必太阳风寒之邪，因血分不足而内犯厥阴，故宜此方，非凡痉皆宜此方也。

王三尊

医家简介：清代医学家，字达士，海陵（今江苏泰兴）人。究心医学30余年，擅长内科杂症，治病善于通权达变。提出“既不可离乎书以治病，亦不可泥乎书以立方”，“医者立方，当先立案”，“庸医误人，忙医亦误人”等富有哲理的正确思想。故其治学注重实践，反对侈谈玄妙之法。撰有《医权初编》2卷（1721年），录平素所治奇症之医案、医论而成。书末附“拟黜巫状”，历数巫医害人之状，其书所论医理医事颇多启迪之言。

1. 泄泻腹痛

出处:《医权初编》卷下。

吴妇，忽腹大痛大泻，医投以消滞行气之品，愈甚。予诊脉浮数，且兼表证，知为太阳阳明合病也。但仲景只云下利，并未言痛。然证与书，每每不能恰合，当以意消息得之。仍投以葛根汤，汗出而愈。

2. 伤寒谵语，便秘遗尿

出处:《医权初编》卷下。

朱笠庵，感寒，屡用发表清里药不愈。脉乍大乍小，数而无力，谵语，舌黄燥，遗尿，大便秘，欲饮滚热茶。时予初习医，因脉虚热饮，不敢再进寒凉消伐之剂。远延两名医，一与以连理汤，一与以六君子汤，愈剧。后不服药，止频饮松萝热茶，数日后渐觉清明。自主以承气汤，下胶粪一遍，遂渐愈。是知脉虚者，屡用发表，中气虚也；思热饮者，滞化为痰，中气弱不能利痰，故借汤之暖，以运荡之也；遗尿者，心移热于小肠也。标虽虚而本却实。故现舌苔干黄，仍归攻下而愈也。

3. 瘟疫谵语

出处:《医权初编》卷下。

蒋星弁仆人，二十余岁，仲秋患疫。一医始以麻黄汤发汗，终无汗。一医数下之，皆稀粪，不愈。予视时，已过经矣。肚皮黏腹，谵语，口渴，舌无苔，脉虚数。屡服清火药。小便已白，而余症不解。但脐下筑筑动气，矢气甚臭，大肠必有结粪也。以大承气汤小其制，下结粪数十枚，继自汗而愈。

此证舌无苔，小便已白，脉小数无力，肚皮黏腹，全似虚证。惟谵语，矢气甚臭，无汗，脐下跳动，是为下证。《内经》脐下动气不可汗下之语，不可泥也。

4. 疝气

出处：《医权初编》卷下。

缪姓体素健，六脉纯阳，膏粱喜饮，素多痰火。年五十，得寒疝证，今已十余载矣。偶触微邪自发，有一年数发者，有一月数发者。发则寒热往来，脉愈大而痰愈甚，渴饮，疝肿痛，或牵引腰痛。予每以小柴胡汤加青皮、槟榔、花粉一帖，汗出渴止而愈。今岁复发，适予他往，医等惟清痰火，不兼解表降气，以年老再娶腰痛，以为肾虚，加以补肾之药。数帖后经络愈滞，腰痛不能伸展。予还视之，仍治以平日所用之药，但因日久外邪已散，少用柴胡，只取入肝，不取解表；加威灵仙一钱，豁痰散结，腰痛遂减大半，余症俱减。然此药不敢再服，只得以平和药调之，两月始愈。

愈后诘予以理。予曰：夫易于外感者表虚，腰痛属肾虚，年老属虚，晚年再娶属虚，久病属虚，时发属虚，膏粱善饮多虚，七者谁不知之。至于似虚而实实，则又不易明矣。

盖人之元气，充塞乎一身，周流无间，若有一处之结，则必有一处之不充矣。小肠膀胱太阳经，主一身之表，故外感先从此经见证。既有疝结膀胱之内，则气自不充乎膀胱之外，故最易外感也。此虽表虚内结而致，非真虚证也。邪既感乎膀胱之外，则膀胱之内疝气愈结而痛。内外勾结不散，且久积之疝，寒变为火，兼以表热，则中宫痰火相引愈炽，故膀胱愈大，痰愈多而渴饮。若不用小柴胡汤以解表，花粉以化痰热，青皮、槟榔降气下痰而兼下破疝结，何能得愈乎？

邪感太阳而用柴胡入肝者何？书云：疝乃受病于肝，而见病于肾。此肾字，当作小肠膀胱经言。故取柴胡入肝透胆而治其本，则膀胱之邪，不攻自解矣。其腰痛乃膀胱经本证，为风寒把持而然。痰袭于腰，亦致腰痛。足下腰疼，须知二证皆有，岂可补乎？古方治腰痛，以威灵仙煨猪腰食之。今屡妄补其肾，予又何复辅以猪肾哉！日久之病而一帖顿愈大半者以此，足下其知之乎？

王廷俊

医家简介：清医家，字寿芝，四川成都人。道光十四年(1834年)受业于繁江陈滋和，攻习《内经》及历代诸家学说，穷究张仲景著述。越十年，得陈修园《伤寒论浅注》，锐志搜讨平日所蓄之疑，皆豁然而解，自此诊治精进。遇危险重症处方辄效，尤以善用仲景方著称。后出任浙江连市巡检，公余仍为人治病。曾录其在成都治验医案数十则成《寿芝医案》，并为虞庠《类经纂要》增注，末附其《难经摘抄》，合为《寿芝医略》(1867年梓行)。

1. 癫狂

出处:《寿芝医案》。

纱帽街夏氏子，年甫二十五岁……疯癫……面戴阳，口裂，骨里青惨，扬手掷足，哭笑无时。问病几何时，曰：两月。问服何药，出方予视，不离攻痰败火诸峻剂。强诊，下指如窟，已虚极矣。先以洋参、桂圆，令煎浓汁与服，探其尚任药否。次日来告，得药可睡片刻，醒亦稍静。知可挽回，以桂甘龙牡汤投之。详告伊父：此药有旋乾转坤之力，服后狂甚往日，顷刻即定，一定即不复发，断不可令庸耳俗目见吾方，恐无知阻挠也。

果一剂即应。往诊，已困卧无力，脉亦收敛，不似前空大无伦矣。原方再进二剂，睡卧安恬，语言有序。以炙甘草汤缓为调理，两月痊愈。

桂枝甘草龙骨牡蛎汤：炙甘草五钱，桂枝二钱半，生龙骨五钱，生牡蛎五钱。照原方一两折二钱半为大剂。

2. 小儿发热

出处:《寿芝医案》。

连襟周清贻作买甘肃，春温病死，遗两子振颓、振靡，贫无立锥，茕茕孤寡，无人经理，予接至家抚养之。戊午六月原配大病，多方调理，时廑予怀，又兼治他人，刻无停晷，形神交瘁，怠忽乘焉。振靡恰于此时病，其母抱之告予曰：二官下午发热，彻夜如火，天明即退。予漫应曰：非湿即热，不则受暑，藿香正气丸即好。取而与服可也。次早见之甚清爽，以为愈矣。乃是夜又发，尚不介意，改换白术除湿汤：茯苓、潞参、柴胡、甘草、地骨皮、白术、生地黄、知母、泽泻。

全方服后，令睡。黎明予起，伊母已泪痕交睫，云：二官昨夜服药后，反复烦乱，彻夜不眠，似在不救。予闻而心悸，入室观之，面目青惨，神气飞扬，不禁大骇。乃详询其何由致病，初病何状。始犹语言支离，辞不达意，急语曰：勿太琐琐，直言前日误食何物，因而发热？曰：食过冰粉，别无他物。乃憬然悟夏月伏阴在内，冰粉停室胃气，又加寒冷，午后阴生，入夜阴盛，阳气无权，散漫于外，不能归宅，所以发热。藿香正气、白术除湿两方，一疏其表，一清其里，直砒饮鸩也。以干姜附子汤与之。

服后腹痛泻水两次，其夜不热，乃得安睡。继服理中平补，无所苦矣。

3. 妊娠染疫

出处:《寿芝医案》。

蓉城东隅大慈寺侧近机匠妇赵氏，怀孕弥月，得晚发疫，过十八日矣，日日服药，病转增剧，乃延余诊。入其门，诸医满座，见予至，去者半，留二人焉。予召机匠至前，详询所苦，拉杂道之，引入内室，见病妇卧地上，盖单被，离尺许，热气蒸人，面红黑，口裂，鼻息粗壮，唤使举手诊脉，不动，知已耳聋。伊夫以手式示之，忽摇头大叫，掀去单被，体赤露不知羞耻。脉得沉洪而实，见两乳伸缩，不禁大惊，语曰：病于申酉时当死，此时辰初，犹可用药挽救，然非大下不为功。留者两医曰：温疫实证当下，孕妇敢下耶？下不大小俱伤耶？予曰：妇之罹此危也，皆诸公固执误之耳。明明阳明热证，当热未团结，白虎汤可解，今已恶候齐备，延至申酉阳明旺时，邪热亢极，津液尽倾，不死何待？且不见乳之伸缩乎？男子厥阴绝，舌卷囊缩而死；女子厥阴绝，舌卷乳缩而死。趁此一线未绝，姑尽吾技，以对病者，心乃安也。急书大承气与之，两医咋舌而退，予亦乘车而返。坐未定，伊夫奔来，谓诸医先告药店：王寿芝所开系送终汤，万不可卖，卖必招祸。予愤极，自撮一剂，复命与同至病所，督令煎服，坐视之。异哉！异哉！药不香也，病妇闻之，大呼：好香药！好香药！予知闻药而香，胃气未绝，即大佳兆。煎成，妇又大呼：快与我吃。伊夫掬一小碗灌之，顷又索药，予令与一大碗，且告以刻许，当得战汗，战时尔勿畏，汗出热退，病人必欲上床卧，卧或两三日，断不可惊醒，俟自醒大泻，病自解矣。伊云：先生施恩小坐，替予壮胆。连连叩头，见之实不忍走，而腹号甚，令煮饭食我。饭未熟，病妇四支乱动，口眼翕张，而大摇颤颤约两三刻，汗如雨下，热乃渐退；退尽手如冰，口无气而人死矣。斯时也，若母若姨若姊若妹一齐奔出，大哭大闹大骂，门外观者，目瞪耳语，老妪嫩妇，如观戏剧，而其夫乃请予走，余亦心摇目眩，耳聋口干。固不肯走。起而诊脉，脉乍时一动，动而复止，止又续动，大声呼曰：众人且息，听予一言。若辈谓若死，若顷刻复生何以谢我？其母曰：谢线绉袍褂两套。语际，病者大呻，若姨若姊若妹狂奔入室，恐尸走也。予起复诊，脉续续出，又告之曰：病者再呻，必语欲上床卧，乃可扶起。果应言而长呻，其气缓，其音平，谓：何掷我地下。予促其夫扶之上床，乃去。见老妪嫩妇指予偶语，不闻何说，归始早餐。噫嘻！名医岂易为哉！次日，其夫尚以睡为死，复来问故。予曰：前言，睡当二三日，汝回静候，不死也。果二日半乃醒。泻一次，又睡一日，醒大泄如注，腹馁思食。与粥，不欲，欲酸菜汤下饭。其夫来询，可与否？告以少与，归而与食，复睡，神气大安。问再与何药，予曰：不必药，少与饮食，自此无恙矣。

王显夫

医家简介：王显夫(1891—1976年)，又名王达，字澹，江苏吴江县人。四代家传医道，擅长妇科、内科。曾任县第二、

三、四、五届人民代表大会代表，县政协第一、二、三、四届常委。王重民族气节。抗战期间，伪江苏省省长高冠吾要王去南京任江苏省政府秘书长，他坚决不就。王对贫苦病人只收门诊挂号费，甚至慷慨解囊。新中国成立后，王积极著述，以扎实的中医理论和丰富的临床实践为基础，将对30多种常见疾病的论述整理成篇，撰成《王氏医述》。1978年的《上海市老中医经验汇编》刊有王的另一医作《澹医案》。

感冒发热，无汗烦躁

出处:《上海老中医经验选编》。

马某，男，30余岁。

得病已四日，发热恶寒，无汗身疼，有时烦躁。医投发散剂，不得汗，烦躁益甚。脉浮紧，舌苔腻。细参病脉，合于营卫兼病，表寒里热之证，非大青龙汤不解。但体质素亏，宜大药轻用之。

炙麻黄3g，生石膏24g（先煎），生甘草1.8g，川桂枝2.1g，杏仁9g，生姜2片，大枣4枚。服药汗出，热退，诸恙悉平。调治两次即愈。

王占玺

医家简介：中国中医科学院老中医，早年从师于已故名医岳美中，著有《伤寒论临床研究》一书。此书阐析《伤寒论》原文，汲取诸家见解或结合临床治例予以阐介，亦即从临床角度探研仲景伤寒学说。前列“《伤寒论》概说”，内容以论述六经及六经病证治为主。1983 年由科技文献出版社出版排印本。

1. 感冒

出处:《伤寒论临床研究》。

患者王某，女性，11 岁，学生。1977 年 9 月 23 日初诊。

因感冒发热已 4 ～ 5 天，曾服用复方阿司匹林、羚翘解毒片、桑菊感冒片、银翘解毒丸等发汗，汗后热不退，体温波动于 38℃～ 39℃之间，每日常有先恶寒后发热，继而汗出这一反复出现的经过。观患者体质稍差，舌苔薄白，脉弦而数，肝于肋下 2 指而无压痛，肝功能正常，脾未触及，给予柴胡桂枝汤原方服用。

柴胡 12g，桂枝 10g，太子参 12g，黄芩 10g，半夏 10g，白芍 10g，甘草 6g，生姜 6g，大枣 4 枚（去核）。每日煎服 1 剂。

服药 1 剂后则热退未燃，连服 3 剂后一直未再发热，只稍食欲不振。于 9 月 27 日二诊时观之，舌苔薄白，脉转和缓。此病后脾虚，改予香砂六君子汤调理脾胃为其善后而愈。

2. 慢性阑尾炎

出处:《伤寒论临床研究》。

果某，女性，44 岁，家庭妇女。1962 年 9 月 19 日初诊。

自 2 月前发现右下腹髂窝处疼痛，每于过劳或紧张时疼痛发作，曾于某医院诊为慢性阑尾炎。此次疼痛发作两天，呈交替性胀痛与牵引疼，已两天未能缓解，但无恶心呕吐。食欲睡眠便通均可。既往无其他病史。

舌被轻度白苔，舌质正常，脉象沉弦。心肺无异常改变，腹部平软，肝脾均未触及，回盲部有明显压痛，但无抵抗紧张。证属肝气郁结，阳郁于里，不能宣达。拟舒肝和胃为治，用四逆散倍芍药。

柴胡 12g，枳壳 6g，芍药 18g，甘草 6g。

服下首煎之后，于右髂窝处有些挖痛热感，翌日疼痛减轻大半；服药 2 剂疼痛消失，劳动亦未再发，惟偶尔稍有似痛非痛之感；服药 3 剂后，疼痛消失未发，脉弦象消失转弱。嘱将前方隔日服 1 剂，服用 7 剂，以巩周疗效。

至 10 月 4 日复查，诸自觉症状消失未发，脉沉而缓和。遂将前方 7 剂共为细末，早晚各服 10g，为善后处理。

3. 热入血室

出处:《伤寒论临床研究》。

患者许某，女性，34 岁，北京市海淀区某小学教师。1980 年 6 月 3 日初诊。

5 月 29 日月经来潮，5 月 31 日及 6 月 1 日分别去颐和园、景山公园游园着凉，31 日划船被雨淋后，当晚突然高烧达 40℃，并随即服用复方新诺明、复方阿司匹林、镇痛片、羚翘解毒丸、藿香正气水等均不效。汗多，汗后仍恶寒发热，多伴以先寒后热。恶寒时虽天值 6 月，加盖两床棉被亦不能解冷，继之发热仍可达 40℃许，伴以恶心、口苦、头晕、食欲不振、头顶部疼痛，随即来诊。大便已 2 日未排，尿深黄，时值月经来潮 5 天，经期未过。舌尖稍红，舌苔薄黄稍腻，脉象弦滑而数，100 次 / 分。上午 9 时自觉无寒热时测其体温 38.6℃。此经期感冒。用小柴胡汤加味。

柴胡 24g，党参 30g，黄芩 10g，半夏 12g，甘草 3g，生姜 10g，大枣 4 枚（去核），白芍 12g，香橼 10g，酒大黄 5g。每日煎1剂，分2次服。

6月6日二诊来云：自服用第一煎药后，体温下降正常，未再发烧，翌晨排大便一次正常，连服3剂后除稍感乏力外，无任何不适。观其舌苔黄腻象减轻，脉转缓和，嘱再服用2剂为其善后而愈。

王执中

医家简介：宋代针灸学家，字叔权，瑞安（今浙江瑞安）人。乾道五年（1169年）进士，曾任澧州（今属湖南）教授。他对当时社会上重方药轻针灸的现象表示不满。遂根据长期临证经验，参照《针灸甲乙经》等书，编写成《针灸资生经》7卷。书中记有不少临证有效穴位和丰富的灸法，以及各种病证，并附方药。对前人某些针灸禁穴提出了不同意见，并反对行针应避忌年月日时、人神等说法。

崩漏

出处：《针灸资生经·血崩》第七。

有巡捕之妻，年逾五十，因伤寒而血崩。与胶艾四物汤，一服渐愈。

尾台榕堂

医家简介：尾台榕堂（1799—1870年），名元逸，字士超，号榕堂，敲云，通称良作。一生崇尚仲景学术，曾言研究张氏方，能自幼而壮丽老，造次颠沛，必在于斯，犹如身在当时，亲受训诲，则自然术精技熟，遇病开方，灵机活动，意之所向，无不如法，操纵自在，左右逢源，病虽万殊，又何难。著有《类聚方广义》一书。

早产，残留胎头不下

出处:《临床应用汉方处方解说》。

一妇女妊娠6个月，自前月初开始出血，持续1个月而早产，因暑热胎儿糜烂，逆产头不出，身体已出，用尽各种手法，仍不出。其人身瘦无血色，唇燥，脉微弱。腹诊触之，其头游移旋转，如西瓜浮于水中。

余与桃核承气汤3帖，在患者家住1夜。翌朝大便通畅，残留之儿头已出。古方之妙，赞叹不已。

魏树春

医家简介： 清代医家，字筱泉，江苏兴化人。著有《鹤山书屋笔记》，被摘录入《清代名医医话精华》。

牝疟

出处:《清代名医医话精华·魏筱泉医话精华》。

有宁人张姓者，疟以日作，不热而但寒，已发数次。时医以治疟套方治之，不效，乃乞予为拟一方。予谓此症由其人阳气素虚，夏间又贪冷食冷过度，致阴气益盛，而阳气益虚，故疟来但寒不热，而牝疟以成。当用柴胡桂姜汤。

服一帖，疟即止。再服醒脾化湿之剂数帖，而气体复原。

魏长春

医家简介：魏长春（1898—1987年），字文耀，中国近代著名中医学家，主任中医师。历任浙江省人大代表，政协浙江省常委，中华全国中医学会浙江分会副会长、顾问。浙江省中医院副院长。魏老生平除临证、教学、读书、写作、购书外别无嗜好，先后行医70年。积累了丰富的实践经验，为中医药事业做出了巨大贡献。魏老高明的医术在省内外均享有盛誉，其颇具流派特色的学术经验在近代浙江乃至全国中医发展史也占有一席之地。

1. 急性胆囊炎

出处：《危症难病倚附子》。

某女。右胁下剧痛4天，曾发热恶寒，有胁痛病史。诊见：神疲，形瘦，面黄，头痛，夜寐不安，大便4日未行，四肢清冷，体温偏低，虚里跃动。舌淡，苔黄腻，脉沉微。西医诊断为急性胆囊炎。证属厥阴寒盛，治拟温阳壮神为主，酸甘辛苦疏泄为辅，茯苓四逆汤合乌梅丸加减。药用：

茯苓9g，党参9g，淡附子9g，干姜3g，炙甘草3g，川椒3g，桂枝3g，乌梅6g，黄连3g，白芍6g。

服上药1剂后，胁痛缓解，3剂后疼痛不作，脉转和缓，四肢已温，病情缓解。继用利胆通腑、清热化湿、健脾和胃法，调治10天而愈。

2. 尿路结石急性感染，汗出肢厥

出处:《魏长春临床经验选辑》。

俞某，男，26 岁，1976 年 7 月 9 日初诊。

平素体健，今晨突发右侧腰腹部剧烈疼痛，尿频尿急，量少色赤，面白自汗，四肢厥冷，脉象沉细。尿检：红细胞（+++），白细胞（++）。拟诊为尿路结石伴感染。曾用西药，疼痛未解。此为少阴寒厥证。治宜回阳救逆，扶正固脱。

茯苓 12g，党参 12g，淡附子 9g，干姜 6g，炙甘草 6g。1 剂。

二诊：药后阳还汗敛，痛止肢暖，胃纳稍增，二便通调，脉缓，舌淡红而润。治守原意。

茯苓 12g，党参 9g，淡附子 6g，干姜 3g，炙甘草 6g，肉桂粉 1.5g（吞），玉米须 15g，生麦芽 15g。3 剂。

三诊：两进茯苓四逆汤后，腰痛已瘥，精神转佳，四肢温暖，胃纳正常，脉缓，舌淡红而润。时值夏令。以升清降浊，祛暑利湿善后。

鲜荷叶 1 张（包），升麻 6g，茅术 15g，生苡仁 30g，杜赤小豆 30g。5 剂。

魏之琇

医家简介：魏之绣 (1722—1772 年)，字玉横，一作玉衡，号柳州，浙江杭州人，清代医家，也是当时有名的诗人。世医出身，幼因贫于街肆帮活，夜则灯下苦读，先后达 20 年，竟通医术，并以医济世，颇有医名。以明代江瓘之《名医类案》尚有未

备，遂予以补充，著《续名医类案》。该书集录了清初以前历代名医临证的验案。原书60卷，是魏氏草创初稿，后经王孟英删定为36卷，计345类病证。另有《柳州医话》等，均行于世。

1. 热病误服温药，躁扰谵语

出处:《续名医类案·热病》卷四。

表姪凌二官，年二十余……甲申夏，复患热证，呕恶不眠，至七日，拟用白虎汤。以先日服犀角地黄而吐，疑为寒，不敢服。延一卢姓医至，诊其脉伏，按其腹痛，谓此疝证，非外感也。脉已全无，危险甚矣。姑与回阳，脉复乃佳。所用胡芦巴、吴茱萸、肉桂、干姜、木香、小茴香、丁香、青皮、橘核等，约重三两余，令急煎服。盖是日夜半当战汗，故脉伏而厥痛，彼不审，以为寒证也，乃用此方。黄昏服下，即躁扰烦渴，扬手掷足，谵语无伦，汗竟不出。盖阴液为燥热所劫，不能蒸发矣。侵晨再亟诊，脉已出且洪数，而目大眦及年寿间皆迸出血珠，鼻煤唇焦，舌渐黑，小便全无。令以鲜地黄四两，捣汁一茶杯与之，饮下即熟睡片时。醒仍躁扰，再与白虎汤，加鲜地黄二两煎服，热渐退，神渐清。次日渐进粥，二白睛赤如鸠目，继而口鼻大发疮疡。改与大剂甘露饮，二十余日，始便黑粪甚夥，犹时时烦扰。服前方五十余日，忽大汗，自顶至足汗极臭，自是全瘳。

2. 黄疸

出处:《续名医类案·黄疸》卷九。

朱天一，年二十余，喜食糖及燥炙诸饼，忽病黄，面目如金。脉之，两关数实有力，尺滑。大便六七日不行，小便黄涩。此敦阜太过燥热，如以素瓷覆火，其色必黄，非湿症也。与小承气汤加当归、白芍，一剂便行而瘥。

温载之

医家简介： 清代医家，具体身世不详，著有《温病浅说》一书，刊于1886年。作者认为在较有影响的温病专著中，《温病条辨》头绪纷繁，《温热经纬》辞义深奥，不易为读者所掌握。遂参阅诸家学说，结合个人经验编撰而成本书。书中阐述温病证治，介绍温病的五忌、五宜，末附温病各方。全书内容简要，文字浅近。

1. 小儿急惊风

出处:《温病浅说温氏医案·急惊风》。

小儿急惊一症，古无其名，不知创自何时。余著有《急惊治验》一书，经李大守听斋刊送流传。兹有曾姓之子，生甫一周，染患此症。医用清热祛风化痰之剂，愈见口渴便闭，角弓反张，四肢抽掣。已无生理，医辞不治。伊戚王姓知余能医此病，时已三更，令其叩门求治。余视经纹告曰：此名痉症，俗号惊风。问曾服凉药否，曰数剂矣。余曰：此寒也，非火也。服凉药大谬。幸而今晚求治，明日殆矣。余即与以葛根汤，令其服药后覆取微汗，其搐搦自止。

次晨抱来复诊，诸症悉退。再用桂枝加葛根汤而愈。

2. 喉痹

出处:《温病浅说温氏医案·喉症》。

刘云从游戎冬日，患喉痛之症。医用清火祛痰之剂，数日愈形肿大，水米不能下咽。举家惶恐，延余诊视。审其六脉沉细兼紧。观喉咙虽然肿满，其色淡红。知非实火，乃系少阴伤寒。夫少阴之脉，挟咽系于舌本。热为寒逼，是以上犯，以致喉痛。若再服凉药，必然气闭而死。余用麻黄附子细辛汤。因误服凉药，寒滞中焦，复加干姜于内以温之。

一剂微汗，痛肿全消，二剂而愈。

3. 大便寒闭

出处：《温病浅说温氏医案·大便闭塞》。

友人保襄臣之围人张茌，人极壮健，因夏日刈草，途遇暴雨，周身尽湿，因而寒闭，数日不大便。医认为火，用承气汤以下之，仍然不通，两目反为发赤。尚谓火重，不能即通，还须再下。但人极困惫，饮食不思，睡床呻吟。余往坐谈，怪而问之，述其所以。余曰：何妨请我一治。欣然乐从。

诊其六脉，沉细兼迟。余曰：误矣，此乃寒闭，并非火结。所服承气汤是以水投水，何以能下？余用麻黄附子细辛汤，外加干姜以温之。遂谓：明日即能大便矣！服之果然，随用理中汤调理而愈。

4. 喘汗吐泻

出处：《温病浅说温氏医案·痰喘》。

葛味荃署忠州刺史时，于夏日半夜，忽患汗喘吐泻之症。余时任汛事署，在城外。俟天明，延余诊视。其脉浮无力，大汗大喘，吐泻兼作，腰疼欲折，其势甚危。署中有知医者，已拟用藿香正气散，窃幸煎而未服。余谓：此症系由肾水上泛，真阳外浮。

若服散剂，必至暴脱。况夏日阳浮于外，阴浮于内，乃真阳外浮之症，并非感冒实邪。正气散断不可服。即用真武汤招阳镇水，汗喘自止。

一剂喘汗俱平，二剂吐泻皆止。随用温肾固脾之药调理而愈。

5. 发热神昏谵语

出处：《温病浅说温氏医案·痰厥》。

余友戴福田。年六十余。

素有痰饮，因感冒风寒，发热。市医先用温补，其热愈甚。连更数医，寒温散泻，倒行逆施，病已危殆。延余治，审其六脉微细。询其病状，精神倦怠，时热时止，夜间沉迷，常作谵语，不思饮食，四肢酸软。因其服药杂乱，阴阳混淆。余先用小柴胡汤一剂，使其腹中转枢，然后再定治病之方。

次日复诊，据云服药后腹中辘辘有声。昨夜两足冰冷，仍然谵语不休，已令其子预备后事。余曰：无妨。此为少阴水气凌心，以致神识昏迷；真阳上浮，以致谵语足冰；实因误下，以致如此。余即用真武汤以镇水回阳。

一剂足暖神清，谵语悉退。随用祛痰利湿之剂而愈。至于温补，概未施用。可见病不难治，难于认证耳。

6. 痰厥腹痛

出处：《温病浅说温氏医案·痰厥》。

辛巳季夏，丙子陡患腹痛，四肢发厥，少腹左旁突起一包，痛疼非常，口不知味，饮食难进，时作干呕，颇似奔豚，用奔豚汤不效。向来脾虚气滞，改用香砂六君子汤亦不效，势愈危笃。

因悟及仲景先师吴茱萸汤方，能治厥阴呕疼。况少腹起包，正厥阴部位。观此危症，非大剂不能奏效。急用：

吴茱萸八钱，潞党二两，生姜二两，陕枣十枚，浓煎与服。

服后片刻，即吐出冷痰碗许，其痛立减。随服二道，下咽即吐。意谓将药吐出，细视概系痰涎比前较多，少腹之包已散，须臾思食。

按：此由于阳气素虚，值夏季月，湿土当令，饮入于胃，失其运化之权，停蓄于胃，化为痰涎，阻遏清道，以致不思饮食，腹中起包。方用吴茱萸之大辛大温，宣通阳气；佐人参冲和以安中气；姜枣和胃以行四末，实为胃阳衰败之神方也。岂仅厥阴之主方哉？足见仲师之方应变无穷，故志之。

7. 咳喘

出处：《温病浅说温氏医案·年老气喘》。

章云亭年届古稀，冬日患吼喘咳嗽，医谓肺虚水亏，概用补肺滋水之剂，愈服愈剧，甚至喘息胸高，不能睡卧，每夜坐以待旦，自分必无生理。其子求余诊治。审其脉现沉紧。乃寒入少阴，水气凌肺，宜用小青龙汤以温散寒邪。其子见有麻黄、细辛，恐其年老不胜药力。余曰：此方乃和解之剂，有开有合，非大散之品。常云有病则病当，非此方不能平其喘咳。其疑始解，煎而服之。

次日，喘平咳止，身始安枕。随用温平之剂，调理而愈。

8. 小儿咳喘危证

出处：《温病浅说温氏医案·咳嗽》。

丁伯度司马之子，年甫一龄，于冬日患咳嗽之症。时医用润肺止咳之剂，愈服愈咳。一连十余日，更易数医，愈形沉重。夜间尤甚，一咳百余声，大有不起之势，始延余诊视。见其经纹直透三关，色黯而沉，吼喘不上，鼻孔扇动，神识昏迷，已濒于危。余云：此症系寒入肺窍，因医误用滋润之品，以致寒邪闭锢，清道壅塞，是以如此。斯时急宜用小青龙汤驱寒外出，其咳自止。伯度晚年得子，见有麻黄、细辛，恐其过于发散，意尚犹豫。余力肩其任，斯时病至危笃，非此方不能挽回。若再用寻常套方，不可救药。伯度见其言之确凿，始行与服一剂，而减去大半。因闭锢太深，三剂痊愈。

吴 篪

医家简介：字简庵，号渭泉，清如皋人。少多病，友劝其习医，遂弃举子业，精研医理，自治获痊，后历官转连使，仍时为人施治。既为名医，又为名臣，精于医理，辨证施药，奏效如神，为官行政能力强，是古代典型的儒医和坐堂医，“良臣而兼为良医者”。清人沈岐称其“岐黄之学冠绝一时，辇下名公卿造庐求请者，冠盖相望”，时人赞其“政绩与医理均臻绝顶”。《临证医案笔记》于1836年撰成，为医案著作。吴篪生前并未付梓，殁后，其哲嗣燮堂促其付梓传世。吴篪以笔记体裁，记录临床治疗验案，寓医于文，医文并茂，医案详细，论理透彻，理法方药兼备。全书要言不繁，切中临床，充分展示了吴篪临证心得、独到诊疗方法，以及临证灵活变通、耐心细致的诊治风格。

伤寒发热，身痛而喘

出处:《临证医案笔记·伤寒》卷一。

大银台秦荻江，伤寒第二日，头痛发热，恶寒身痛，无汗而喘，诊脉浮紧。系风寒所伤，寒邪外束，正在太阳，宜用麻黄汤。伊戚云：年衰，恐麻黄猛烈，用荆防芎苏何如？予曰：冬令严寒，必须麻桂发汗，若服荆防，不但不得汗，即使得汗，必致传经变证。遂以麻黄汤热饮之，更于室内多笼火盆熏之，密覆厚被半日，即得透汗，次晨邪退神清。

吴 楚

医家简介：清代医家，字天士，号畹庵，安徽歙县人。初习举子业，后弃儒而习医。其高祖为吴正伦，吴崑是其堂祖。吴楚继承家学，为人治病，并详录病案，意在检验诊病之效验，遂撰成《吴氏医验录》。另又著有《宝命真诠》《前贤医案》。

1. 伤寒发热胁痛

出处:《医验录》初集。

癸亥秋月，一女人年过七旬，患感寒，有汗。服羌活、防风，汗愈多，热不退，头痛面赤，左胁痛。更一医，见汗多，用平补药，更剧。又更一医，见胁痛呻吟之状……竟不用药而去。始求余诊之。脉弦紧。余曰：此少阳证，可无虑也。与小柴胡汤一剂。用参五分。

病家畏惧，云：伤寒不可补。余曰：非补也，藉参之力以和解半表半里之邪耳。此是古人制方之意，缘今医家畏用人参，又不解古人制方之意，故用此汤，必除去人参。抑知有当除者，有不当除者。如此七十老人，大汗数日，断不当除者也。力为辨晰，始依余服一剂。当夜诸症尽愈，始称余为神。余笑曰：我何敢自居为神，当不肯使人为鬼耳。

2. 热厥

出处:《医验录二集·伤寒》卷一。

辛巳腊月，从率口归，道经草市，忽一人扯住轿，拉入门为看一病。问其病状，云是小儿今年二十八岁，于某夜发热起，服表药二剂，微有汗，热虽减轻，仍日日发热，亦时时有汗，口渴非常，一昼夜饮水二三大壶，总不能解渴，小便又少，不进饮食。前日畏寒，手足冷如冰，至昨夜手足更冷极，战栗昏晕。今早请某先生，云是厥阴证，当用四逆汤。药用附子、干姜、陈皮、甘草、茯苓，因是一派热药，不敢用。又请一先生，亦云是厥阴伤寒，于前方内更加吴萸、人参。因两先生所见相同，谅然不差，药已煎就，将服。适闻台驾过此，素仰高明，又幸天假之缘，敢求一决。余曰：口说无凭，须见脉见症方可定。

入为诊之，脉沉实而滑，舌有黄苔;询知病后七八日未大便，作渴之极，饮水多而小便少，不惟渴而且消，病人声息虽觉无力，然卧床上，不住转侧，烦躁不宁。余语其尊人曰：此病确是厥阴证，然是由阳经转入厥阴，为热邪。至昨夜，里热更炽，故发厥更狠，所谓厥深热亦深也。以愚见，当用白虎汤，姜附丝毫不可用。为举方，用石膏五钱，知母一钱，生地二钱，生甘草七分，麦冬二钱。

其人甚觉疑畏。余曰：白虎汤用之不当，一剂立毙。余若不认得极真，安敢妄投杀人？我若未见此病，生死听之，于我无与；今既见之，何忍听其误治至死？我与药一剂，急急煎服，我坐此少待，待药见效再去，何如？问如何便是见效？余曰：但服药后，即安宁睡去，手足稍温，便是效矣。如或服之不安，即刻换回逆热药，待尔解救，何如？其人欣喜，忙将药煎成与服。

病人渴甚，得药便觉服之甚乐。少顷便觉睡去，探其手足，与前稍温。余曰：得生矣，可放心矣。急急别归，到家已二鼓。越二日，病人坐轿来谢。复为诊视，脉已和软。仍与轻剂小柴胡二剂，内用参七分，加茯苓八分，病遂痊愈。

3. 咳嗽发热，吐血吐食

出处：《医验录二集·虚痨》卷二。

庚辰夏月，客汉江，休邑程兄亲到寓所，迎为其令兄诊视。其令兄咳嗽，发热，吐血吐痰又吐食，喉微痛，痨症俱全矣。幸两侧可卧，有一线生机。诊其脉，虚大弦数，按之无力。阅其前方二十余纸，有用发散者，有用清火者，有用归脾汤者。其近日一方，则云感冒发热，竟用羌活、防风表药二剂。其人则各症倍增，恹恹一息矣。

余思吐食则胃必寒，宜温；喉痛则阴火上乘，宜滋。二者不可并兼。若温中以止吐，则不利于喉痛及失血诸患；若滋阴以降下，又不利于脾虚胃寒而吐食更甚。计惟八味地黄汤温而不燥，润而不滞。遂立方，用大生地三钱，山萸二钱，茯苓一钱，泽泻八分，丹皮八分，山药一钱五分，附子八分，肉桂八分，加人参二钱，白芍五分。

服一剂，热退不吐食；服二剂。血止嗽减，喉亦不痛，能食饭。复为视之，加当归、黄芪服一月而愈。

4. 面发虚火，胸痛

出处:《医验录二集·虚痨》卷二。

路口庠友方君符占，向设绛于维扬。曾经失血，微嗽，口无味，不喜饮食，面上时时发火，胸右一点痛。壬午夏，就诊于余，右寸脉软甚，按重便无，右尺虚大。余曰：肺脉极软，气虚何疑？此一点痛，正是肺之部位，乃肺虚而痛也；尺脉宜沉，今右尺浮大，肾虚之至，惟肾虚则火不归根，是以上炎。

方君出其前在扬州所服诸方，大都皆二冬、二母、元参、花粉之类；归来请教诸名公，其方亦复类是。余因叹以清治痨，何普天一辙也？乃更出一方，于清药之外加黄连、秋石各三分。余见之不觉惊异。方君曰：某名公谓我有伏火，故用黄连。余曰：伏者，潜伏于内也。今君之虚火已时时发于面，更何伏之有？伏火乃是实火，若果因实火而用黄连，又何用秋石？秋石岂可治实火者？若是虚火上炎而用秋石，又何可用黄连？黄连岂可治虚火？何柏斋云：苦寒之性，不久下注。下注则下元愈寒，愈将虚阳逼之上浮而火愈甚。此黄连之大苦大寒，虚人不可沾唇者也。至于秋石之用，因有虚火，恐难于用补，则于补剂之中，加此以滋之下行。若黄连之苦寒，性直走下，何待于滋？且以秋石引黄连之大苦寒者入于肾脏，将灭肾中之阳，又克削肾中之阴，岂不大害？愚见不惟不可用黄连，更当用桂、附。宜八味地黄汤直补肾经，引火归元，收敛右尺脉之虚大；肺虚少气则重加参，无他法也。

为举八味一方，内用熟地五钱，桂、附只各用八分，加人参三钱，龟板三钱，镇住虚阳，使不飞腾。方君既畏桂、附之辛热，又畏熟地之滞膈，迟疑不敢服。幸是家坦公昆玉内亲留宿馆中，力劝之始服。

服一剂，大安神；服二剂，胸膈反宽舒，面上虚火不复发，始信服；服十余剂，各症俱愈，惟肺气一点痛减轻而未全止。余曰：肺气受伤，救援肺气无如人参。照方多服参，参力足时，痛自止也。更令合八味丸，内加人参、鹿茸。多服痛止。痊愈。

吴 桥

医家简介：具体身世不详，为清代医家魏之琇编著的《续名医类案》中记录的医家。

1. 胀满

出处：《续名医类案·肿胀》卷十三。

王英妻，年三十许，病胀满，剂以补中气、利小水者皆无功。久之，喘急而汗沾衣，呕逆不能下，昏乱殊甚。桥切之，浮取弦数，沉取涩滞，则以为蓄血，下之宜。或以汗多亡阳，亟下则速之毙。桥曰：否，病由血滞故气壅，壅则腾腾上蒸而汗出焉。遂进桃仁承气汤，薄暮始进，呕者半之，中夜下败血三升，喘即定，乃酣寝，诘朝，腹胀平。

2. 劳倦食冷及房劳致发热头痛，两便不通

出处：《续名医类案·二便不通》卷二十。

王生病发热头痛，腹胀甚，医为之解散，热退而痛如故，且不得前后溲。又以大黄通之，大便稍行，小溲赤涩，胀痛特甚。仍以为热结，将复下之。桥诊曰：病得之劳且内，复食冷尔。内则损肾，劳倦食冷则损脾。肾主大小溲，肾损则不能转，故作湿

热而为满。藉令亟下，则将亡阴，胀满有加矣，危之道也。王俯首叩枕曰：诚如公言，三者皆如见。遂投人参五苓散。

一服得前溲，再乃大通，痛亦寻减。病者求通后溲急。桥曰：公六脉沉微且数，必假信宿，脾气始回。脾得主，湿热则将自行。毋欲速，明日大溲自下。调理月余而愈。

吴　缓

医家简介： 具体身世不详，为清代俞震纂辑的《古今医案按》中记录的医家。该书成书于1778年，卷1～8为内科、杂病，卷9为女科，卷10为外科和幼科。俞氏按语详辨疑似病案，分析同中之异，汇集诸家学说予以发挥，指明诊治关键所在，颇多精辟的见解。

伤寒经脉动惕，便秘，脐旁硬痛

出处:《古今医案按·伤寒》卷一。

一人伤寒未经发汗，七八日，经脉动惕，潮热来尤甚，其肉不瞤，大便秘结不行，小便赤涩，以手按脐旁硬痛。此有燥屎也。用加味大柴胡汤下之而愈。

吴才伦

医家简介： 具体身世不详，为陈明编著的《金匮名医验案精选》中记录的医家。

百合病

出处:《金匮名医验案精选》。

王某，女，13 岁，学生。

1960 年 4 月 15 日在看解剖尸体时受惊吓，随后因要大便，跌倒在厕所内，经扶起抬到医院治疗。据代诉查无病，到家后颈项不能竖起，头向左右转动，不能说话，问其痛苦，亦不知答。曾用镇静剂 2 日无效，转来中医诊治。脉浮数，舌赤无苔，无其他病状，当即从百合病处理。

百合 7 枚，知母 4.5g。

服药 1 剂后，颈项已能竖起十分之七，问她痛苦亦稍知道一些，左右转动也减少，但仍不能说话。再服 1 剂，颈项已能竖起，不向左右转动，自称口干燥大渴。改用瓜蒌牡蛎散，服 1 剂痊愈。

吴孚先

医家简介：具体身世不详，为清代医家魏之琇编著的《续名医类案》中记录的医家。

1. 伤暑大汗大渴

出处:《续名医类案・暑》卷四。

一人，奔驰烈日下，忽患头疼发热，或时烦躁，汗大出，大渴引饮，喘急乏气。服香薷饮尤甚。此暑症也，然受暑有阳有阴。道途劳役之人，所受者炎热，名曰伤暑；亭馆安逸，得之为中暑也。香薷饮只宜于阴暑，若阳暑服之，反为害矣。与人参白虎汤而愈。

2. 留饮心下坚满

出处:《续名医类案·饮》卷十六。

西商王某，气体甚厚，病留饮，得利反快，心下积坚满，鼻色鲜明，脉沉。此留饮去而不能尽去也。用甘遂、甘草、半夏、白芍，加白蜜五匙顿服，前症悉痊。

或问：甘遂与甘草，其性相反，用之无害而反奏效，何也?曰：正取其性之相反，使自相攻击，以成疏瀹决排之功。

3. 咽喉齿痛

出处:《续名医类案·咽喉》卷十八。

柯子宁患咽喉齿痛，脉沉细，足冷，大便泄泻。此肾虚，龙火飞腾，欲用金匮肾气，彼疑火证，恐桂、附不合。或以石膏、连翘苦寒进之，其病尤甚。复求治，用前方，一剂减，二剂痊。

4. 小便时闭时遗

出处:《续名医类案·小便秘》卷二十。

曹庶常小便不通，多服分利之药，遗尿一夜不止，既而仍复秘塞，点滴不行。此利药太过，肾气亏极，急用补中益气汤，送肾气丸，遂痊。

吴茭山

医家简介：具体身世不详，为明代医家江瓘及其子江应元、江应宿编集的《名医类案》中记录的医家。

痢疾

出处:《名医类案·痢》卷三。

一妇，长夏患痢，痛而急迫，其下黄黑色。诸医以薷苓汤，倍用枳壳、黄连，其患愈剧。吴诊其脉，两尺紧而涩，知寒伤荣也。问其病由，乃行经之时因渴饮冷水一碗，遂得此症。盖血被冷水所凝，瘀血归于大肠，热气所以坠下。故用桃仁承气汤内加马鞭草、元胡索，一服，次早下黑血升许，痛止脏清。次用调脾活血之剂，其患遂痊。此盖经凝作痢，不可不察也。

吴鞠通

医家简介：吴鞠通（1758—1836年），名瑭，字配珩。江苏省淮安市人，清代著名医学家。著有《温病条辨》《吴鞠通医案》《医医病书》三部医书。通晓温病，以擅治急性发热性疾病闻名于世。对内科杂病、妇科、儿科、针灸以及心理疗法等也颇有造诣。和汉代张仲景比肩而立，并为我国中医药学史上的两大柱石，故有“伤寒宗仲景，温病有鞠通”之说。张仲景是中医学的泰斗，吴鞠通乃温病学的巨匠，“两相羽翼”。

酒客吐血

出处:《吴鞠通医案·吐血》卷二。

史，五十四岁。

酒客脉洪面赤，吐狂血不止，仍然饮食如常，议《金匮》大黄黄连泻心汤，急泻三阳实火，而血自止。

又：前法已效，不可再进。议甘凉法，服三日再议。

又：前以泻心法大效，未敢再进，血复来，议再用泻心法，减其制。

又：昨用泻心法，减其制，虽见效而血未尽，今仍照原方服二日大效，以后永不再发。

吴考槃

医家简介：吴考槃（1903—1993 年），江苏海门人。南京中医药大学教授，现代著名中医文献学家、中医教育家。1922 年毕业于海门中兴医学校。1924 年任上海浦东中国医药专门学校讲师。1925 年开业行医，1933 年创办海门保神医学校，亲任校长兼教员。1956 年受江苏省卫生厅特邀来到南京江苏省中医学校（南京中医学院前身、现为南京中医药大学）执教，为该院（校）的创始人之一，先后担任过金匮教研室顾问，医经教研组组长。1978 年被评定为我国第一批中医教授。1979 年聘任为金匮要略、伤寒论专业硕士研究生导师。曾任海门县政协委员，江海日报医学检讨编辑，历任南京市三、四、五、六、八届人大代表，江苏省中医学会第一、二、三届理事，第一批获得国务院特殊津贴的专家，省中医学会理事、顾问，并兼任光明中医函授大学顾问，张仲景国医大学名誉教授。多次被评为学校先进工作者。

哮喘

出处：《中国现代名中医医案精华（一）》。

周某，女，19 岁。

主诉：喘而上气，喉中水鸣声，遇寒即作，已有多年。

诊查：脉息微弦，舌苔微腻。

辨证：感寒引及伏饮泛溢，治节为病。

治法：拟射干麻黄合苏葶法。

处方：射干 6g，净麻黄 9g，细辛 9g，五味子 9g，洗半夏 9g，炙紫菀 9g，炙冬花 9g，苏子 6g，葶苈子 8g，鲜生姜 5g，红枣 3 枚。3 剂。

二诊：据述服药 1 剂即减，2 剂痊愈。伊兄也有是病，第 3 剂伊兄服之亦愈。近因天阴气冷，又有发作，但较前次为轻，要求再处原方。原方药 3 剂。

按语：射干麻黄汤、苏葶丸，俱是有效名方，合而用之，相须相使，相得益彰，其效如桴鼓。

吴佩衡

医家简介： 吴佩衡 (1888—1971 年)，名钟权，四川人，1921 年至云南行医，云南四大名医之一，当代火神派的重要传人之一。吴佩衡 18 岁时，受业于当地名医彭思溥先生，20 岁左右曾听学于火神派真弟子卢铸之 (1876—1963 年) 先生的“扶阳医坛”。其后深精《内经》《难经》《伤寒论》经典著作及火神派创始人郑钦安先生 (1804—1901 年)《医理真传》《医法圆通》《伤寒恒论》三部著作，中年以后集中精力研究张仲景学术思想，认为“盖凡一种学问，非寝馈其中数十年，斯难知其精义之所在”。1930 年吴佩衡先生代表云南中医界应邀赴沪，出席全国神州中医总会，抗议汪精卫取缔中医之反动条例。其后留沪行医 6 年，抗战前夕返回昆明并行医，1939 年被推选为省、市中医师公会理事长，1945 年创办《国医周刊》杂志，以资促进中医学交流。1945 ～ 1950 年间，创办云南私立中医药专科学校，任校长职。新中国成立后，先后任云南中医进修学校副校长、云南中医药学校校长、云南中医学院院长等职，桃李满门，从事中医临床、教学 60 年，为火神派传播竭尽力量。

1. 春温

出处:《吴佩衡医案》。

曾某，男，年 20 岁，住四川省会理县南街。

于 1924 年 2 月患春温病 3 日，脉来浮数，发热，微恶寒，头疼体痛，面垢，唇赤而焦，舌苔白而燥，尖绛，渴喜冷饮，小便短赤。此系春温病邪热内壅，外有表邪闭束，遂成表寒里热之证，以麻黄杏仁甘草石膏汤主之。

麻黄 12g，生石膏 30g（碎，布包），杏仁 10g，甘草 6g。

服 1 剂后，俄而汗出淋漓，脉静身凉，霍然而愈。

2. 伤寒发热，头身痛，神昏嗜卧

出处:《吴佩衡医案》。

张某，年 42 岁。住云南省昆明市武庙下南联升巷底。

肾气素亏，于 1929 年 9 月 2 日返家途中，时值阴雨，感冒风寒而病。初起即身热恶寒，头疼体痛，沉迷嗜卧（即少阴病但欲寐之病情也），兼见渴喜热饮不多。脉沉细而兼紧象，舌苔白滑，质夹青紫。由于肾气素亏，坎阳内弱，无力卫外固表以抵抗客邪，以致寒风乘虚直入少阴，阻塞真阳运行之机，而成是状。

以仲景麻辛附子汤，温经解表，辅正除邪治之。

黑附片 36g，麻黄 10g（先煮数沸，去沫），北细辛 6g，桂尖 13g。

3 日，服上方 1 剂即汗，身热已退，唯觉头晕咳嗽，神怯。表邪虽解，肺寒尚未肃清，阳气尚虚，以四逆合二陈加细辛、五味子，扶阳温寒主之。

黑附片 50g，干姜 26g，甘草 10g，广皮 10g，法夏 13g，茯苓 13g，北细辛 4g，五味子 2g。

1 剂尽，咳嗽立止，食量增加，精神恢复，病遂痊愈。

3. 伤寒发热，颈项强直

出处:《吴佩衡医案》。

王某，男，42 岁，某厂干部。

患者于昨夜发热，体温 38.9℃，今晨来诊仍发热，头痛，颈项强直，肢体酸楚而痛，流清涕，心泛欲呕，食减而不渴，脉浮紧，舌苔薄白。此系风寒伤及太阳肤表所致。《内经》云“其在皮者，汗而发之”，照仲景法，当以辛温发散以解表邪，拟麻黄汤加味主之。

麻黄 6g，桂枝 10g，杏仁 10g，法夏 6g，防风 6g，甘草 6g，生姜 3 片。

嘱温服而卧，取汗自愈。殊料病者家属畏忌麻黄一药之温，恐燥热伤津，自行将药中麻黄减除，服一碗，未得汗。见其躁烦，热势反增，体温升至 39.7℃。继服第二碗，则头痛如裂，身痛如被杖，恶寒较昨日更甚，疑为药不对症，邀余急往诊视，脉来浮紧急促，苔白腻。呼痛呻吟。虽言失治，幸喜表寒证型未变，释明其意，即嘱仍用原方，万不能再去麻黄。经照方服药 2

次后，温覆而卧，稍顷汗出热退，表邪解，遂得脉静身凉而愈。

4. 春温误治发热，虚烦不得卧

出处:《吴佩衡医案》。

吴某，昆明人，住昆明市绣衣街，有长子年 15 岁，于 1921 年 3 月患病，延余诊视。

发热不退已 11 日，面红唇赤而焦，舌红苔黄而无津，虚烦不得卧，食物不进，渴喜冷饮，小便短赤，大便不解，脉来沉细而数。查其先前所服之方，始而九味羌活汤，继则服以黄连、栀子、连翘、黄芩、银花、桑叶、薄荷等未效。此系春温病误以辛温发散，又复苦燥清热，耗伤真阴，邪热内蕴，转为少阴阴虚热化证。拟黄连阿胶鸡子黄汤治之。

黄连 10g，黄芩 12g，杭芍 24g，阿胶 10g（烊化兑入），鸡子黄 2 枚。先煎芩、连、芍药为汤，稍凉，兑入已烊化之阿胶，再搅入生鸡蛋黄 2 枚，和匀而服。

服 1 剂后即得安静熟寐，烦渴已止，唇舌转润，脉静身凉。继以生脉散加生地、玄参、黄连。

米洋参 10g，寸冬 15g，五味子 5g，甘草 6g，黑玄参 10g，生地 12g，黄连 5g。

上方连进 2 剂而愈。

5. 小儿伤寒，发热神昏，腹胀便血

出处:《吴佩衡医案》。

张某之子，年 8 岁，云南省宾川县人。

1945 年 4 月，患伤寒病已十余日，住原昆华医院治疗，病势日趋严重，遂将病儿移回家中。4 月 23 日，改延余诊视。面

青唇白而焦，舌质红而润，无苔，脉象弦紧，按之则空虚无力，体温潮热，日轻夜重，神识昏愦，言语昏乱，腹胀如蛊，曾大便下血两次，小便短少而赤，形体瘦羸。此系患伤寒病，寒入阴分，致腹中阴霾四布，元阳大虚，已成危证，恐有生阳将脱之虞。当以扶阳抑阴治之。然温热之药服后，触动阴寒，必有吐泻之状，由于正气太虚，一线残阳将脱，唯恐吐泻之时，又易痰鸣气喘虚脱。思维再三，只有背城一战，方有挽回之机，犹豫迟疑，错过病机，则追之莫及矣。急以通脉四逆汤加上肉桂主之。

黑附片 100g，干姜 26g，生草 10g，上肉桂 10g（研末，泡水兑入），葱白 2 茎。

是晚七时，张君复来寓告知，服药两次，旋即呕吐涎水，继则泄泻黑粪，腹胀已消去其半，幸未气喘痰鸣，唯精神太弱。当即告之，已有转机，宜原方再进 1 剂。

24 日晨复诊：昨日服药后吐泻，腹胀若失，弦紧脉象已平，潮热亦退。缘伤寒大病月久，元阳太耗，膨胀虽消，而邪阴未净，阳神未充，散乱无主，尚见沉迷无神，时有烦乱说昏话。然病情已有转机，毋须置疑，仍以扶阳抑阴主之。

附片 130g，干姜 26g，上肉桂 13g（研末，泡水兑入），西砂仁 4g，茯神 16g，炙远志 3g，生草 4g。

25 日三诊：服昨方后已不再吐，大便溏泄 3 次，色已转黄。此系胃阳来复之兆。烦乱已平，神识亦清明，体温、脉搏已转正常，稍进食物，病势逐渐减退，大有转危为安之象，可期痊愈矣。唯阳神尚虚，邪阴未净，仍以扶阳扶正主之。

附片 130g，干姜 26g，上肉桂 10g（研末，泡水兑入），西砂仁 6g，法夏 6g，炙远志 6g，炙冬花 6g，茯神 15g，甘草 6g。

26 日四诊：唇舌红润，脉较有神，精神较佳，饮食大增，已无他痛苦。继用黄芪四逆汤加味调理数剂而愈。

附片 130g，干姜 26g，上肉桂 10g（研末，泡水兑入），北芪 15g，炙远志 6g，生草 6g。

6. 咳喘

出处：《吴佩衡医案》。

刘某之父，年过六旬。1924 年 9 月。

病已月余，六脉沉迟无力，舌苔白腻，喜热饮，咳嗽哮喘而多痰。腹胀且痛，不思食，大便秘结，20 日不更衣，小便赤而长，夜难入寐，精神极弱。查前所服方药，均以清热消食降气为主，且以硝、黄峻剂通下之，仍不能便，其势较危。此系脾肾阳虚，中土失运，痰湿水饮阻逆于肺，清肃不降，致痰喘咳嗽；传导失司，无力输送，加之阳虚则气不化津，无以滋润肠道，致成气虚寒凝之便秘不通。此太阴、阳明经气不相传也。宜扶阳温化主之，拟真武汤加味。

附片 100g，茯苓 30g，白术 20g，杭芍 10g，干姜 30g，北细辛 6g，五味子 5g。

1 剂见效，2 剂后喘咳约去十之六七，3 剂则照原方去杭芍，服后痰喘咳嗽若失，略进饮食。

7. 小儿急惊风

出处：《吴佩衡医案》。

柯某之长子，年 1 岁半。

1922 年阴历九月初六日晨，寐醒抱出，冒风而惊，发热，自汗沉迷，角弓反张，手足抽搐，目上视，指纹赤而浮，唇赤舌淡白，脉来浮缓。由于风寒阻遏太阳经气运行之机，加以小儿营卫未充，脏腑柔嫩，不耐风寒，以致猝然抽搐而成急惊风证。此为太阳肌表之证，以仲景桂枝汤主之，使中于太阳肌腠之邪，得微汗而解。

桂尖 10g，杭芍 10g，甘草 6g，生姜 10g，小枣 7 枚。加入粳米一小撮同煎。嘱服后温覆而卧，使得微汗。

1 剂尽，即熟寐，汗出热退，次日霍然。

8. 小儿麻疹不能透达

出处:《著名中医学家的学术经验》。

姚某之子,3 岁。1924 年 3 月出麻疹，延误诊治。据其父云：患儿初病发热咳嗽，某医以升提表散而佐清凉之剂。服 2 剂后，麻疹隐隐现点，色象不鲜，发热已五六日，尚未出透。吴当即诊视，患儿昏迷无神，此乃邪陷少阴而呈现但欲寐之病情，麻疹不能透达，若再迁延，势必转危。即以白通汤 1 剂。

附片 60g，干姜 15g，葱白 4 茎（连须根）。

服后，疹出透而色转红活，再剂则疹已渐灭，脉静身凉，食增神健而愈。

9. 春温误汗变证

出处:《吴佩衡医案》。

王某，男，年 25 岁，住四川省会理县北关。

于 1924 年 7 月患温病，已 4 日，前医以九味羌活汤加葛根、柴胡、紫苏等与服之，服后汗出未解，发热更甚。延余诊视，病者壮热，恶热而烦渴，喜冷饮，头疼，但头汗出，面赤而垢，鼻干而喘，唇赤口燥，苔黄而无津，小便短赤，大便 3 日不解。此系春温病误用辛温发汗，耗伤阴液而成阳明经热之证，以人参白虎汤加寸冬治之。

生石膏 30g（碎，布包），知母 20g，沙参 15g，寸冬 12g，甘草 6g，粳米 10g。

连服两盏，竟仰卧而寐，数刻则全身大汗淋漓，热势渐退。次日复诊，烦渴已止，脉静身凉，继以生脉散加生地、杭芍，一剂霍然。

沙参 16g，寸冬 13g，五味子 5g，生地 13g，杭芍 13g，甘草 6g。

10. 急性严重型肺脓疡

出处：《吴佩衡医案》。

海某，女，19 岁，昆明人，因病住昆明某医院。1959 年 1 月 3 日邀余会诊。

患者行剖宫产失血过多，经输血抢救后，突然高热 40℃以上，经用青霉素、链霉素等治疗，数日后体温降低，但一般情况反见恶化，神识昏愦，出现严重呼吸困难，白细胞高达二万以上。因病情危重，不敢搬动，故未做 X 线检查。当时西医未做出明确诊断，继续以大量广谱抗生素治疗，并配合输液及吸入氧气，均未效。延某医则投以麻杏石甘汤 1 剂，病情更趋险峻，西医会诊亦提不出有效方案，乃延余诊视。

患者神志不清，面唇青紫灰黯，舌质青乌，鼻翼扑扑扇动，呼吸忽起忽落，似潮水往复，十指连甲青乌，脉弦硬而紧，按之无力而空。盖此病已入厥阴，肝肾之阴气内盛，非传经病，系真脏病，心肾之阳衰弱已极，下焦之真阳不升，上焦之阴邪不降，一线残阳将绝，已现衰脱之象，危殆费治。唯有扶阳抑阴，强心固肾，尽力抢救垂危。主以大剂的回阳饮（即四逆汤加肉桂）。

附片150g，干姜50g，上肉桂10g（研末，泡水兑入），甘草20g。

因附片需要先煨三四小时，方能煨透无毒，故让患者先服上肉桂泡水，以强心急救之。并预告病家，服此方后可能有呕吐反应，如呕吐之后喉间痰声不响，气不喘促，舌质色较转红，尚有一线生机可以挽回。若不如此，则为难治，请注意为幸！

复诊：昨日服上方后果如余言，呕吐涎痰后已见转机，神识较前清醒，嗜卧无神，已能缓慢回答询问，可以吃流质，舌尖已见淡红色，舌苔白滑厚腻，口唇青紫较退，两颊紫红，鼻翼不再扇动，呼吸仍有困难，但已不再起伏如潮，开始咳嗽，咯大量脓痰，脉仍弦滑而紧，按之而空。衰脱危候大为减轻，仍以扶阳温化主之。

附片150g，干姜50g，上肉桂10g（研末，泡水兑入），半夏10g，茯苓20g，甘草8g。

三诊：神智清醒，语音清楚，面颊微转润红，指甲唇舌青紫已退十之八九，鼻头、目眶微青，午后潮热，喘咳气短，咯大量脓痰，唯喉间时有痰阻，脉弦滑，病情已有转危为安之象，再以上方加减主之。

附片200g，干姜100g，茯苓30g，上肉桂10g（研末，泡水兑入），公丁3g，法夏10g，橘红10g，甘草8g，细辛5g。

四诊：面颊微红润，口唇、舌质青紫已退，呼吸渐趋平稳，午后潮热已退，咳嗽、咯脓痰稍减少，胃气已开，能进食，人事言语已近常态。大便溏泄，系病除之兆。夜卧多梦，此系阳不胜阴，邪阴扰乱，神驰不宁所致。脉转和缓。大病已初退，惟坎阳尚虚，寒湿邪阴未净，再以扶阳温化主之。连服三四剂可望康复！

此时患者情况好转，可以搬动，经X线检查发现双肺有多个大小不等的圆形空洞，内容物已大半排空。血液细菌培养报告，检出耐药性金黄色葡萄球菌。医院西医最后诊断为“耐药性金黄色葡萄球菌性急性严重型肺脓疡”。拟方：

附片150g，干姜50g，广陈皮8g，杏仁8g（捣），炙麻茸8g。

连服4剂。1周后诊视，患者喜笑言谈自如，精神、饮食业已恢复，病状若失，至此痊愈。

11. 童子痨误治致厥

出处：《吴佩衡医案》。

张某之子，云南省永仁县人，年8岁，禀赋不足，形体羸弱，平素多病，时有腹痛，多痰慢咳而少食。此先天不足，脾虚不运，阴寒夹水湿内渍。1922年6月某日，受寒而起病，脉来浮滑，兼有紧象，指纹色淡而青，舌苔白滑，质含青色。涕清，咳嗽而加痰涌。发热恶寒，头昏痛，喜热饮。缘由风寒表邪，引动内停之寒湿水饮，肺气不利，清肃不降，脾不健运，水湿不化，阻遏太阳经气出入之机。拟小青龙汤加附子，助阳解表，化饮除痰。

附片30g，桂尖10g，麻茸3g，北细辛3g，杭芍6g，五味子2g，小枣7枚，生姜10g。

服后得微汗，身热始退，表邪已解，但咳嗽痰多而清稀。此乃寒痰未净，脾肺之气尚虚。守原方去杭芍、麻茸，加茯苓10g，白术12g。

连进2剂，饮食已如常。唯仍涕清痰多，面浮，午后尚有潮热，自汗，腹中时而隐隐作痛。此表邪虽解，寒痰内饮尚重，今得辛温之剂以运行，逐动内饮欲溃，务期祛尽停饮寒痰，沉痼始除。殊料张君对余信任不专，另延中医数人诊视，有云“误服附子，中毒难解”，有云“系湿热阻遏中焦”，处方均以清热利湿。数剂后，不但原病不减，反见沉重，涕清如水，午后潮热更甚，汗出淋漓，咳痰气息短弱而兼喘促，食物不进，形体枯瘦，四肢厥冷，已奄奄一息。又改延某西医诊治，断言“误服姜附，已将肺液烧干”（试问：涕为肺之液，如果肺液已经烧干，焉能涕清如水？），竟主服“保肺药水”，并云有起死回生之效。服后顷刻。遂现风状，双目上视，唇缩而青，肢厥抽掣，汗出欲绝，已命在旦夕。张君惊惶不已，又急促余诊视之，并具述误治经过。余不忍坐视待毙，尽力挽回颓绝，主以大剂加味四逆汤治之。

附片100g，干姜40g，砂仁10g，上肉桂10g（研末，泡水兑入），甘草10g。

上方连服2次，风状减，已不抽掣。次日复诊，诸症亦有减轻。再服2剂，突见周身浮肿，咳嗽多痰，但潮热已退，厥逆回温，能稍进饮食。乃告之，此系阴寒水湿之邪被阳药温运化散，元气回复之征。现仍阳弱气虚，须待温扶。照原方加口黄芪、白术、茯苓，连进数十余剂，始奏全功。

此证即所谓“童子痨”也。前后施治，经余拟方，共服附片约十余市斤，竟无中毒反应，亦未见将阴液烧干，且患儿病愈之后，身体健康，体质丰盛胜于病前，多年无恙。

12. 阴证误下，气短欲脱

出处:《吴佩衡医案》。

昔诊一男，约二十余岁，系一孀妇之独子，体质素弱，始因腹痛便秘而发热，医者诊为瘀热内滞，误以桃仁承气汤下之，便未通而病情反重，出现发狂奔走，言语错乱。延余诊视，脉沉迟无力，舌红津枯但不渴，微喜热饮而不多，气息喘促而短，有欲脱之势。据此断为阴证误下，逼阳暴脱之证。遂拟大剂回阳饮（即四逆汤加肉桂）与服。

附片 130g，干姜 50g，上肉桂 13g（研末，泡水兑入），甘草 10g。

服后，当天夜晚则鼻孔流血，大便亦下黑血。次日复诊则见脉微神衰，嗜卧懒言，神识已转清。其所以鼻衄及下黑血者，非服温热药所致，实由于桃仁承气汤误下后，致血脱成瘀，今得上方温运气血，既已离经败坏之血，不能再行归经，遂上行而下注。嘱照原方再服 1 剂。

服后，衄血便血均未再出，口微燥。此系阳气已回，营阴尚虚，继以四逆汤加人参连进 4 剂而愈。方中加人参者，取其益气生津养阴以配阳也。

13. 寒闭危证

出处:《吴佩衡医案》。

1924 年 2 月，曾治一奇证，颇险。有姚姓之女，年 18 岁，因上年患白喉证服寒凉药过多，以致信期不调，三五月一至，时时“发痧”。此系阳虚血寒已极无疑。该女因天癸数月不至，用蚕砂二两泡酒服之，冀使通达，殊料服两小盏后，经亦未通，骤发危象。始延某医诊视，断言无救，未拟方而去。随即延余诊视之。六脉俱绝，唇爪俱黑，面目全身皆发青，牙关紧闭，用物拨开，见口舌亦青黑，四肢厥逆，不省人事，气喘欲脱。缘由体素虚寒，且服过量蚕砂酒，亦系寒凉之物，致成纯阴无阳之候，病情险恶。余始疑无救，然口中气息尚存，不忍坐视而归。若用他药，恐为时不及，急以上肉桂泡水灌之，偶咽下一二口，觉气稍平。又速频频灌喂，喘息渐定，稍识人事，目珠偶动，呼之乃应。继而复诊，脉仍不见应指。余思寻之，暴病无脉系闭，久病无脉乃绝。此乃暴病所致，肉桂强心温暖血分之寒，服之气机稍回，必有生机。约两小时方过，病者始能言语，言其周身麻木，腹中扭痛，忽而大泻酱黑稀便。再诊，脉隐隐欲现，色象稍转，气微喘，扶之以卧，试其舌，青黑冰指。乃以大剂回阳饮治之。

黄附片 60g，干姜 20g，上肉桂 20g（研末，泡水兑入），甘草 10g。

次日诊视，六脉俱回，轻取弦紧重按无力而空。唇舌青黑悉退，唯面部仍稍带青绿色，觉头晕、体痛、腹中冷痛，喜滚饮。此阳气尚虚，里寒未净，宜击鼓直追，方能定夺。继以上方加味治之，连服数剂，厥疾遂瘳。

天雄片 60g，干姜 12g，黑姜 12g，上肉桂心 10g（研末，泡水兑入），桂尖 12g，炒吴萸 6g，半夏 12g，茯苓 15g，甘草 6g。

14. 虚劳咳嗽咯血

出处:《吴佩衡医案》。

张某，年 25 岁，四川人。

1923 年患虚劳咳嗽，病经数月。始因盗汗遗精、食少难寐，求医无效。近则午后恶寒，发热如潮。面颊及口唇色赤如艳，自汗盗汗，夜间尤甚。痰嗽不爽，咳声嘶嘎，咯血盈碗。耳鸣眼花，头常昏晕，气短而喘，精神疲惫，不能入寐。脉来虚数无力，舌根白腻。查其所服之方，均以阴虚有热为治，不外清金润肺止咳，滋阴降火平肝，凉血止血退骨蒸劳热等百十余剂。又服西药多种，沉疴未起，病势反见日趋沉重。盖此病良由素禀不足，肾气太亏，真阳内虚不能镇纳阴邪，阴寒水湿夹痰浊上逆于肺，阻遏肺肾升降气机，表阳失固，营阴不敛，则汗易外泄，已虚之阳无力统摄血液，则散漫游溢脉外而咯血，阴阳相执，虚阳被阴寒格拒于外，发为潮热，此午后阴气较盛故虚热愈见浮矣。虽发热而有恶寒相伴，脉见数，然其体状虚软无力，全属一派阳虚阴寒之象，非阴虚火旺之肺燥咯血可比也。往日所治，违其证，南辕而北辙，徒劳无功。如是之证，唯有依照《内经》甘温除热之旨，方可挽回生机。方用甘草干姜汤加附子。

炙甘草 24g，炮黑姜 15g，附片 45g，大枣 3 枚（烧黑存性）。

服 1 剂，咯血止，再剂则喘咳稍平，精神较增。再拟四逆汤加味治之。

附片 60g，干姜、炮黑姜各 15g，西砂仁 15g，炙甘草 15g，大枣 4 枚（烧黑存性）。

服后痰多而兼杂黑血，此乃得阳药温化运行，既已离经之血，当随痰浊而排除。遂连进 4 剂，潮热退其半，血痰已不见，各节症情均有所减，泻下黑酱稀粪，为浊阴下降。脉转缓，稍有力，饮食略增。病情已大有转机，照前方去大枣，加倍分量，加茯苓 30g，白术 18g。

连进 5 剂，颊唇赤色已退，喘定八九，潮热微作，竟得熟寐，咳痰有减，咳声较洪，此肺气之通达也。再进数剂则潮热已不作，食思倍增，咳痰更减，唯其周身骤然浮肿，面足尤甚。病家因见肿象，不知为阴邪始退，元气来复之兆，突生疑俱，改延他医诊视，断言“误服附子中毒”所致，主以绿豆、贝母、寸冬、熟地、洋参、枇杷叶、当归、泽泻、苏子、腹毛、枳壳、炙草。殊料服后是晚喘咳顿作，气滞痰涌，身热再燃。于是惊惶失措，又复促余前往诊视。始知病家苦于不识医理，朝夕更医，几使前功尽弃。余仍以诚言相告，力主大剂辛温，逆流挽舟，以回颓绝。

方用：附片200g，干姜60g，北细辛6g，麻茸4g，上肉桂12g（研末，泡水兑入），茯苓60g，甘草24g。

服后出微汗，身热始退。连进3剂后，小便畅通，浮肿尽消。遂照原方去麻茸加砂仁15g。5剂后，咳痰减去七八，饮食、精神转增，去细辛加口芪、白术各30g，再进10剂，诸症悉除。唯元气未充，以黄芪建中汤加味调理善后，20余剂则体健康复。

口芪100g，桂尖24g，杭芍24g，附片150g，党参20g，白术20g，西砂仁15g，大枣4枚，生姜30g，饴糖30g（烊化兑入）。

吴仁斋

医家简介：具体身世不详，为清代医家魏之琇编著的《续名医类案》中记录的医家。

伤寒足冷呕渴

出处：《续名医类案·伤寒》卷一。

一人伤寒十余日，脉沉细，手温而足冷，大便不通，面赤，呕，烦渴，药不能下，惟喜凉水一二口，或西瓜一块，食下良久吐出。此阴甚于内，逼其浮阳上冲咽嗌，故面赤烦呕也。

附子一枚，去皮尖切片，又以人参三钱，炮姜二钱，水煎取浸冷水中，待冷服之而愈。

吴棹仙

医家简介：吴棹仙(1892—1976年)，名显宗，四川巴县人。1949年后，历任重庆市第一、第二中医院院长以及成都中医学院医经教研组主任、针灸教研组主任等职，毕生治学严谨，善用经方，从事医事活动60余年，为当代知名的医经、针灸学家。著有《子午流注说难》《医经生理学》《医经病理学》《灵枢经浅注》等书。1955年冬出席全国政协会议期间，献《子午流注环周图》于毛泽东主席，受到主席嘉勉。对当时中医学的发展有重大影响，针灸学术期刊称之为“迎来子午流注的春天”。吴氏临床，虽以经方为主，但崇尚针灸实践，所著《子午流注说难》是其代表作。

1. 风水一身悉肿

出处:《四川名家经方实验录》。

张妇病一身悉肿，卧床拥被，紧闭门窗，恶风殊甚。自汗出而肿不消，病风水无疑。因思《金匮要略·水气篇》曰:“风水恶风，一身悉肿，脉浮不渴，续自汗出，无大热，越婢汤主之。”祖父按法而治，效如桴鼓。

处方：麻黄一两二钱（40g），石膏一两半（50g），甘草四钱（12g），生姜六钱（20g），大枣十二枚。麻黄先煎去浮沫，内诸药同煎，分温三服。

2. 热病咽痛危证

出处:《四川名家经方实验录》。

民国初年，吴师在巴县虎溪乡开业。一日深夜，农民陈某来延吴师为其内人诊治“温热病”。谓病逾旬日，咽中痛。再至陈家，已闻哭声。陈某谓:“请先生从后门进，免见死者，谓为‘送终’也。”师答曰:“危而不救，何以医为？”乃径直入患者门。病人已穿殓服，停榻上，脚灯点明。师手执烛细察，见其面色未大变，虽寸口人迎无脉可寻，但趺阳脉微。扪其胸尚温，微有搏动。详询病因后，吴师思之:半夏辛温，可和胃气而通阴阳，有开窍之妙，气逆能下，郁结能开。其时夜深，又系乡间，距场镇药肆甚远。忆及《伤寒论》苦酒汤或可救之。时当夏末秋初，执火把荷锄而出，得半夏二枚。师嘱按古法，用大者一枚，洗净，切十四块薄片，鸡蛋一枚去黄，加米醋少许，混匀，微火上煮三沸，去渣，汤成撬齿徐徐灌之。

如食顷，病人目微动，继而有声；又少顷，竟能言语。守候达旦，竟起。后服安宫牛黄丸，迭进汤药调理月余而安。

3. 发热寒战

出处:《四川名家经方实验录》。

民国初年，重庆军阀混战，时为六月炎暑，士卒日夜蹲战壕中，寒湿侵袭，病倒者甚众。病者谓寒冷难奈，虽覆以重被，仍战栗不已。扪之则身若燔炭，汗出淋漓病不退。经治不愈，乃延祖父（吴棹仙）诊治。思忖良久，乃悟“病人身大热，反欲得近衣者，热在皮肤，寒在骨髓也；身大寒，反不欲近衣者，寒在皮肤，热在骨髓也”之理。《伤寒论》原文之后无方药，乃据古人论述，立案云：病酷暑出征，枕戈露卧，以致寒伤骨髓，热淫皮肤。法宜专煎附子以祛伏寒，轻渍三黄，以涤浮热，附子泻心汤治之。当否，可请高明论证。拟方：

制附子 24g，黄芩、黄连、大黄各 9g。按古法先煎附子 2 小时，以不麻口为度。将三黄待水沸时浸半分钟，将药液滤出，与附子汁混合，微温即饮之。

服 3 次，表热退，寒战止，一剂乃瘥。

吴灼燊

医家简介：吴灼燊 (1901—1971 年)，字其华，广东顺德人，三代业医。承家传，17 岁即随父行医。20 世纪 30 年代初在香港行医，后回广州开业。新中国成立后，曾任广州市传染病院、中医院中医师。行医 50 年，擅长内、妇、儿科，善治各种疑难危重病症。现有《名老中医吴灼燊医案》。

癃闭

出处:《中国现代名中医医案精华 (五)》。

吴某，男，25 岁。初诊：1953 年 6 月 8 日。

主诉：从港返穗市寓友人家，突然小便癃闭，点滴全无已一昼夜。已便秘 3 天，加之小便不出，小腹胀痛，努责艰难，口苦咽干而不敢饮，痛苦异常，请余诊疗。

诊查：患者年轻，体质尚好。下腹胀痛拒按，表情痛苦。脉大而应指有力，舌质红，苔黄厚干。

辨证：返穗后恣啖肥甘，暴饮暴食。加之寄于友人之家，不能适应环境。热滞之邪结于肠腑，下注膀胱。腑气不通，膀胱气机阻塞，焉能有大小便？此属癃闭实证兼腑热燥结，宜内治外熏，双管齐下，便尿两通。

治法：泻下通腑，疏利宣窍。选桃仁承气汤加减。

处方：桃仁 12g，甘草 10g，玄明粉 15g（冲服），大黄 15g（后下），桂枝 10g。另生葱 1kg，煎浓汤盛于木桶，坐而熏之，外覆以被，至脐为度，勿令泄气。嘱服药后半小时即坐而熏之。

片刻腹有微痛，坠急不可忍耐，二便同时而下，精神焕然一振，不再剂而愈。

西园公

医家简介：具体身世不详，为明代医家龚廷贤编著的《寿世保元》中记录的医家。

交肠病

出处：《寿世保元·妇人杂病》卷七。

一妇人交肠病者，粪从小便出，尿从大便出，混浊不分。必是夏月伏暑而致，须用五苓散加牛膝、海金沙、木通、通草，但令大小便各归本脏即安。西园公治临颖徐少川母，服此药即愈，加车前子。

奚 伯 初

医家简介：奚伯初(1904—1979年)，字绍祖，江苏无锡市人，系江苏武进戴溪桥奚氏儿科四世传人，沪上著名儿科老中医。20岁起在无锡市挂牌行医。抗日战争爆发后赴上海行医。1956年与金寿山、董廷瑶、蔡小荪等名医创办牯岭门诊所(后改为牯岭路街道医院)，历任中医科主任，并从事教学工作。著有《中医儿科学》《内科学》等。晚年编写《内科知要》等著作，动乱中散失殆尽。

小儿虫证腹痛

出处:《近代中医流派经验选集》。

孙幼，5岁，无锡人。正月初九日。

平素经常便虫。陡然腹痛如绞，头汗淋漓，面色㿠白，狂叫号哭，声彻邻里，肢冷脉沉，势将痛极生厥。急宜温运安蛔，乌梅丸加减治之。

党参三钱，当归一钱五分，乌梅一钱，黄连二分，黄柏一钱五分，干姜五分，川椒四分，制附子一钱五分，木香一钱五分，砂仁五分。

服药后即痛止脉复，尚纳呆体倦，继进补脾扶正之方，调理一时，再用化虫丸排虫而愈。

席梁丞

医家简介：字作栋，甘肃武威人。从文仙舟、权爱棠学医，于陈修园医书尤有心得，曾参加北平国医砥柱研究社和兰州健民医学研究社。1935年起行医于武威县乡镇间。新中国成立后，曾任甘肃省中医院中医内科主任医师，甘肃中医学会理事等职。著有《席梁丞治验录》《辨证治疗小儿腹泻（消化不良）的初步认识》等。从事中医临床近50载，不仅擅长内、妇科，而且对儿科疾病的治疗，亦颇具特色，疗效卓著。

肠痈

出处:《著名中医学家的学术经验》。

祁某，男，30余岁。因少腹疼痛，以右边腹痛急剧，经某医院诊为阑尾炎。每日虽然注射青霉素抗炎治疗，但腹痛日益加重。1949年8月，邀梁会诊。

患者腹痛剧烈，不时呻吟，长达7日，未能入睡。拒绝注射，要求服中药治疗。诊脉弦紧不数，舌苔白，微腻不燥，时有肠鸣，但小便清长，而大便不通。结合脉症，认为下元阳虚，寒气凝结，结则不通，不通则痛。遂拟温经助阳，祛寒散结之剂，以真武汤加味试治。

高丽参9g，附片6g，白术9g，杭芍9g，生姜9g，茯苓15g。嘱其水煎，分2次服。

傍晚服第一煎，约摸片时，呻吟渐止，已入酣睡。将至午夜，家人意欲唤醒服药，告以勿惊，令其安睡。方至鸡鸣，患者睡醒，自服二煎。约摸半时，又连续呻吟，诉其腹痛，俄尔肠鸣后重，急欲登厕，先多矢气，后下绿水样便，量虽不多，腹部疼痛从此消失。

可见肠痈不仅多是湿热蕴结，血瘀气滞，在临床上亦有阳虚阴盛，寒凝水结，肠道不通所致之证。

夏德馨

医家简介：夏德馨(1922—1985 年)，曾名橘香、莲絮，上海市人。1938 年考入上海中国医学院，后悬壶沪上。得其叔夏应堂指点，医术日精。1956 年执教于上海中医学院，继调至上海第十一人民医院(今曙光医院)，先后任中医儿科、内科副主任、主任。夏老博采众长，对清代叶、薛、吴、王诸家温病学说颇有心得，勤于实践，学验俱富，在内、儿科特别是医治肝病方面积累了丰富经验。1980 年聘为副教授、主任医师。曾任中华全国中医学会上海分会理事，内科分会副主任委员。撰有《夏应堂学术二三事》等多篇文章，并参与中医内科教材编写工作。

肺心病

出处:《老中医医案医话选》。

1964 年，有一肺心病员住院治疗，经中西药调治后，病情好转。某晚，适余值班，黎明前，护理来唤，云此肺心病员突见张口呼吸，坐床头而不能卧。余急披衣随往诊治，给氧气吸入后，气略平；但四肢渐冷，至天明，冷更甚，手逾肘，足过膝，端坐而张口呼吸更甚，痛苦异常。舌见淡，脉见微。余遂与其他中医共拟茯苓四逆汤加减予服，经二三小时，冷势即减，气亦平，迨中午，已能平卧矣。

此气急为肾不纳气，四肢逆冷，乃阳虚而气血不能达于四末，故以参救其虚，附、姜、草救四逆之急，茯苓为主药者，立中州为要也。患者年五十余，为老年工人，出院后，曾来门诊复诊多次，情况较佳。

相见三郎

医家简介： 日本著名医家，具体身世不详，为日本医家矢数道明编著的《临床应用汉方处方解说》中记录的医家。

腰痛

出处：《临床应用汉方处方解说》。

自2月中旬出现腰痛，第4～5腰椎附近剧痛，步行弯腰，上身不能伸直。在聚会席上，听到清水藤太郎先生用桂姜枣草黄辛附汤轻易治疗自己“脊椎滑脱症”之介绍，余立刻试之。

仅服1日，腰痛大有起色，高兴不已；2日即治愈，甚为惊奇。

项彦章

医家简介： 项听，字彦章，晚号抱一翁，元末明初浙江永嘉人，家故业儒，而翁早岁习医，博学多能，喜辞章，善音律，工绘画，尤以医名一时。惜所著《竹斋小稿》《脾胃后论》《医原》均已亡佚，其生平事略和学术观点，鲜为人知。

暑病

出处:《名医类案·暑》卷二。

一人病甚，诸医皆以为瘵，尽愕束手。项诊之，脉细数而且实。细数者，暑也。暑伤气，宜虚，今不虚而反实，乃热伤血，药为之也。家问死期。曰：何得死为？作白虎汤饮之，即瘥。

萧　京

医家简介： 明代医家，字万舆，号通隐子。闽中晋江（今福建）人。幼体弱，患梦遗之疾，百治莫瘳。后随父宦游慈阳，得黄州名医胡慎庵诊治，三月获效，遂师事之，得其传，久之精医理。归里后行医，见当时医者治病舍本逐末，效不佳，乃竭己之所学，悉《灵》《素》之蕴，发脉旨，阐药性，辨病之虚实，所治多奇效。撰《轩岐救正论》6卷（1644年）。

1. 伤寒发热，身痛气喘

出处:《轩岐救正论·太阳正伤寒》卷四。

癸未仲冬，儒者姜子社仆男，往乡冒寒，头痛发热，项背腰膝亦皆疼痛，兼口干气喘，脉浮紧有力。余以小剂麻黄汤一服，不汗而瘥。嗣因伤食前症复作，用二陈加曲蘖紫苏，两剂方愈。

2. 伤寒目瞑耳聋，胸腹胁肋痛

出处:《轩岐救正论·三阴合病伤寒》卷四。

近邻一菜佣林姓，崇祯癸未春首，患伤寒，六日困殆，始延医。医以贫故，无心详诊，每每辞不治而去。余适外出，闻其母悲泣，因入视之。病者目瞑耳聋，舌有黄苔，燥渴索水，绝食两日，少动则呼，胸腹胁肋皆痛，大便下赤水，小便亦赤涩，幸囊未缩，脉沉缓。

余济以大柴胡汤灌下，少顷下燥粪，目开耳能闻。再与小柴汤三帖而痊愈。可见生死自有定数，不然几误于诸医之说矣。此三阴症具，谁谓三阴无合病乎？方书谓三阴无合病，是尽信书则不如无书矣。

萧伯章

医家简介：近代医家，字琢如，号遯园。湖南湘乡人。光绪十八年(1892年)出生。自幼随父侍诊，苦读10年方应诊。1912年迁长沙。历任中华医药联合会会长、翔仁医院院长。医药会同道于医理、临证遇有疑难，则多找萧氏裁判。著有《遯园医案》2卷。另著《喉科要义》《医学危言》各2卷。《历代名医方评》若干卷，未见刊行。

1. 足痛

出处:《遯园医案》卷下。

嘉禾李君玉堂，当夏历六月，忽患左足疼痛，卧床不可转侧，呻吟之声，达于户外。诊之，脉沉紧，舌苔白，口中和。曰：此风寒直中少阴，法当用仲景麻黄附子细辛汤。旁有人咋舌言曰：天气暑热若此，麻黄与细辛同用，得毋大汗不止乎？余曰：此方并不发汗，非阅历有得者不能知。毋庸疑阻，即疏与之。三药各一钱，共仅三钱，煎水两杯，分二次。

一服知，二服即步履如常而愈。经方之神验，洵有令人不可思议者。

2. 产后误用破血攻下致厥

出处：《遯园医案》卷下。

工人妻，年三十许，娩后十余日，恶露已尽，偶因感冒夹食，腹及胁痛。医者疑瘀血为患，以破血降气药与之，不效。继更数医，率用桃仁、红花、三棱、莪术等品，愈治愈剧。一日，医用桃仁承气煎好，进服一杯，即昏愦妄语。延诊，脉如蛛丝不绝，气息奄奄，手足如冰，汗出，面上黑气满布，口唇惨白，舌苔黑滑。即用大剂通脉四逆，冷服一帖，苏醒厥回汗止。改用大剂附子理中汤三帖，遂霍然已。

3. 胸痞肠鸣泄泻

出处：《遯园医案》卷下。

潘某，初患头痛，往来寒热，余以小柴胡汤愈之，已逾旬矣。后复得疾，诸医杂治益剧。延诊时云：胸中痞满，欲呕不呕，大便溏泄，腹中水奔作响。脉之紧而数。疏生姜泻心汤，一剂知，二剂愈。

4. 疟疾

出处:《遯园医案》卷下。

工人谷某，先得外感，继转疟，热多寒少，大渴多汗。以外国金鸡纳霜服之，不愈；即加倍进服之，疟止；阅日复作，又加倍吞服，旋止旋作;已而面目手足俱浮肿，踵门乞方。脉之弦数，舌色红而苔白。小柴胡加花粉、知母、常山、青皮，于疟未发先一时进服一帖。疟止，嗣与调理，各恙遂痊。

5. 寒燥阴结，二便闭塞

出处:《全国名医验案类编·燥淫病案》卷五。

病者：从叔多昌，年四十余岁，住本乡。

病名：寒燥阴结。

原因：初患大便不利，医者每以滋润药服之，久之小便亦不利，肚腹饱胀渐上，胸膈亦痞满不舒，饮食不入，时时欲呕。前后服药已数月，疾益剧。最后有一医，谓当重用硝黄大下，连进三剂，大小便益闭塞不通，身体益困疲不支。余适自馆归，两家距离半里许，促往诊。

证候：面色惨晦，形羸骨瘦，起居甚艰，舌苔厚而灰白。

诊断：切脉沉迟而紧。呼余告曰：自得疾以来，医药屡更而势转殆，吾其不起矣。即命家人将先后服方逐一送阅毕。余曰：药均大错，幸而最后所服硝、黄未至腹痛泄泻，否则必无今日，然而危矣。多叔骇问曰：药乃如此错乎？当疾初起时，非但医以为火，余心中亦自以为火，有火服硝、黄，正是对病下药，未泄泻者，窃疑药力未到耳。余笑曰：否否。此症药与病反，诸医无一知者，何怪老叔，迄今图之，病虽危险，尚有方救，但恐老叔不能坚信，摇于旁议，中道变更，反使余代他人受过，则不敢举方，以于事无济也。多叔曰：吾自分死矣，他医之方试之殆遍，今尔为吾立方，不论何药，死亦甘休，断不致听他人异议，在他人亦从何置议。余唯唯。

疗法：大剂破阴通阳，温散寒结，以急救之。

处方：乌附一两五钱，北姜一两五钱，老生姜一两，粉甘草一两五钱。煎就冷服。

写方甫毕，多叔曰：如此猛烈热药，分量又极重，入口岂能下咽。余曰：入口不甚辣，后当自知，可无赘言。嘱其煎成冷服，每日当尽三剂，少必两剂，切勿疑畏自误。窃窥多叔犹有难色，即促速购药，余当在此守服，保无他虞。顷之药至，即嘱其子用大罐多汲清水，一次煎好，去渣俟冷，分三次进服。

次诊：前方究以疑畏，不敢频进，至夜仅服完一剂。次早呕少止，膈略舒，可进糜粥。是日服药始敢频进，尽两剂。其明日呕已止，胸膈顿宽，索糜粥，食如常人。余因语之曰：今日当不复疑余药矣。即应声曰：甚善甚善，当频服，求速愈。

三诊：余因馆事未便久旷，病根深锢，恐难克日收效，又于原方外加半硫丸二两，每日侵晨用淡姜汤送下三钱，分三日服完而归。

效果：归后第四日，天甫明，即遣人召，入门握余手曰：得毋骇乎，余乃示尔喜信耳。自相别之次日，见先日服药三剂，吞丸三钱，毫无热状，腹胀亦稍宽舒，食量加，体愈畅。除服汤三剂外，遂将丸药之半，分三次吞服，功效益著。其明日又如前汤丸并进，丸药完矣。今天未明，而腹中作响，似欲更衣者。即命小儿扶如厕，小便先至，大便随出，先硬后溏，稠黏不断，顷刻约半桶，病如失矣。

6. 外感杂治致少腹满胀如狂

出处:《全国名医验案类编·火淫病案》第六卷。

病者：李君，年二十余岁，住湘乡。

病名：热结膀胱。

原因：先患外感热病，诸医杂治，症屡变，医者却走，其父不远数十里踵门求诊。

证候：面色微黄，少腹满胀，身无寒热，坐片刻，即怒目注人，手拳紧握伸张，如欲击人状，有顷即止，嗣复如初。

诊断：脉沉涩，舌苔黄暗，底面露鲜红色。诊毕，主人促疏方，并询病因。答曰：病已入血分，前医但知用气分药，宜其不效。《内经》云：血在上善忘，血在下如狂。此证即《伤寒论》热结膀胱，其人如狂也。

疗法：当用桃仁承气汤速通其瘀。

处方：光桃仁三钱，生锦纹三钱（酒洗），元明粉二钱（分冲），紫桂五分，清炙草七分。

效果：一剂知，二剂已。嗣以逍遥散加丹、栀、生地，调理而安。

萧瑞器

医家简介：清代医家，安化甘溪（今涟源甘溪乡）人。20岁始研习医学，对《伤寒论》《金匮要略》致力尤深。行医于乡里，又自设药肆，以求医药不相扞格。光绪十年至十一年(1884—

1885年)，白喉流行，每用通脉四逆汤奏效，颇有医名。所撰部分医案由其子萧伯章收入《遯园医案》。

阴毒白喉

出处:《全国名医验案类编·时疫白喉病案》卷九。

病者：周某，忘其年，住邵阳。

病名：阴寒白喉。

原因：素禀阳虚，传染阴毒而发。

证候：喉间初现白点，继则白块满喉，饭粒可进，惟饮水及咽津则痛甚，身微热，四肢厥逆。

诊断:脉沉缓无神，舌苔灰白而滑，如结痂状。此即《金匮》阴毒之为病，咽喉痛，五日可治，七日不可治也。

疗法：非助阳不足以破阴，故用附、姜之辛热为君；佐以炙甘草者，甘平以解毒；使以儿童便，速驱喉毒从下而泄也。

处方：黑附块三钱（蜜炙），川干姜二钱（蜜炙），炙甘草一钱，童便两大瓢（冲）。

效果：一剂知，二剂已。

（萧伯章）说明：家严瑞器公，自弱冠厌弃科举，究心医学，于《伤寒》《金匮》二书确有心得。前清光绪癸未甲申间，吾乡数十百里内，多患阴寒白喉，他医率用表散或清滋，十不一治，家严独得其秘，每用通脉四逆汤奏效，甚者方中用生乌附八钱至一两，连服五六剂、七八剂而愈。计当时经手治愈者，不下数十百人。

小川幸男

医家简介：日本著名医家，具体身世不详，为日本医家矢数道明编著的《临床应用汉方处方解说》中记录的医家。

术后尿少尿血

出处:《临床应用汉方处方解说》。

27岁男人，行肺结核胸廓成形手术，术后尿量递减，1周后1日量减少至100mL，肉眼血尿，尿沉渣有多数红细胞和白细胞以及肾上皮细胞。患者因有神经质而小心谨慎，自诉不寐和不安感，微热，食欲不振，恶心，头痛头重，血压175/85mmHg。反复输血、输液，与诸利尿剂不见显效，据此，诊为猪苓汤证，遂即投予本方。翌日尿量由800mL增加至1500mL，诸症迅速好转，服用10日停药。

谢甘澍

医家简介：谢甘澍字逐园，又字杏园，江西江城人。世医出身。谢映庐之子，亦精医，能传父业。详见谢映庐简介。

呕吐，自汗，头晗心悸

出处:《谢映庐医案·伤寒门》卷一。

傅金生，时当暑月，天气亢燥，饮水过多，得胸痛病，大汗呕吐不止。视之口不渴，脉不躁，投以温胃之剂，胸痛遂愈，而呕吐未除，自汗头眩加甚。其父来寓更方。余以昨剂颇效，原方加黄芪与服。服后亦不见躁，惟汗出抹拭不逮，稍动则眩晕难支，心下悸动，举家咸以为脱。吾许以一剂立愈，以半夏五钱，茯苓三钱，生姜一片，令即煎服。少顷汗收呕止，头眩心悸顿除。

谢映庐

医家简介：谢星焕（1791—1857年），字斗文，号映庐，江西省南城县万坊庙前村人。清代著名医家。与陈自明、崔嘉彦、严用和、危亦林、龚廷贤、李梴、龚居中、喻昌、黄宫绣并列为江西历史上十大名医。他熟读医书300余种，善于博采众长，结合自己几十年积累的临床经验，编纂成《得心集医案》6卷。书中有述治答问两类，载医案250例，分伤寒、杂症、虐症、产后、小儿等21门。原著在兵乱时散失过半，后经其幼子谢甘澍于咸丰十一年（1861年）整理成书，由浒湾旧学山房刊行，风靡于世。1936年，绍兴裘吉生将其收入《珍本医书集成》中，更名为《谢映庐医案》。

1. 遍身骨节疼痛

出处:《谢映庐医案·伤寒门》卷一。

高汉章，得风湿病，遍身骨节疼痛，手不可触，近之则痛甚，微汗自出，小水不利。时当初夏，自汉返舟求治。见其身面手足俱有微肿，且天气颇热，尚重裘不脱，脉象颇大，而气不相续。

其戚友满座，问是何症。予曰：此风湿为病。渠曰：凡驱风利湿之药，服之多矣，不惟无益，而反增重。答曰：夫风本外邪，当从表治，但尊体表虚，何敢发汗；又湿本内邪，须从里治，而尊体里虚，岂敢利水乎！当遵仲景法。处甘草附子汤。

一剂如神，服至三剂，诸款悉愈。可见古人之法，用之得当，灵应若此，学者可不求诸古哉。

2. 伤寒后二便不利

出处:《谢映庐医案·伤寒门》卷一。

何挺芳患伤寒病，服表散药而头痛、身痛、发热、恶寒诸症已除，可知表邪固解，惟大小便不利，咳唾多涎，医者不察，拘于伤寒法中有表邪既解里邪可下之说，误与承气一服。遂至通腹胀满，呕逆上气。前医来视，骇然辞去。余视口不渴，身不热，且脉来弦滑，知无邪实结在里，不过痰饮阻滞肠胃。承气苦寒徒伤胃气，以致传化失常，湿邪不走，痰饮愈逆，胃气愈乱，胀满愈增也。当取五苓散，重桂化气利湿，加入陈、半、甘遂，和中逐饮。

一剂，二便俱通，病者立时精神爽利，未劳再剂而愈。盖气化湿走，又病机中当以小便不通为标急也。

3. 伤寒失汗，一身尽痛，头汗黄疸

出处:《谢映庐医案·伤寒门》卷一。

王富春，新婚匝月，得太阳伤寒病，头痛，发热，畏寒。误用补剂，邪无出路，遍身骨节痛，满头大汗热蒸，其面目如橘色之黄，其小便如栀子之汁。所服皆清补疏利，势愈迫切。诸医技

穷，始延余诊。幸脉无阴象，腹无满结，胸无呕哕。谓曰：此症虽危，吾一剂立愈。其家且疑且信。服之，果然。原仲景《伤寒论》中有太阳病失汗，一身尽痛，头汗发热而黄者，有麻黄连翘赤小豆之例。盖发汗利水，令郁拂之邪，表里两解之意耳。

4. 头痛呕吐，尿赤咽痛

出处:《谢映庐医案·头痛门》卷一。

傅璜生苦头痛，呕吐黄水胶痰，口渴喜饮热汤，发热恶寒。诊得寸口洪滑，此诸逆冲上，皆属于火之症。因令先服滚痰丸，继服小承气。一剂头痛如失，呕吐亦止；外症反加热象，目赤，鼻干，小水短赤，咽喉作痛，口渴喜热。细察之，悉属阳明之火。其喜热饮者，同气相求之义，有非中寒者比。遂与竹叶石膏汤加茶叶。

一剂诸症方清。后与六味丸调理而痊。可见医之为道，权变在人，倘入庸手，见其恶寒、呕吐，错认外感，误投散剂，其火岂不愈升乎？又如口渴喜热属寒之论，要未可胶柱而鼓瑟也。

5. 下痢发热／痢疾呕吐胃胀

出处:《谢映庐医案·吐泻门》卷三。

陈丹林之子，十岁，病痢，发热呕恶，医以藿香正气散，二日绝粒不进，所下血多白少。诸医见血为热，又称胃火之呕，进左金、二陈之属，腹胀胸高，指尖时冷。余视其血，先下者凝黑成片，后下者点滴晦淡，知为脾胃虚冷，致阳气浮越而发热，阴气不守而下奔，中焦困乏而不纳。

与干姜甘草汤，一剂呕止，再剂胃胀已消，以早米汤亦受，更方与理中汤，发热下痢顿止。盖脾胃得权，阳气乃运，使气血各守其乡耳。

6. 泄泻厥逆

出处:《谢映庐医案·吐泻门》卷三。

周孔昌，体肥而弱，忽然腹痛泄泻，十指梢冷，脉甚微，因与理中汤。服后泻未止而厥逆愈进，腹痛愈甚，再诊无脉，知阴寒入肾。盖理中者，仅理中焦，与下焦迥别，改进白通汤，一服而安。

7. 二便阻闭，腹痛厥逆

出处:《谢映庐医案·吐泻门》卷三。

（周孔昌）堂兄腹痛缠绵，渐至厥逆，二便阻闭，胀闷之极，已进攻下，而痛愈重，促余诊治。六脉俱无，且面青唇白，知为寒邪入肾，亦与白通汤，溺长便利而安。

8. 产后少腹绞痛

出处:《谢映庐医案·产后门》卷五。

周吉人先生内人，冬月产后，少腹绞痛。诸医称为儿枕之患，去瘀之药，屡投愈重，乃至手不可触，痛甚则呕，二便紧急，欲解不畅，且更牵引腰胁俱痛，势颇迫切。急延二医相商，咸议当用峻攻，庶几通则不痛。余曰：形羸气馁，何胜攻挛。乃临产胎下，寒入阴中，攻触作痛，故亦拒按，与中寒腹痛无异。然表里俱虚，脉象浮大，法当托里散邪。但气短不续，表药既不可用，而腹痛拒按，补剂亦难遽投。仿仲景寒疝例，与当归生姜羊肉汤，因兼呕吐，略加陈皮、葱白。一服微汗而愈。得心应手之妙，不知其然而然者有矣。

9. 产后战栗呕吐

出处:《谢映庐医案·产后门》卷五。

陈飞云学博之女，产后两月，忽然战栗，左胁微痛，胸中窒塞，屡进表散之剂，寒栗愈盛，呕吐清水，时值天气炎热，诸医莫辨虚实。招予视之，诊其面色，红中带青，脉象甚微，久按觉弦，细揣知为久寒在血。其左胁微痛，是肝郁而不伸，肝挟相火，是以面赤青红，木邪侮土，是以胸中窒塞，呕吐清水。因思厥阴中寒，相火内寄，非发表温经，病必不解。但发表宜兼养血，温经最忌助阳。宗仲景治厥阴久寒之例，与当归四逆加吴茱萸、生姜，药下立安。

10. 小儿发热，呕吐泄泻

出处:《谢映庐医案·痉厥门》卷六。

吴启明之子，甫及周岁，发热、呕吐、泄泻并迫，烦躁不能少睡，大渴饮水不休。医者误为脾胃不足之呕，虚阳外发之热，津液下陷之渴，与七味白术散一服，遂至两目上吊，角弓反张，肢体痉强，牙紧气促，唇口齿舌干燥而不可解。余知此症乃疫邪传胃，未经清解，以致协热下利。直以葛根黄芩黄连汤。

一服，病气大退。再以小柴胡汤去半夏，加花粉，二剂而安。

11. 小儿腹痛欲厥

出处:《谢映庐医案·痉厥门》卷六。

王志耕乃郎，半岁，夜半腹痛，啼哭不已，以热手重按其腹，似觉哭声稍可，久之仍否。延诸幼科，无非行气消食，误治两日，目珠上瞪，四肢抽搐。余视其面色赤中带青，目中白珠颇蓝，手足指尖略厥，小水直无，指纹透甲。

危急之顷，静神默悟，详推此症原是寒邪入里，与方脉寒证无异，意拟姜、桂通阳。然细察面色、唇舌、二便，又非无阳可比。倘辛热误用，而稚阳之质，势必血燥津涸，愈增筋掣瘛疭。因思肝藏血，寒伤营，非养血通脉，寒何由解，痛何以除。先以灯火焠腹，疏通凝寒，以仲景厥阴篇当归四逆汤，一剂霍然。

星野俊良

医家简介：日本著名医家，具体身世不详，为日本医家矢数道明编著的《临床应用汉方处方解说》中记录的医家。

直肠脓疡

出处:《临床应用汉方处方解说》。

18 岁男子，20 日前患阑尾炎，经内科治疗病症减轻，1 周以来再次发作，下腹部疼痛，体温 37.5℃，脉浮弱数，苔黄不干燥，上腹部一般柔软，但下腹部右肠骨窝处伏有类似圆形小皿之膨隆，且有抵抗感，诉有疼痛、过敏压痛、肠蠕动活跃，下利数十行，黏液便，有便意则疼痛增加。此为阑尾炎发为直肠窝子宫脓疡。

以蠕动不安为目标，用大建中汤而轻快，能入寐，膨隆缩小。服用 1 周后，大便排泄出多量之恶臭脓，诸症渐渐消失。此后服用 10 日而愈。

邢 锡 波

医家简介： 邢锡波（1906—1977年），主任医师，籍隶河北省青县人，生前行医50余年，学验俱丰，曾任教于天津中医学院、河北医学院。晚年著有《伤寒论临床实验录》《脉学阐微》《邢锡波医案选》等。

1. 急性肠炎

出处：《伤寒论临床实验录》。

袁某，男，41岁。

忽然发热，腹痛便泄，初起为水样便，后混有黏液，一昼夜达二十三次。并伴有头痛，恶寒，周身发痛，倦怠无力，口渴，食欲减退，小便短少。

查体：体温39℃，中等度脱水，神识清楚。脉象沉数，舌苔黄腻。下腹部有明显的压痛，腹音亢进，粪便检查为黄色稀便，脓细胞（++），黏液（++），白细胞（+++），并有黏膜脱落，阿米巴（－），粪便培养有大肠杆菌（+++）。遂确诊为急性肠炎，予以疏表清热解毒止泄之葛根芩连汤治之。

处方：葛根10g，黄芩15g，黄连10g，银花15g，连翘15g。

服药1剂后，汗出热解，头身不痛，大便次数也显著减少。后又连服2剂，腹不痛，便泻每日仅三至四次，精神清爽，食欲增加。后以原方加利水和胃导滞之剂，调理1周而愈。

2. 猩红热

出处:《伤寒论临床实验录》。

黄某，女，21岁。

身发高热，头痛，咽喉肿疼，身现隐约之痧疹，颜色暗，不显明，有的深匿皮下。确诊为猩红热。经中西药治疗20余日，无明显效果，渐至饮食不思，精神萎靡，咽喉糜烂，身热不甚，遍体痧疹，隐约皮下，呈黑褐色。面色苍白，舌燥唇焦，口出腐气，腹部胀满。大便水泻，不进饮食，已有二日。诊其脉细数无力，舌质光亮少津。据脉证诊断为热毒壅闭，不能外达，而上壅于咽喉，故咽喉糜烂肿痛。由于热毒壅闭，身发高热致使体内的津液尽被劫夺。更兼医者过用苦寒之剂损伤中气，以致元气大伤，脾胃颓败，机体抗病之功能不足以抵御病邪之侵袭，故身热不甚而病势垂危。当此邪盛体衰之际，攻邪则正气不支，补正则邪气塞滞，更兼中土颓败，泄泻不止，不固中气则无以扶正气，温补中气，对咽喉肿痛不利。在此复杂垂危下，只有用寒热并投、清补兼施之法，同时必须宣散郁毒，使毒气外泄以分散其上攻之势。这种宣表清里、温中暖下、生津解毒的方剂，只有麻黄升麻汤可称适用之方，因疏此方予之以挽救危急。

麻黄5g，升麻10g，当归15g，桂枝6g，茯苓24g，知母10g，黄芩10g，葳蕤15g，芍药15g，天门冬12g，生石膏I8g，白术10g，干姜10g。外加银花30g，板蓝根12g。

外用吹喉散：真猴枣0.6g，大濂珠0.6g，犀黄0.3g，西月石10g，将荷冰0.3g，梅片0.15g。研细吹喉中。

服药1剂后，遍身漐漐汗出，头面前胸痧疹外布，体温38℃，大便泄泻已止，精神似觉清爽。3剂后咽痛减轻，身已不热，略思稀糜。后减干姜、桂枝、麻黄，连服5剂，咽疼大减，饮食增加，精神恢复。继以清热解毒和胃之剂调理而愈。

3. 心悸气短，气上冲胸

出处:《邢锡波医案集》。

项某，女，58岁，家庭妇女。

病史：平素心阳衰弱，心悸气短，于夏令季节，当风乘凉，饮水较多，至夜忽发少腹胀痛，气上冲胸，气上时自觉气息窒塞，不足以息，两手拽被而不敢动，气息梗塞僵滞不能作声，痛苦之状笔墨殊难形容。同时恶心欲呕，舌苔白腻，脉象沉迟，两寸尤甚。此乃平日心阳不足，在暑热之际，又因饮食过多，贪凉过度，致脾阳不运，水湿停滞下焦，乘胸阳不振而上冲，其机制与奔豚证同，因拟桂枝加桂汤予之。

证属：心阳不足，外感风寒，水气上逆。

治宜：疏表邪，扶心阳，降冲逆。

处方：桂枝15g，白芍12g，茯苓10g，半夏10g，陈皮10g，生姜3片，炙甘草10g，大枣15枚。

服药后气逆缓和，恶心不作，已能入睡。连服3剂，诸症均愈。后以辅心阳健脾降逆之剂，调理而愈。

4. 泄泻伴烦热呕恶

出处:《邢锡波医案集》。

朱某，男，26岁，工人。

病史:患下利证，心中烦热，恶心不欲食，头眩，大便水泻，日10余次，两手厥冷。脉沉细，舌质淡而苔微黄。

证属：脾阳不足，胃中积热。

治宜：清上温下，交通阴阳。

处方：黄连10g，干姜10g，党参10g，半夏10g，甘草10g，肉桂6g，大枣8枚。

服药后，便泻顿减，烦热亦轻，食欲较前好转，连服3剂，泄泻止，烦呕之症亦消失。后以健脾和胃法调理而愈。

5. 下利

出处:《邢锡波医案集》。

霍某，男，53岁，教师。

病史：平素体质衰弱，夏令过食瓜果而致下利，经医院治疗2日，时好时坏，渐至骨瘦如柴，饮食少思，身体困倦，精神萎靡，每日溏泄4～5次，自汗淋漓，气短不足以息，心烦不能入寐，有时面色绯红，四肢时发厥逆，脉象沉微，两尺似有若无。

证属：气血虚惫，阳气欲脱。

治宜：温中同阳，止利固脱。

处方：干姜18g，甘草15g，乌附子10g，赤石脂10g，茯苓10g，人参6g。

1剂后，肢温厥回，便泻已减，脉象略显有力、精神稍安，可以入寐。3剂后，下利止，而食欲渐复，精神好转。后以健脾回阳固脱之剂，连服20余剂，诸症方始痊愈。

6. 便秘身热，头目眩痛

出处:《邢锡波医案集》。

沈某，男，39岁，教员。

病史：因体壮肝旺，又复平素嗜酒，湿热蕴蓄于胃肠之间，骤现大热，头目眩痛，身有潮汗。3日后，热势更重，面赤唇红，左胁胀痛，心烦欲狂，时有呓语，口渴腹胀，大便燥结，3日未行，小便灼热。脉象弦数，沉实鼓指，舌尖边红，苔色灰黄而厚。脉症相参，知为热邪陷入阳明，扰及心包，应以调胃承气汤，扫荡瘀滞之热邪。

证属：热邪内陷，燥实阻滞。

治宜：泻下燥实，调和胃气。

处方：龙胆草12g，大黄10g，丹皮10g，甘草6g，芒硝6g，柴胡3g。

服药后，下燥屎数枚，继以硬便，身热骤减，神志清爽。连服2剂，继续溏泄数次，腹部不胀，食欲渐增，而左胁已不疼痛。后以清热和胃之剂，调理而愈。

7. 寒热汗出，心悸烦躁，身瞤动

出处：《邢锡波医案集》。

黎某，女，36岁，工人。

病史：因饮食不节，过食生冷，消化不良，脾胃蓄湿，凝寒积冷，正气衰弱，又当风乘凉，感受风寒，致恶寒发热，头目弦痛，口渴咽干，清涎涌溢。前医曾用疏风清热之剂，汗出后而热不减。近两周，精神困顿，食欲不振，心悸脘满，精神烦躁，有时汗出淋漓，身体阵发瞤动，脉象两手浮数无力，舌质胖嫩而苔白滑。脉症合参，知为真阳欲脱，真寒假热之危证。前因过食生冷瓜果，蓄湿积寒，水不运化，进而又发汗以伤其阳，不但脾阳不支，而心肾之阳亦有振振欲脱之势。若不急予真武汤，以扶阳镇水，则顷刻大汗淋漓，阳气虚脱，挽救无及矣。故急以真武汤予之。

证属：脾肾阳虚，水饮停蓄。

治宜：扶阳健脾，敛阴行水法。

处方：茯苓 24g，白芍 12g，炒白术 10g，乌附子 10g，清半夏 10g，桂枝 6g，生姜 6g，甘草 3g。

服药后身热退，烦躁宁，汗渐敛。连服 2 剂，食欲渐增，脘满消失，精神爽健。后以补气和胃育阴之剂，调理而愈。

8. 伤寒发热恶寒，一日数发

出处:《邢锡波医案集》。

吴某，女，62 岁，家庭妇女。

病史：患太阳伤寒，服麻黄汤 3 剂病势轻减，而冷热时有发作，病仍迁延不解。症现发热恶寒，头眩自汗，脉浮而软。病势虽不甚重，而 1 日发作 3 次，历时约 40 分钟。当发热恶寒时，身便瑟然无汗，而脉象亦由浮变为浮数无力。因其发作有时，知其邪已欲解，故予桂枝二麻黄一汤治之。

证属：汗出不彻，风邪在表。

治宜：调和营卫，小发其汗。

处方：桂枝 6g，白芍 5g，甘草 4g，生姜 3 片，麻黄 3g，杏仁 3g，大枣 5 枚。

1 剂后诸症大减，2 剂则定，已霍然。

9. 伤风汗多恶寒

出处:《邢锡波医案集》。

王某，男，45 岁，干部。

病史：卫气素虚，皮毛不固，动则汗出。忽感风邪，始则啬啬恶寒，淅淅恶风。继则翕翕发热，头项强痛，腰背酸楚，间以恶心，自汗淋漓。迁延两日，病势有增，四肢拘急，屈伸不和，手足发凉，十指尤甚。延余就诊，见其面色垢暗，劫手，缩足，自汗颇多。气息微喘。此乃太阳表证，卫阳欲亡，故以桂枝加附子汤予之。

证属：表邪不解，卫阳不固。

治宜：扶阳解表。

处方：熟附片 15g，赤芍 12g，桂枝 10g，甘草 8g，生姜 5g，大枣 10 枚。

服药 1 剂，表解汗止而愈。

10. 伤寒过汗，大汗淋漓

出处：《邢锡波医案集》。

赵某，男，35 岁，工人。

病史：素阳气衰弱，因患伤寒，发汗后，而病不解，医者又以疏风宣表之剂与之。服药 1 小时，大汗淋漓，湿透浃背。过半日许，而汗仍蒸蒸不断，烦躁不安，背觉恶寒，脉象虚弱无力，而寸脉尤甚。是知平素阳气不足，而汗剂又过其量，致汗出过多，阳气外越，现真阳有欲脱之象，因以桂枝加附子汤予之。

证属：表证未解，阳气不足。

治宜：扶阳解表。

处方：白芍 15g，附子 10g，桂枝 10g，甘草 10g，生姜 3g，大枣 10 枚。

以白芍为敛汗之主药。此证之所以亡阳，以汗出过多之故。如不敛其汗，而欲回其阳，恐不能很快达到目的。故服此药 1 剂后而汗减躁安，再剂而病愈。所以关于阳虚的病人发汗，最宜注意。

11. 感寒发热，伤食腹痛

出处:《邢锡波医案集》。

翟某，男，26岁，农民。

病史：平素腹部有时胀满，泛酸。因露雨捕鱼感寒而发热恶寒，头疼身痛，服辛温疏表之剂，汗出后头身痛解，寒热亦较。在此表邪未尽，内热未清之时，恣意饮酒食脍，因之恶寒又作，腹部剧痛膨胀，不能平卧，按之痛不可忍，四肢厥逆，面色苍白，舌苔腻，脉象沉微。在此表邪未解里证又急之际，攻里又恐表邪内陷，疏表则胀痛不支，更兼证实脉虚，急攻又恐引起剧变，于病情错综中审慎处之。

证属：表邪内陷，脾胃积滞。

治宜：双解表里，温通食滞。

处方：白芍15g，桂枝12g，生姜10g，大黄10g，枳实10g，干姜10g，甘草6g。

服药后，大便连泻3次，腹部胀满痛均减，能安卧沉睡一夜，周身不断汗出而冷热不作，次日精神清爽，知饥思食。后以健脾和消食之剂，调理而愈。

12. 胸腹水

出处:《邢锡波医案集》。

黄某，女，33岁，干部。

病史：产后1个月，因生气感觉上腹部不适，食欲不振，身倦不欲起床，逐渐感觉腹胀，小便减少，两下肢浮肿。体温37.2℃，皮肤有轻度黄疸，腹部膨隆，肝脾未触及，有明显移动性浊音，两下肢有指凹性水肿，右胸下部呈浊音，呼吸音消失。

胸透可见胸腔积液。脉弦滑，舌质红苔薄白。肝功能检查：麝香草酚混浊度试验20单位，总蛋白6.3g%，白蛋白1.65g%，球蛋白4.65g%，胆红素1.6g%，凡登白直接（–）、间接（+）。因患者腹胀难忍，脉弦滑，遂用急则治标之法，不顾产后之体质而予以泻水消胀之剂，以十枣汤治之。

证属：水邪凝结。

治宜：逐水消痞。

处方：芫花、甘遂、大戟各等份，大枣10枚（共8g）。内服。

服药后水泻1500mL，小便亦逐渐增多，腹胀渐消，食欲好转，体力略增。隔3日再服1次，量同前，共服3次，腹水全消，腹围同由94cm减至78cm，体重由70公斤减至48公斤。胸腔积液大量减少，食欲大增，体力如常。

13. 肝硬化腹水

出处：《邢锡波医案集》。

杨某，男，42岁，干部。

病史：2年前开始腹胀，经某医院检查确诊为肝硬化，曾用中西药治疗，及服用臌证丸、舟车丸，腹胀时好时坏，而腹水也时增时减。近1个月腹胀，身倦无力，两胁膨胀，消化滞呆，阴囊肿胀，但不痛。

检查：面部有蜘蛛痣，腹部膨隆，振荡有水波感，肝未触及，脾大肋下3横指，X线透视可见食管静脉曲张。脉弦滑，舌质红，苔黄腻。肝功能化验：麝香草酚混浊度11.2单位，总蛋白6.3g%，白蛋白3.12g%，球蛋白3.18g%。

证属：水邪凝结。

治宜：泻水消痞。

处方：十枣丸 6g。隔 5 ～ 6 日服 1 次。

服药后每日排泻水便 7 ～ 8 次，约计水量为 2000mL。同时小便增多。服 3 次后腹胀大减，行动如常人，精神清健，体力增加，胃脘不胀，两胁胀满消失，移动性浊音已不明显。唯肝功能尚不正常，后以补气健脾疏肝化瘀之加味复肝汤恢复肝功能。

处方：生黄芪 24g，丹参 20g，大腹皮 18g，泽泻 18g，蚤休 15g，丹皮 12g，生山药 12g，山慈菇 12g，青皮 12g，栀子 10g，三棱 10g，白术 10g，二丑面 6g，吉林参 2g，琥珀 1.5g，血竭 1g，麝香 0.2g（后 4 味研面冲服）。

根据脉症的变化，前方略有加减，总以疏肝健脾为主，活血化瘀为辅，利水消胀以防腹水再发，连服 25 剂，症状完全消失，肝功能恢复正常。

14. 呕吐心烦

出处：《邢锡波医案集》。

吕某，女，39 岁，干部。

病史：患者平素脾阳虚弱，大便经常溏泄，后因情感抑郁，肝气郁结，而头眩作呕，连续 2 日，不以为事。继而病势加剧，饮食入口即吐，心中烦闷，饮食减少。舌苔滑润，中现薄黄，口不渴，脉象沉细无力。

证属：脾肾虚寒，热壅于胃。

治宜：清热祛寒，回阳救逆。

处方：干姜 10g，黄芩 10g，生赭石 10g，陈皮 10g，姜半夏 10g，黄连 6g，甘草 6g，吉林参 6g。

服药 1 剂后，呕吐大减，可以进食，心烦解而能安。服 3 剂后，呕吐不作，知饥能食。后以健脾和胃之药，调理而愈。

15. 伤食腹痛

出处:《邢锡波医案集》。

孙某，男，38 岁，工人。

病史：患者因饮食不节，2 日来饭后腹痛，恶心呕吐、心烦口渴，大便不通，小便量少。中午饮食过饱，1 小时后腹痛剧烈，胸腹满闷而住院。

检查：腹部膨隆，叩诊胃泡鼓音区可达脐下 2 指，上腹有压痛，腹部有明显振水音。肠鸣音稍亢进。腹部 X 线片见胃呈轻度扩张，胃泡长 17cm，有大量食物潴留。胃液潜血阳性，脉洪大有力，舌苔微黄而厚。

证属：腑气不通，实热郁结。

治宜：荡涤积滞，通里通下。

处方：厚朴 24g，芒硝 18g，大黄 15g，枳实 12g，甘草 6g，大枣 5 枚。

经胃肠减压、输液，腹部胀满不减，欲吐。服第 1 剂，全部吐出。原方又服 1 剂，服后 1 小时半许，泻下大量灰白色腐臭大便，腹部胀痛消失，振水音明显减少，禁食 1 日而愈。

16. 伤寒食复，便秘谵语

出处:《邢锡波医案集》。

于某，女，14 岁，学生。

病史：初因伤风发热，头痛自汗，恶寒心烦，余以麻杏石甘汤加银花、连翘 1 剂而愈。后因食肉过多，病又复发，初起目肿如桃，头痛如劈，烦躁谵语，大渴引饮，潮热自汗，小便短涩，大便不通，腹胀拒按，舌绛苔燥，两脉滑实。

证属：阳明燥实。

治宜：泄热通下。

处方：生大黄 12g，厚朴 12g，芒硝 10g，枳实 10g。

服药 1 剂，下燥屎数十枚，诸症霍然痊愈。后以清热和胃之剂，调理而愈。

17. 结胸证，胸部满痛

出处：《邢锡波医案集》。

苑某，女，28 岁，工人。

病史：初起身觉发热恶寒，颈痛身倦，4 ～ 5 日后，寒热仍有时发作，而胸部逐渐胀闷气短，脉象两寸弦。8 ～ 9 日后，胸部硬满疼痛拒按，气短不足以息，上部尤甚。由于胸部满痛，俯仰不便，从外观看如柔痉状。应服陷胸丸，因无此成药，拟加味陷胸丸方煎汤予之。

证属：痰热互结胸上。

治宜：荡热宣肺，攻逐水饮。

处方：瓜蒌仁 24g，葶苈子 10g，杏仁 10g，芒硝 10g，枳壳 10g，大黄 10g，甘遂面 1.2g（冲服）。

服药后水泻 5 ～ 6 次，胸满轻松，呼吸通畅，而上部之满痛不减，项背强滞，俯仰不便。后变汤药为丸药，每日 10g，隔日服 1 次，连服 2 次，上部之满痛消失，俯仰自如，而柔痉症状不明显，后以疏胸清热和胃之剂调理而愈。

18. 结胸证

出处：《邢锡波医案集》。

康某，男，52岁，干部。

病史：患者身体素健，11月间，因患伤寒而发热恶寒，身痛体倦，虽服疏表发汗之剂，汗不出，而冷热不解。五六日胸部骤觉硬满疼痛，不任重按，口干苔腻，饮食减少，两脉弦滑，寸部尤甚。根据其发病过程和现有的症状，系属结胸证。因病情较轻，而拟小陷胸汤予之。连服2剂，病情不减，且胸部硬满更甚，按之如石硬，疼痛不能就枕，发热恶寒，呼吸困难，心中烦躁。凭脉审证，系典型的大陷胸汤证，遂以加味大陷胸汤予之。

证属：表邪内陷，热与水结。

治宜：宣胸清热泻水。

处方：瓜蒌仁24g（捣碎），大黄10g，芒硝10g，郁金10g，甘遂面1.5g（冲服）。

服药后水泻7次，胸部硬满轻松，而呼吸亦觉通畅，饮食增加。因此药性烈，连服恐伤中气，遂嘱其服此药1剂后，继服疏胸和胃之剂，俟胃气稍复，再以加味大陷胸汤予之。交替服用3次，而胸中硬满消失，疼痛亦较前顿减，呼吸自如。后以疏胸通络清热之剂，调理而愈。

19. 肠痈

出处：《邢锡波医案集》。

陈某，男，45岁，农民。

病史：于2日前晚饭后，开始腹部脐周疼痛，时痛时止，次日晨腹痛加剧，伴有恶心，呕吐2次，午后身发高热，腹部疼痛剧烈难忍，全身汗出，2小时后腹痛，部位转向下移。曾有稀便1次。

检查：腹部平坦，无肠型，全下腹部较为明显。脉弦数有力，舌红苔白腻，小便短赤。胸腹透视正常，白细胞 16.700×10^9/L，中性粒细胞 0.92，体温 39.9℃。

证属：湿热蕴结，气滞血瘀。

治宜：清热解毒，排脓消肿。

处方：桃仁 30g，冬瓜仁 24g，丹皮 24g，生大黄 15g，芒硝 10g（冲）。

服药后，当晚排泻水样便 11 次，腹痛大减，壮热渐退，恶心呕吐症状完全消失，次日体温已降至 37.5℃。脉弦数有力，舌苔黄腻，是肠中湿热之秽毒已向外宣，而肠中之痈肿尚待清化。今以加减附子苡仁败酱汤服之。

处方：败酱草 30g，银花 15g，连翘 15g，紫花地丁 15g，赤芍 12g，丹皮 12g，生地榆 12g，黄柏 10g，黄连 10g，乳香 10g，没药 10g。

连服 6 剂，腹痛已不明显，唯右下腹部时有局部疼痛，按之有如鸡卵大之肿块。脉弦而略数，舌苔已退。是湿热壅滞之毒邪，瘀血凝滞，成为肿块，应于清热解毒之中，重以活血化瘀，排脓止痛。

处方：败酱草 24g，紫花地丁 15g，银花 15g，连翘 15g，冬瓜仁 15g，生薏仁 15g，赤芍 12g，红花 12g，川芎 12g，当归 10g，桃仁 10g，丹皮 10g，乳香 10g。

此方根据脉症略有加减，连服 9 剂，脉已弦细无力，肿块缩软，腹痛消失，食欲恢复，精神清爽，二便正常而愈。

20. 咳喘寒热

出处:《邢锡波医案集》。

曲某，女，48 岁，工人。

病史：10年来于每年冬季发病，咳嗽喘促，吐黏痰，而于夏季自愈。近5日来感受风寒，咳嗽发作，倚息，不得平卧，吐白色泡沫黏痰，咽痛而干，不欲饮水，有轻度发热恶寒。脉滑数，舌质红，苔薄白。

证属：风寒外束，痰饮内发，蕴热郁结。

治宜：解表寒，除痰饮，清肺之蕴热。

处方：生石膏30g，半夏10g，白芍6g，桂枝5g，五味子5g，细辛3g，麻黄3g，甘草3g。

服药后咳嗽大减，寒热消退，已能平卧入睡，痰色黄量少，咽干。可知表寒已解，痰饮已化，内热亦减。仍以原方加知母12g，麦冬10g。

服药3剂，病自愈。

21. 伤寒发热，小便不利，四肢浮肿

出处:《邢锡波医案集》。

吕某，女，48岁，干部。

病史：患外感证，发热恶寒，肢体酸痛，自汗出，心烦，腹胀，小便不利，四肢浮肿，两腿胫部按之指痕凹陷，口下，舌苔白腻，脉象浮软。因予五苓散，变散剂为汤剂服。

证属：表邪外袭，水饮停潴。

治宜：疏表利水。

处方：泽泻15g，茯苓15g，猪苓12g，桂枝10g，白术10g。

服药后再服热水一杯，以助药力，温覆以取微汗。1剂后，汗出寒热减，小便稍畅，腹部轻松，而心烦较重，脉象略数。此系邪已化热，以桂枝为辛温之品，能助热增烦。因外邪已解，遂

减桂枝为5g，加滑石15g，大腹皮12g，以清热消胀利水。连进3剂，小便畅通，口亦不干，四肢肿消，腹已不胀而愈。因此知五苓散之用桂枝是取其疏散表邪。

22. 虫证胃脘痛

出处:《邢锡波医案集》。

李某，男，38岁。

病史：胃病20余年，时好时犯，近几年来疼痛次数加频，持续时间增长，痛时胃脘部聚而起块，喜按，得热则舒，口中和，颜面有白色虫斑，白睛有褐色斑点，面色萎黄，下唇内有粟状白点。10日前曾吐蛔虫1条。脉弦，舌质淡红，苔薄白。

证属：脾虚失运，湿热内蕴。

治宜：温脏，安蛔，杀虫。

处方：苦楝根皮15g，乌梅12g，党参10g，黄柏10g，肉桂6g，附子6g，川椒6g，细辛3g，干姜3g，甘草3g。

服药1剂后，虫未下，腹痛反剧，详询患者，缘煎药加水较少，煮沸欠时，药不如法，药效未发挥出来，虫反扰动。继用前方加使君子12g，芦荟6g，并嘱其改进煎法。

于次日晨8时空腹服药，11时大便1次，排蛔1条，1头色黑，胃已不痛，周身无力，饮食欠佳，为绝其源，原方加重杀虫药品，继服2剂，以巩固疗效。

23. 虫证腹痛

出处:《邢锡波医案集》。

韩某，男，18岁，学生。

病史：1周来，身体倦怠，善饥，腹中钝痛，大便秘结，面色苍白，身体消瘦。经医院检查，大便中有蛔虫卵，曾服食山道年和硫酸镁数次，效果不好。

证属：胃寒蛔扰。

治宜：温脏安蛔。

处方：乌梅丸 15g，1 日 2 次。另用乌梅 20g，煎汤，早晨空腹时送服。

连服 2 次，至第二次服食后，隔 2 小时，复煎服生槟榔 18g，服后 2 小时许，腹中阵阵作痛，经 4 小时，排下蛔虫 16 条，以后腹痛不作，腹中亦不觉饥饿。后每隔 4 周服食 1 次，3 月后，体力恢复，面色红润，体重增加，后再检查大便并未发现蛔虫卵。

24. 腹痛吐蛔

出处:《邢锡波医案集》。

吕某，男，34 岁，工人。

病史：胃脘痛已有年余，时作时止。近 2 日来突然右上腹及剑突下疼痛，烦躁不安，恶心，呕吐清水，吐蛔虫 2 条，疼痛放射到肩胛及胃部。

检查：上腹部有压痛，上消化道钡剂检查正常。舌淡红，苔薄白，脉沉弦而紧。

证属：脾胃虚寒，蛔虫上扰。

治宜：温补脾胃，安蛔止痛。

处方：乌梅 15g，黄柏 10g，蜀椒 6g，桂枝 6g，附子 6g，黄连 6g，细辛 3g，干姜 3g。

连服 2 剂，1 剂后疼痛顿止，2 剂后未再疼痛，又服 2 剂，第 5 日晨空腹服下方驱蛔。

处方：槟榔 24g，黑白丑各 15g，使君子 15g，苦楝根皮 15g，鹤虱 15g，雷丸 15g，轻粉 1g（冲）。

服药后，腹泻 3 次，共排出蛔虫 13 条，后经 3 个月随访未再复发。

25. 急性胃肠炎

出处:《邢锡波医案集》。

裴某，男，58 岁。

病史：夏令因饮食不节，患急性胃肠炎，初起发热恶寒，头痛脘闷，继则吐利交作，腹痛，烦躁不安。曾服导滞分利止呕药 2 剂，吐利不止，渐至四肢厥逆，心烦，身出冷汗，口干舌燥，饮食不思，脉象微细欲绝。

证属：阴阳两伤，津液内竭。

治宜：扶阳救逆，益气生津。

处方：甘草 18g，炮附子 10g，干姜 10g，吉林参 6g。

服药 1 剂后，四肢回暖，吐利不作，心不躁烦，能安然入寐。3 剂后。症状消失，精神安静，食欲渐展，脉象虚缓。后以和胃化滞之剂，调理而愈。

26. 胸腔积液

出处:《邢锡波医案集》。

王某，男，26 岁，工人。

病史：素有咳嗽气促，呕吐黏痰。冬历 11 月间，天气骤寒，朔风凛冽，咳喘不能平卧。舌苔湿润，脉象沉郁，重按有力。据脉断证，认为是寒实结胸，应用疏胸豁痰之剂。患者谓因感寒而增剧，用攻泻之药，恐不相宜，以致因循 3 日未能用药。谓如系感寒，脉应浮紧或浮弦，而脉不浮而反沉，不滑而反郁，是寒痰郁滞，肺气不宣之明证。如用疏表散寒之剂，必至胸阳愈伤，而寒痰之壅滞，必益甚。因患者犹豫而不敢服。后至某医院就诊，经过检查，确诊为胸腔大量积液。肺受水之壅迫，所以咳嗽喘促，呕吐黏涎。因予三物白散。

证属：寒痰壅闭胸中。

治宜：化水寒，破结实。

处方：桔梗 15g，浙贝 15g，巴豆霜 0.6g。

共研细末，分 3 次服。晨空腹白水送服 1 次。隔 3 ～ 4 日服 1 次。其中每日服疏肺止嗽化痰行饮之剂 1 付，以宣肺涤饮止嗽。

处方：茯苓 15g，瓜蒌仁 12g，干姜 10g，浙贝 10g，紫菀 10g，白芥子 6g，葶苈子 6g。

服三物白散后，历 30 分钟，恶心作呕，吐出黏涎约 1 茶杯；隔 1 小时，腹痛作泻，连续水泻 4 次，泻出物为水样便并杂以涎液，约计 1500mL，胸中顿觉舒适而咳喘已减，亦能平卧安眠。下午服疏肺止嗽涤饮汤，咳喘逐渐恢复。共服三物白散 2 次，汤剂 4 次。后以疏肺豁痰健脾止嗽之剂，调理而愈。

27. 腹泻腹痛

出处:《邢锡波医案集》。

余某，女，42 岁，家庭妇女。

病史：因平素脾胃虚弱，夏令食瓜果，诱起大便水泻，虽服导滞醒脾利水之剂，便数虽减，但大便滞痛，终未痊愈，每日仍泻稀便 2 ～ 3 次，迁延近 3 个月。后因夜间受凉……剧烈腹痛脘满，饮食不思，渐至四肢厥逆，精神恍惚，心烦不安，身出凉汗，脉象隐伏欲绝。

证属：心脾阳衰，中气下陷。

治宜：温补心脾，通阳止泻。

处方：炮姜 15g，附子 12g，葱白 5 寸，另加吉林参 6g。

服药后精神安静，四肢温暖，脉象弦细无力，情况已渐好转。连服 3 剂，下利止，腹痛不作。后以温中健脾之剂，调理而愈。

28. 痢疾

出处：《邢锡波医案集》。

杨某，男，48 岁，农民。

病史：患虚寒下利。初起由于饮食不节，发生滞泻，后则由泻转痢。前医用苦寒化滞之品，服食多剂，不见效果。后乃病势转剧，烦满腹痛，饮食不思，目赤唇焦，而面色反清白，昼夜下利 50 余次，神识昏沉，默默不语，病延 20 余日，病势垂危，时有烦躁不安。诊其脉，寸关豁大无力，两尺沉微。

证属：阴盛于下，虚阳上越。

治宜：温中升阳，育阴清热。

处方：炙甘草 12g，黑附子 10g，猪胆汁 10g，干姜 3g，葱白 3 寸。

1 剂后，夜间便数顿减，只泻 4 ～ 5 次，连服 3 剂，则下利已减至 3 ～ 4 次，略思饮食。脉象为沉缓无力。是气血虚损之候，因与健脾补气，利尿化滞之法，调理 20 余日而愈。

29. 癫狂

出处：《邢锡波医案集》。

张某，男，59岁，干部。

病史：因平素性情暴躁，更加思虑过度，经常失眠，后遂自言自语，出现精神失常状态，有时咆哮狂叫，有时摔砸杂物，喜笑怒骂变幻无常，月余后渐至见人殴打，因此将其锁闭室中，不敢令其出屋。百般医疗，均无效果，邀余治疗。古人对精神错乱的认识，谓系痰涎蒙蔽清窍，须用涌痰之剂，使痰涎涌出，方能有效，余遂疏瓜蒂散予之。

证属：寒痰壅塞胸膈。

治宜：涌吐寒饮结满。

处方：赤小豆30g，瓜蒂10g，豆豉10g，煎汤顿服。

连服2剂，共呕吐痰涎3次，毫不见效。后因锁开乘机蹿出，竟将邻人殴伤并将所有杂物尽行砸碎，因此家人苦闷无法维持，故一再强余设法治疗。遂又以大剂瓜蒂散予之。

处方：赤小豆30g，瓜蒂20g，豆豉20g，煎汤顿服。

服后隔半小时即开始作呕，连续两昼夜共呕吐20余次，尽属黏液。自呕吐开始便不思饮食，1日后现周身困顿不欲活动，困睡至第3日忽然清醒。后以豁痰通窍安神之剂，调理而愈。

30. 胸满心下痞

出处：《邢锡波医案集》。

袁某，男，18岁，学生。

病史：患伤寒证初起，寒热往来，心烦作呕，脉弦细。此系少阳小柴胡汤证，拟以小柴胡汤予之。患者服后寒热解，而现胸满，因而转医予以攻下祛满之剂。服食后胸满不但未减，而心下痞闷加重，为此邀余诊治。按其脉浮滑而软，心下膨闷，食少身倦，头眩，腹部柔软，按之不痛。此乃少阳之邪尚未尽解，因误下而为痞证，遂疏半夏泻心汤予之。

证属：表邪不解，邪热入里。

治宜：扶正宣邪，清热消痞。

处方：党参10g，半夏10g，黄芩10g，干姜6g，黄连6g，甘草3g。

服药1剂后，胸满顿减，知饥能食。3剂后痞闷消失，饮食正常。

31. 畏寒肢厥

出处:《邢锡波医案集》。

冯某，女，42岁，家庭妇女。

病史：由于精神抑郁不舒，发生胸膈胀闷，头部眩晕，食欲减少之症，因循20余日不以为事，渐至后背经常恶寒，四肢有时厥逆，大便秘结，2～3日1行。经某医院检查，未能确诊。又隔4～5日，忽然恶寒较甚，虽身覆重棉，犹周身战栗，寒颤鼓齿，按其身不热。舌红无苔，面无热色，小便赤涩，脉象沉伏欲无。

证属：肝气拂郁，血滞不行。

治宜：舒肝解郁，疏气行血。

处方：当归15g，白芍15g，通草6g，桂枝6g，甘草6g，细辛5g，大枣15枚。

服药后，手足返温，恶寒减轻，而脉象由沉伏变为沉弦。2剂后，身见微汗，恶寒不作，精神清爽。后以疏肝养血之剂，调理而愈。

32. 脓血痢伴四肢逆冷

出处:《邢锡波医案集》。

吕某，男，54 岁，售货员。

病史：患痢疾 20 余日，服香连化滞之药不效，仍每日夜下利脓血 10 余次，里急后重，腹部滞痛，渐至周身恶寒，四肢逆冷，心烦脘闷，饮食减少。舌苔薄黄湿润，脉象沉伏不扬，必须细为寻按，始觉指下沉弦，然有时模糊不清。

证属：湿热壅闭，气血不行。

治宜：清利湿热，行气活血。

处方：白芍 30g，当归 24g，通草 10g，甘草 10g，黄连 6g，桂枝 5g，细辛 3g。

服药后脉出肢温，精神较好，腹部坠痛减轻，下利大减，脓血不见。后去细辛、桂枝，加木香、枳壳，调理而愈。

徐灵胎

医家简介：徐大椿 (1693—1771 年)，原名大业，字灵胎，晚号洄溪老人。江苏吴江松陵镇人。祖父徐釚，康熙十八年 (1679 年) 鸿词科翰林，任检讨职，纂修明史。父徐养浩，精水利之学，曾聘修《吴中水利志》。大椿自幼习儒，旁及百家，聪明过人。年近 30，因家人多病而致力医学，攻研历代名医之书，速成深邃。悬壶济世，洞明药性，虽至重之疾，每能手到病除。大椿精勤于学，平生著述甚丰，皆其所评论阐发，如《医学源流论》(1757 年)、《医贯砭》(1767 年)、《兰台轨范》(1764 年)、《慎疾刍言》(1767 年) 等，均能一扫成见，另树一帜，实中医史上千百年独见之医学评论大家。又著《难经经释》(1727 年)、《神农本草经百种录》(1736 年)、《伤寒类方》(1759 年) 等以及后人整理的《洄溪医案》及《乐府传声》，虽曰遵经诠释之作，其中真知灼见亦颇不少。后人将其所著辑为《徐氏医学全书六种》等刊行，流传甚广影响极大。

1. 伤寒失下，昏不知人

出处:《洄溪医案》。

苏州柴行倪姓，伤寒失下，昏不知人，气喘舌焦，已办后事矣。余时欲往扬州，泊舟桐泾桥河内，适当其门，晚欲登舟，其子哀泣求治。余曰：此乃大承气汤证也，不必加减，书方与之。戒之曰：一剂不下，则更服，下即止。遂至扬月余而返，其人已强健如故矣。古方之神效如此，凡古方与病及证俱对者，不必加减。若病同而证稍有异，则随证加减，其理甚明。而人不能用。若不当下者，反下之，遂成结胸，以致闻者，遂以下为戒。颠倒若此，总由不肯以仲景《伤寒论》潜心体认耳。

2. 喘证

出处:《清代名医医话精华·徐灵胎医话精华》。

松江王孝贤夫人，素有血证，时发时止，发则微嗽。又因感冒，变成痰喘，不能着枕，日夜俯几而坐，竟不能支持矣。是时有常州名医法丹书调治无效，延余至。余曰：此小青龙证也。法曰：我固知之，但弱体而素有血证，麻、桂等药可用乎？余曰：急则治标，若更喘数日，则立毙矣。且治其新病，愈后再治其本病可也。法曰：诚然，然病家焉能知之？治本病而死，死而无怨，如用麻、桂而死，则不咎病本无治，而恨麻、桂杀之矣。我乃行道治人，不能任其咎，君不以医名，我不与闻，君独任之可也。余曰：然。服之有害，我自当之，但求先生不阻之耳。遂与服，饮毕而气平，就枕终夕得安。然后以消痰润肺，养阴开胃之方，以次调之，体乃复旧。

法翁颇有学识，并非时俗之医，然能知而不能行者。盖欲涉世行道，万一不中，则谤声随之。余则不欲以此求名，故毅然用之也。凡举事一有利害关心，即不能大行我志，天下事尽然，岂独医也哉！

徐守愚

医家简介：徐守愚，字锦城，号聊尔居士，诸暨(今属浙江绍兴)人，清代医家。徐氏作于清同治七年(1868年)的自序称“无如岁月消磨，光阴迅速，一转瞬而行年五十有三矣”，同治七年为戊辰年(1868年)，于此反推，则其约生于清嘉庆二十年乙亥(1815年)。《医案梦记》卷下有“剡北黄荆山陈祖彝内伤病治案”，后附陈祖彝于光绪二十三年丁酉(1897年)为该案作的跋，其中称“今先生已往，瞬经廿年”，则徐氏约卒于清光绪三年丁丑(1877年)。《医案梦记》撰于同治七年(1868年)，此书所载病案以内科杂证为主，共收病证54种，经验方120首。上卷43证，下卷11证，包括虚损、痰饮、暑湿、呕吐、气喘等诸多病证。后附徐守愚之子徐子麟自案1卷，凡19例。徐氏长于调理，治疗虚损内伤证有独到见解，常以“调营卫，交阴阳”而取效。此书存有光绪二十三年(1897年)刻本及补刻本等。

1. 小儿瘟疫，壮热躁狂，不食不便

出处:《医案梦记》。

春帆病瘟疫十余日不愈，伊父煦亭延余医治。甫入座，未及诊脉，煦亭即述病情，谓小儿年十三，自本月初七日忽然乍寒乍热，至初九日又兼呕黄水，医用和胃之剂不效，至十三日身壮热，舌焦红，日夜躁狂，渴欲饮水，医用三黄汤不效，次日清时又吐蛔二条，改用加减连梅丸，舌略润，渴稍止，而呕仍不减，热亦渐加，证重固不待言，即此十余日不食不便，更属可虑。余曰：外感多不食，不食非病，不便乃病，治所当急耳。况瘟疫邪入阳明，大便闭结，必使里气一通，肌表乃疏，自然汗愈。

语毕就诊，脉得数实有力，且右甚于左，知是阳明腑病，非下不除。余谓煦亭曰：令郎之证，其始之寒热交作者，疫邪初感尚无定著也；其继定呕吐黄水者，疫邪深入，邪正相争也；其后之壮热不已，时而吐蛔，时而空呕者，疫邪传里，胃热如沸，下既不通，浊气上逆，势所必然也。种种变证，总由失下所致。就证用方，惟调胃承气汤甘草易人中黄为合剂。煦亭又谓：小儿面浮足肿，元气亏之可知，其何能当此重剂乎？余直告之曰：急下以存津液，善策也，独惜用之不早耳。前医不知瘟疫治法，故病至于斯。速进药饵，以救危急，无事多赘。

果投一剂而病减半，投二剂而病如失。次朝余乃旋归。越二日煦亭来寓转方。余往新昌麟儿复诊，书一调理方以了事。

2. 小产后外感

出处:《医案梦记》。

新昌西坑陈师仑妻……年气十余，小产后偶然外感，延及一

月，不能起床，有似怯证。邀余诊之，脉浮缓无力，每日午后恶寒发热，头亦时痛，四肢拘急，胃气全无。此太阳与少阳合病，因所感者轻，故仅牵（迁）延而不传变一耳。用柴胡桂枝汤，加半夏、茯苓、广皮兼顾阳明。一剂而寒热除，二剂而四肢舒，二剂而能食粥。后进潞党、茯苓、干姜、广皮、宣木瓜疏肝健脾之剂，调理旬日而愈。

3. 瘟疫

出处:《医案梦记》。

剡北孙凝夏长媳瘟疫病治案。中年寡妇，体质怯弱，忽病瘟疫，医者咸谓时当秋后，证属晚发，俗名秋呆子。乃以吴鞠通《条辨》中套法施治，十余日而病加重。治锋系凝夏堂弟，托伊作札邀余诊。脉沉实有力，右关更甚。身壮热，舌焦红，神昏俨语，齿齘脚挛，大便闭，小便赤。显系阳明胃府病，下之可愈。余用大承气汤加人中黄方。其家翁凝夏行医有年，不知瘟疫治法，见而骇之，即携前方以示余曰：小媳阴分多亏，服养阴清热之剂尚不能愈，投此峻剂，毋乃不可乎？余视其方，乃复脉去姜、桂，暑湿证中育阴套法耳，胡可治病？于是余正色相告曰：古人谓釜中扬沸，不如釜底抽薪。余方抽薪法也，较之育阴润燥，因循误事，以蹈扬沸之弊者，相去远矣。病势至斯，何可姑待？维时治锋在座，见余论证处方，声声称善，奈何其兄凝夏尚然踌躇莫决，弥深顾虑者，乃复晓之曰：余所以不惮山路崎岖来斯一诊者，一则应治锋雅招，一则图令媳复苏，如服此方则病不愈，罚银百两，愈则分文不取。余言激切至此，凝夏乃放胆命服。果药一下咽，遂得熟睡。至天明泻出黑粪无数，再剂而病脱然。

4. 妊娠恶阻

出处:《医案梦记》。

嵊城朱茂盛店主妇瑞英，年三十有奇，妊娠六七月，一闻谷气即呕恶，连声不断，不得饮食者二十余日。其间有谓胎气上逆，以安胎为主，用苏梗、枳壳、砂仁、白术、黄芩等味者；有谓脾胃虚弱不能容受而然，以安胃为主，用参术苓甘四君加广皮者；有谓阴中火虚，气不归元，用景岳理阴煎者。杂投无效，求治于余。

诊脉两手弦数，谓曰：此乃体质虚弱，触动肝气，所以木郁生火，心阳因之上亢。治宜半夏泻心汤加乌梅，取其辛以开之，苦以降之，补以运之，酸以收之，始中病情。有同道某不读圣经，谓妊娠可用半夏乎？余固争之曰：此证当重用半夏。以痰气阻塞中脘，阴阳拂逆，非半夏不除。经曰:有故无殒，亦无殒也。先生岂未之知耶？彼无从辨，但云：且看服后何如。余谓一剂而呕立止，二剂而进米饮，三剂而能食粥，效可预必。服之果如所言，心以为喜而已。

5. 小儿郁滞腹痛

出处:《医案梦记》。

剡北沙园张简斋女腹痛治略。二七幼女，伶俐非常，父母极其钟爱，自月前其母急病而亡，日夜啼哭，悲哀太过，不自知焉。近日忽尔腹中大痛，着于一处，手不停按，其痛虽甚幸有时而作，有时而止。其间医师朝张暮李，所见不同。有因面白唇红误认为虫积者，用扫虫煎加鹤虱、使君子者；有因身凉息微妄名寒痧者，用大顺散加降香、晚蚕砂者。药不对证，病乃转增。简斋彷徨无措，延余施治。

甫入室，渠即告余曰：前此贱荆腹痛，治不得人，以至不起，今小女病势与贱荆仿佛，所以飞速请救，望先生赐一良方，使小女危而复安，不独生者感德，即亡荆亦相慰于地下矣。语毕就诊，脉左手沉伏，右手浮大，腹痛得此不宜。外证舌红唇燥，溺赤便闭，其为热痛显然矣。余谓简斋曰：书云女子二七而天癸至，令媛适当天癸将至之时，遭此失恃大故，以哭泣之哀，致气血之滞，而腹痛由是作焉。且一团郁火，挟木邪纵行于腹中，得热为伍，愈肆猖狂，而痛由是甚焉。宜四七汤合金铃子散，庶几近理。

简斋曰：病因固不出先生所论，但施治用方其义云何，敢还质之。余曰：四七汤即《金匮》半夏厚朴汤，陈灵石之注甚明。其云半夏降逆气，厚朴解结气，茯苓除痰气，苏叶散郁气，生姜去秽气，葱白通阳气。《金匮》主以治炙脔，借诸药行气以奏功也。余移之治腹痛，亦以气为血帅，气行则血行，通则不痛之义耳。而必佐以金铃子散者，方中诸药皆行气，独赖延胡索通血而活络，和一身上下诸痛；诸药皆辛温，妙在金铃子味苦而性寒，引心包相火下行。此相须之殷，亦承制之理，非古法之可易，实活法之在人耳。

简斋闻而称善。命速进药饵，谓夜间但得稍愈一二，至明日再诊处方，可图脱然。抑知药一下咽，旋即安卧，睡里痛除，遍身发热，醒而索茶，未几高声大呃，连续不绝。简斋失色，以为呃则多凶，复促诊视。余曰：病将退矣。两手脉象渐和，舌红已退，是邪气向衰，正气得复之候；其遍身发热者，郁热外出也；高声大呃者，胃火从肝火上升，即得上散也。再服原方一剂，无有不愈。药后果得立愈。

徐玉台

医家简介：徐镛，清医家，字叶壎，号钰台。松江(今属上海市)人。生活于乾隆、嘉庆(1736—1820年)年间。少习儒，后改攻医学。尝撰《四大家辨》，谓《金匮》方中，黄芩、白虎汤已开河间之先，建中、理中汤已开东垣之先，复脉、黄连阿胶汤，已开丹溪之先，故不当将李东垣、刘河间、朱丹溪与张仲景并称“四大家”。又谓《景岳全书》为温凉补泻并收之书，世医每将喜用温补者称为景岳派，亦非所宜。其论并见于《吴医汇讲》。

咳喘

出处:《清代名医医话精华·徐玉台医话精华》。

郡城西门外奚藕庄客幕于外，上年道途受热，曾患喘嗽，服自便而愈，今复患喘嗽，投自便而加剧，医亦概用清肺补肺，终不见效。自疑为阴虚重症，彷徨无措，遂延予诊。余为脉象见紧，似数非数，前患暑热，故自便可愈，今患寒邪，故反增剧。用小青龙汤而愈。

许恩普

医家简介：清医家，祝其(治今江苏赣榆西北)人，精医术，著有《许氏医案》一书，收载许氏医案30余则，以内科杂病、妇科病证治为主。审证较细致，尤重切脉。案中有用外治、蒸熏疗法获得良效的治验。现有《三三医书》本。

1. 咳喘呃逆

出处:《许氏医案》。

吴燮臣司业父刑部毓春公咳喘呃逆，延余诊视，脉七八至，将绝之候。服殿撰陈冠生方石膏、黄连多日，以至此剧。余拟肾气汤加减，以救垂绝之阴阳，服之见效。次早来请，以为得手，至则见喘已轻，呃逆已止，精神大好，原可挽回。复原方加以滋阴扶阳之品，适陈冠生至，持方连曰:火上添油也！余请示姓名，知为殿撰。曰：何知为热？陈曰：脉数。曰：浮数为风热，沉数为寒热，洪数为大热；数而有力为实热，数而无力为虚热。今数而无力，不及之象，犹灯油将尽，拍拍欲绝之候。添油犹恐不燃，若加滴水即灭矣。陈曰:脉之理微。曰:诚然！然优人胡琴、二弦，三指挑拨，五音合调，君能之乎？陈曰：未习也。曰：以此即知脉理，未习故不知也。遂辞。燮臣司业送出，询以病势。余曰：若听陈君主政，预备后事不出三日也。旋陈病，自用苦寒之药，亦亡。

2. 咳喘

出处:《许氏医案》。

福建陆路提督程魁斋军门，年六旬，伤寒，时医以年老气衰，重用参、芪补药，固邪于内，痰喘不眠，病剧。延余诊视，脉紧数，知系闭塞寒邪，化热痰喘。拟以小青龙汤加解寒邪、疏通肺气、化痰之品。佥曰：年老气衰不可服。余曰：有症无损，开门逐盗之法，姑试少服。其堂弟从周军门，天智过人，以为然。嘱先服半，咳喘顿减，终服大好。依方加减，十日而愈。

许叔微

医家简介： 许叔微(1079—1154年)，字知可，号白沙，又号近泉，真州白沙(今江苏省仪征县)人，宋代杰出的医学家、研究和活用《伤寒论》之大家、经方派创始人之一，曾任徽州、杭州府学教授、集贤院学士，人称许学士。许叔微心慈近佛，志虑忠纯，遇事敢言，为人豪爽，弃官归医，终享“名医进士”之誉，百姓奉为神医。著有《伤寒百证歌》《伤寒发微论》《伤寒九十论》《普济本事方》《普济本事方后集》传世，另著《活法》《辨类》《仲景脉法三十六图》等书，现已散佚。

1. 便秘腹胀

出处:《伤寒九十论》。

一豪子郭氏，得伤寒数日，身热头疼恶风，大便不通，脐腹膨胀。易数医，一医欲用大承气，一医欲用大柴胡，一医欲用蜜导。病家相知凡共五人，各主其说，纷然不定，最后请予至。问小便如何？病家云，小便频数。乃诊六脉，下及趺阳，脉浮且涩。予曰：脾约证也，此属太阳阳明。仲景云：太阳阳明者，脾约也。仲景又曰：趺阳脉浮而涩，浮则胃气强，涩则小便数，浮涩相搏，大便则硬。其脾为约者，大承气、大柴胡恐不当，仲景法中麻仁丸，不可易也。主病亲戚尚尔纷纷。予曰：若不相信，恐别生他证，请辞，无庸召我。坐有一人，乃弟也。逡巡曰：诸君不须纷争，既有仲景证法相当，不同此说何据。某虽愚昧，请终其说，诸医若何，各请叙述。众医默默，纷争始定。予以麻仁丸百粒，分三服，食顷间尽。是夕大便通，中汗而解。

2. 伤寒喘而胸满，身热头痛

出处:《伤寒九十论》。

有豪子病伤寒，脉浮而长，喘而胸满，身热头痛，腰脊强，鼻干不得眠。予曰：太阳阳明合病证。仲景法中有三证：下利者葛根汤；不下利呕逆者，加半夏；喘而胸满者麻黄汤也。治以麻黄汤得汗而解。

3. 伤寒

出处:《伤寒九十论》。

乡人邱忠臣，寓毗陵存福寺，病伤寒。予为诊视，其发热头疼烦渴，脉象浮数无力，自尺以下不至。予曰：虽麻黄证而尺迟弱。仲景云：尺中迟者，营气不足，血气微少，未可发汗。予与建中汤加当归、黄芪，令饮之。翌日，病者不耐，其家晓夜督发汗药，其言至不逊，予以乡人隐忍之，但以建中调理而已。及六七日，尺脉方应，遂投以麻黄汤，啜第二服，狂言烦躁且闷，须臾稍定，已中汗矣，五日愈。

4. 伤寒喘息

出处:《伤寒九十论》。

戊申正月，有一武弁在仪真为张遇所虏，日夕置于舟艎板下，不胜跧伏。后数日得脱，因饱食解衣扪虱以自快，次日遂作伤寒。医者以因饱食伤而下之，一医以解衣中邪而汗之。杂治数日，渐觉昏困，上喘息高。医者怆惶，罔知所指。予诊之曰：太阳病下之，表未解，微喘者，桂枝加厚朴杏子汤，此仲景法也。医者争曰：某平生不曾用桂枝，况此药热，安可愈喘？予曰：非汝所知也。

一投而喘定，再投而濈濈汗出，至晚，身凉而脉已和矣。医者曰：予不知仲景之法，其神如此。予曰：仲景之法，予岂诳惑后世也哉！人自寡学，无以发明耳。

5. 伤寒少阴病强发汗致衄血

出处:《伤寒九十论》。

一妇人，得伤寒数日，咽干烦渴，脉弦细。医者汗之，其始衄血，继而脐中出血。医者惊骇而遁。予曰:少阴强汗之所致也。盖少阴不当发汗，仲景云：少阴强发汗，必动其血，未知从何道而出，或从口鼻，或从耳目，是为下厥上竭，此为难治。仲景云无治法，无药方。予投以姜附汤数服，血止，后得微汗愈。

6. 伤寒身热便秘

出处:《伤寒九十论》。

一武弁李姓，在宣化作警，伤寒五六日矣。镇无医，抵郡召予，予诊视之曰：脉洪大而长，大便不通，身热无汗，此阳明证也，须下。病家曰:病者年逾七十，恐不可下。予曰:热邪毒气，并畜于阳明，况阳明经络，多血少气，不问老壮当下，不尔别请医治。主病者曰：审可下，一听所治。予以大承气汤，半日殊未知。诊其病，察其证，宛然在。予曰：药曾尽否。主者曰，恐气弱不禁，但服其半耳。予曰：再作一服。亲视饮之，不半时间，索溺器，先下燥粪十数枚，次溏泄一行，秽不可近，未离已中汗矣，濈然周身，一时顷汗止身凉，诸苦遂除。次日予自镇归，病人索补剂，予曰：服大承气汤得差，不宜服补剂，补则热仍复，自此但食粥旬日可也。故予治此疾终身，止大承气一服而愈，未有若此之捷。

7. 伤寒发热便秘

出处：《伤寒九十论》。

乡人李生，病伤寒身热，大便不通，烦渴郁冒。一医以巴豆丸下之，虽得溏利，而病宛然如旧。予视之曰：阳明热结在里，非大柴胡、承气不可，巴豆止去寒积，岂能荡涤邪热温毒耶？亟进大柴胡，三服而溏利止，中夜汗解。

8. 伤寒恶证

出处：《伤寒九十论》。

市人张某，年可四十，病伤寒。大便不利，日晡发热，手循衣缝，两手撮空，目直视急，更三医矣。皆曰：伤寒最恶证也，不可治。后召予，予不得已往诊之。曰：此诚恶候，染此者十中九死，仲景虽有证而无治法，但云脉弦者生，涩者死，况经吐下，难于用药。漫以药与，若大便得通，而脉强者，庶可料理也。遂用小承气汤与之。

一投而大便通利，诸疾渐退，脉且微弦。半月得瘥。

9. 伤寒下利谵语

出处：《伤寒九十论》。

客有病伤寒下利，身热神昏，多困谵语不得眠。或者见其下利，以谵语为郑声，皆阴虚证也。予诊其脉曰：此承气汤证也！

众皆愕然，曰下利服承气，仲景法乎？答曰：仲景云，下利而谵语者，有燥屎也，属小承气汤。乃投以小承气，得利止而下燥屎十二枚，俄得汗解。

10. 伤寒手足厥冷，便秘

出处:《伤寒九十论》。

酒家朱三者，得伤寒六七日，自颈以下无汗，手足厥冷，心下满，大便秘结。或者见其逆冷，又汗出满闷，以为阴证。予诊其脉沉而紧，曰：此证诚可疑，然大便结者，为虚结也，安得为阴？脉虽沉紧，为少阴证，然少阴证多自利，未有秘结。予谓此半在表，半在里也。投以小柴胡汤，大便得通而愈。

……难者曰：仲景云病人脉阴阳俱紧，及汗出者，亡阳也，此属少阴。今云阴不得有汗，何也？今头汗出，故知非少阴也。何以头汗出，则知非少阴？予曰：此说正是议论处。谓四肢冷，脉沉紧，腹满，全是少阴。然大便硬，头汗出，不得谓少阴。盖头者，三阳所聚，三阴自胸中而还。有头汗出，自是阳虚，故曰汗出为阳微，是阴不得有头汗也。若少阴有头汗，则九死一生。故仲景《平脉法》云：心者，火也，名少阴。其病，头无汗者可治，有汗者死。心为手少阴，肾为足少阴，然相与为病，以意逆志，是谓得之。

11. 心下坚硬，项强短气

出处:《伤寒九十论》。

维扬李寅，始病头疼发热恶风。医者下之，忽尔心下坚硬，项强短气，宛然结胸中证也。予曰：幸尔脉不浮，心不烦躁，非陷胸汤不可。投之一宿乃下。

12. 身疼痛发热体重

出处:《伤寒九十论》。

毗陵一时官得病，身疼痛发热体重，其脉虚弱。人多作风湿，或作热病，则又疑其脉虚弱，不敢汗也。已数日矣。予诊视之曰，中暍证也。仲景云：太阳中暍者，身热体疼，而脉微弱。此以夏月伤冷水，水行皮中所致也。予以瓜蒂散治之，一呷而愈。

13. 伤寒便秘，懊憹怫郁

出处:《名医类案·伤寒》卷一。

一人病伤寒八九日，身热无汗，时时谵语，时因下后，大便不通三日矣，非躁非烦，非寒非痛，昼夜不得卧，但心中无晓会处，或时发一声，如叹息之状。医者不省是何证。许诊之，曰：此懊憹怫郁，二证俱作也。胃中有燥屎者，承气汤。下燥屎二十余枚，得利而解。仲景云：阳明病下之，心下懊憹微烦，胃中有燥屎者，可攻。又云:病者小便不利，大便乍难乍易，时有微热，怫郁不得卧者，有燥屎也，承气汤主之。《素问》云：胃不和则卧不安，此夜所以不得眠也。仲景云：胃中燥，大便坚者，必谵语，此所以有时发谵语也。非躁非烦，非寒非痛，所以心中懊憹也。声如叹息而时发一声，所谓外气怫郁也。燥屎得除，大便通利，胃中安和，故其病悉去也。

14. 脏躁悲泣

出处:《普济本事方·妇人诸疾》卷十。

乡里有一妇人数欠伸，无故悲泣不止，或谓之有祟，祈禳请祷备至，终不应。予忽忆《金匮》有一症云：妇人脏躁悲伤欲哭，象如神灵所作，数欠伸者，甘麦大枣汤。予急令治此药，尽剂而愈。古人识病制方，种种妙绝如此，试而后知。

薛　己

医家简介：薛己（1487—1559年），明代医学家，字新甫，号立斋。吴县（今江苏苏州）人。父薛铠曾为太医院医士。薛己自幼继承家训，精研医术，兼通内、外、妇、儿各科，名著一时。正德元年（1506年）补为太医院院士，九年提为御医，十四年授南京太医院院判，嘉靖九年以奉政大夫南京太医院院使致仕归里。薛己治学极为刻苦，论著很多，除自著的《外科枢要》《内科摘要》《女科撮要》《疠疡机要》《正体类要》《口齿类要》之外，还有许多校订书，薛己校订书的特点，选注名著，附以己见，如他校订有《妇人良方大全》《小儿药证直诀》《明医杂著》《外科精要》等数十种。这些校本中不少附有医案，以临床验证来说理法方药依据。学术思想受张元素、李杲、钱乙等影响最大。

1. 肺痈

出处：《内科摘要·脾肺亏损咳嗽痰喘等症》卷上。

武选汪用之，饮食起居失宜，咳嗽吐痰，用化痰发散之药。时仲夏，脉洪数而无力，胸满面赤，吐痰腥臭，汗出不止。余曰：水泛为痰之症，而用前剂，是谓重亡津液，得非肺痈乎？不信，仍服前药。翌日果吐脓，脉数，左寸、右寸为甚。始信。用桔梗汤。

一剂，（吐）脓（脉）数顿止，再剂全止，面色顿白，仍于忧惶。余曰：此症面白脉涩，不治自愈。又用前药一剂，佐以六味丸治之而痊。

2. 遍身发黄，妄言胸痛

出处:《内科摘要·脾胃亏损暑湿所伤等症》卷下。

应天王治中遍身发黄，妄言如狂，苦于胸痛，手不可近。此中焦蓄血为患，用桃仁承气汤一剂，下瘀血而愈。

3. 阴囊肿痛

出处:《内科摘要·脾肺肾亏损遗精吐血便血等症》卷下。

司厅张检斋阴囊肿痛，时发寒热，若小腹作痛，则茎出白津。用小柴胡加山栀、胆草、茱萸、芎、归而愈。

4. 耳痛口苦，月经不调

出处:《女科撮要·经候不调》卷上。

一妇人耳内或耳后项侧作痛，寒热口苦，月经不调。余以为肝火气滞而血凝，用小柴胡加山栀、川芎、丹皮治之，诸症悉退。

5. 血崩

出处:《校注妇人良方·调经门》卷一。

表弟方健甫内，五十岁，辛丑患血崩，诸药罔效。壬寅八月，身热体痛，头晕涕出，吐痰少食，众作火治，辗转发热，绝粒数日。余诊之曰:脾胃久虚，过服寒药，中病未已，寒病复起。

遂用八味丸料一服。翌早遂索粥数匙，再服食倍，热减痛止。乃服八味丸而愈。

癸卯秋，因劳役忧怒，甲辰夏，病复作。胸饱发热，脊痛腰疼，神气怫郁，或作内伤，或作中暑，崩血便血，烦渴引饮，粒米不进，昏愦时作。脉洪大，按之微弱。此无根之火，内虚寒而外假热也。以十全大补加附子，一剂，遂食粥三四匙，崩血渐减；日服八味丸，始得痊愈。

6. 肢节作痛恶风

出处:《校注妇人良方·中风诸症方论》卷三。

一妇人，肢节作痛，不能转侧，恶见风寒，自汗盗汗，小便短少，虽夏亦不去衣，其脉浮紧，此风寒客于太阳经。用甘草附子汤，一剂而瘥。

7. 怒致崩漏，口噤筋挛，鼻衄头痛

出处:《校注妇人良方·妇人中风口噤方论》卷三。

一妇人因怒，经事淋沥，半月方竭。遇怒其经即至，甚则口噤筋挛，鼻衄头痛，痰痉搐搦，瞳子上视。此肝火炽甚。以小柴胡汤加熟地黄、山栀、钩藤治之，后不复发。

8. 身发赤斑痒痛

出处:《校注妇人良方·血风瘾疹瘙痒方论》卷四。

一室女，十四岁，天癸未至，身发赤斑痒痛，左关脉弦数。此因肝火血热。以小柴胡汤加山栀、生地、丹皮治之而愈。若因怒而致者，亦宜治以前药。

9. 怒致身发疙瘩

出处:《校注妇人良方·血风瘾疹瘙痒方论》卷四。

一妇人，因忿怒，身发疙瘩，憎寒发热。余谓肝火，用小柴胡汤加山栀、黄连治之而愈。后口苦胁痛，小便淋沥，复用前药痊愈。

10. 妇人转脬

出处:《校注妇人良方·转脬小便不利方论》卷八。

一妇人因郁怒，小便滴涩，渐至小腹肿胀，痰咳喘促。余用八味丸煎服，小便即利而痊。

11. 妇人转脬

出处:《校注妇人良方·转脬小便不利方论》卷八。

一妇人小便淋沥，小腹胀闷，胸满喘急，诸药不应。余视为转脬之症，用八味丸一服，小便如涌而出。

12. 妊娠小便下血

出处:《校注妇人良方·妊娠卒然下血方论》卷十二。

一（妇）妊娠六月，每怒下血，甚至寒热头痛，胁胀腹疼，作呕少食。余谓寒热头痛，乃肝火上冲;胁胀腹痛，乃肝气不行;作呕少食，乃肝侮脾胃；小便下血，乃肝火血热。用小柴胡加芍药、炒黑山栀、茯苓、白术而愈。

13. 妊娠小腹肿胀

出处:《校注妇人良方·小便不通方论》卷十五。

儒者王文远室，患此（指有孕，小便不利）小腹肿胀，几至于殆。用八味丸一服，小便滴沥，再以前丸之料，加车前子，一剂即利，肚腹顿宛而安。

14. 瘰疬时常寒热

出处:《校注妇人良方·结核方论》卷二十四。

一妇人项患五核，时常寒热，肝脉弦长而出寸口。此血盛无耦之症也。用小柴胡汤加生地、乌梅治之而愈。

15. 脚气

出处:《外科发挥·臀痈》卷三。

一妇人患脚气，或时腿筋挛，腹作痛，诸药不应，渐危笃。诸书云：八味丸，治足少阴，脚气入腹，疼痛，上气喘促欲死。遂投一服，顿退，又服而愈。

16. 口舌生疮

出处:《外科发挥·咽喉》卷六。

一男子口舌生疮，饮食不甘，劳而愈甚，以理中汤治之顿愈。

17. 下疳疮伴发热

出处:《外科发挥·下疳》卷七。

一男子溃而肿痛发热，日晡尤甚。以小柴胡汤加黄连、知母、当归而愈。

18. 齿痛

出处:《外科发挥·咽喉》卷六。

一男子齿痛甚，胃脉数实，以承气汤一剂即止。

19. 跌仆伤

出处:《正体类要·扑伤之症治验》卷上。

有一患者，患处胀痛，悲哀忿怒，此厥阳之火，为七情激之而然耳。遂砭去瘀血，以小柴胡汤加山栀、黄连、桔梗而安。后用生肝血、养脾气之药，疮溃而敛。

20. 面赤痒热

出处:《疠疡机要·类证治验》卷上。

一女子赤晕如霞，作痒发热。用小柴胡汤加生地、连翘、丹皮而愈。大凡女子天癸未至，妇人月经不调，被惊着恼，多有此症。

21. 小儿咬牙

出处:《保婴撮要·咬牙》卷五。

一小儿咬牙，审知因母大怒。先用小柴胡汤加山栀、牡丹皮治之，母子并愈。

22. 疝气

出处:《保婴撮要·疝气》卷九。

刘武库子，睾丸作痛，小便赤涩，寒热作呕。用小柴胡汤加山栀、车前子、茯苓而愈。

严苍山

医家简介：严苍山(1898—1968年)，字云，浙江宁海人。近代著名中医学家、医学教育家。其祖父为乡里文人名士，父亲严志韶为当地名医。严苍山初随父学医，为求深造，1924年就读于上海中医专门学校，与程门雪、黄文东为同窗挚友，师承名医丁甘仁先生，深得其传。1926年毕业后，任上海四明医院(今曙光医院前身)中医师。1927年和秦伯未、章次公、许半龙、王一仁等在贝勒路(今黄破南路)创办上海中国医学院，投身于中医教育事业。新中国成立后，严苍山曾任济南路地段医院医师、上海市中医文献馆馆员，历任上海市卫生工作者协会执行委员、上海市中医学会常务委员兼秘书长、上海市第5届政协委员等职。

1. 泄泻

出处:《内科名家严苍山学术经验集》。

陆某，男，51岁。

初诊：1961年11月11日。寒结蕴阻大肠，阳明传导失司，以致大便泄泻不爽。脉弦迟，苔白腻，口不渴。据述去岁曾患是疾，在3个月前饮冷复发。积不去则痛不除，治宜温通阳明。

青陈皮各4.5g，炒枳壳4.5g，茯苓9g，甘草3g，木香3g，炒楂肉9g，炮姜3g，六曲9g(包)，生姜3片，备急丸1.5g(吞)。

二诊：寒结旁流。脉迟，苔白。便泄3个月不愈，昨予备急丸以温通阳明，便下瘀结之物甚多，共泻近20次。宿积已去，精神倦怠。续予调养肠胃，寓以搜邪，庶积去而正不伤也。

潞党参9g，白术9g，益智仁4.5g，甘草3g，枳壳4.5g，陈皮4.5g，山药9g，木香6g，生姜3片，红枣2枚。

三诊：便泄次数仍多，食下不化，少腹仍有胀痛，肠中辘辘有声，小便不多。苔白，脉迟缓。脾虚，阳气不能熟腐水谷，关门分泌失职也。再投温涩健脾。

潞党参9g，白术9g，山药9g，芡实9g，益智仁4.5g，诃子6g，补骨脂9g，炮姜炭4.5g，赤石脂9g（包），禹余粮4.5g（包），车前子9g（包），木香3g，四神丸9g（包）。

四诊：寒结在肠，传导失司，先以备急丸温通后，继以温涩健脾，宿恙顿瘥，大便已实，日行一次。数年病根，有铲除之望矣。予以健脾厚土，佐以温煦，可期复原。

移山参4.5g，党参9g，於术9g，山药9g，益智仁4.5g，补骨脂9g，炮姜3g，甘草3g（炒），黄精9g，陈皮6g，四神丸9g（吞），红枣3枚。

五诊：大便已复常度，半日工作尚可支持。善后之方，还宜脾肾双补，以固后天之本。

潞党参9g，益智仁4.5g，补骨脂9g，於术9g，白芍6g（酒炒），甘草3g（炒），诃子6g，陈皮6g，黄精9g，煨姜3片，红枣4枚。

2. 泄泻

出处：《内科名家严苍山学术经验集》。

解某，男，40岁。初诊：1962年3月20日。

月前伤食起因，寒湿夹积交阻，病泻遂无已时，纳呆力乏。

苔白腻，脉象濡滑，右关较盛。治宜攻补兼施。

潞党参9g，炒枳壳4.5g，茯苓9g，川朴3g，大腹皮9g，六曲9g（包），山楂9g（包），炒白芍6g，木香3g，青陈皮各4.5g，备急丸1.5g（吞）。

二诊：进备急丸，温通阳明，通因通用。据述服药后，腹中雷鸣，便转不泻，盖积滞已从内自消矣。再予健脾理气消积法，调理善后。

潞党参9g，白术9g，炒扁豆9g，炒枳壳6g，青陈皮各4.5g，六曲9g（包），酒炒白芍4.5g，藿梗6g，木香3g，纯阳正气丸6g（吞）。

燕庆祥

医家简介：民国时期的燕坊乡医生燕庆祥，他的伤寒、痢疾医案收入《全国名医药类编》中。

1. 伤寒兼泻

出处：《全国名医验案类编·寒淫病案》卷二。

帅安民，年近二十，江西星子县人。

病名：伤寒兼泻。

原因：感冒寒邪，发为伤寒。时当七月，前医妄认伤寒为伤暑，误投以三物汤加黄连、石膏、大黄一剂，即大泄不止。

证候：始焉四肢厥冷，腰疼少腹痛，继则连连大泄，遍身尽冷，呼吸几似绝然。

诊断：两手脉寸关全无，惟尺脉按至骨尚有一毛之延。据其父母及妻所述从前之病情，与服寒凉药后之态度，以脉合参，盖少阴伤寒也。《伤寒论》曰：少阴从水化而为寒。该医生反视为热证，投以凉泻之品，是既寒又益其寒，犹人已落井而再投以石也，反致遍身厥冷而大泻，脉几欲绝者，不亦宜乎。今幸尺脉未绝，犹木之尚有本也，然亦危而险矣。

疗法：茯苓、白术为君，补土制水以建中，黑附、黑姜为臣，回阳益火以逐寒，芍药为佐，敛阳和营以止腹痛，吴茱萸为使，以防下利。

处方：黑附四钱，黑姜一钱，茯苓钱半，焦白术钱半，白芍八分，吴茱萸一钱。

效果：前方煎服一剂，人即苏而遍身俱热，脉亦稍见。又减却姜、附一半再服。病愈后，服附桂地黄汤四剂，月余复原。

2. 伤寒夹阴

出处：《全国名医验案类编·寒淫病案》卷二。

病者：姜孔进，年近四旬，住江西永修北乡官塘区。

病名：伤寒夹阴。

原因：其人冒寒邪，微热未除，入房耗精，更使寒邪乘虚直入前阴。

证候：大寒不止，少腹极疼，腰痛而堕，睾丸缩小，冷汗遍身，膝胫拘急。

诊断：两手尺脉非常沉细，按至骨乃有一毛之延，惟寸关稍和。以脉合证，此少阴伤寒兼夹阴也。

疗法：用黑附、黑姜为君，回阳益火以祛寒，用妇人裆烧灰为臣，取其能引邪仍由原路而去，肉桂为佐，俾虚火仍归原位，使以艾叶、甘草，引寒邪达外也。

处方：黑附钱半，黑姜一钱，肉桂八分，艾叶八分，甘草六分，以妇人裆烧灰，共水煎服。

效果：服一剂，阴茎头上微肿，病即减半。连服二剂，病痊愈。后更用附桂地黄汤加败龟板，服四剂，月余复旧矣。

杨乘六

医家简介：清代医家，字以行，号云峰，西吴（今浙江湖州）人。精于医，尤对脉诊最为擅长，撰《临证验舌法》，系以病证之阴阳、虚实、脏腑配方主治立篇，书中有方43首；另辑有《医宗己任篇》，系集高鼓峰之《四明心法》《四明医案》，吕用晦之《东庄医案》及董废翁之《西塘感证》四种而成。

1. 真寒假热

出处：《续名医类案·温病》卷三。

沈某病感症，身热自汗，或乍寒，倦卧懒言，手足心热，日轻夜重。或与发散愈炽，口渴谵语，烦躁便秘。又杂进寒凉解毒等剂，势垂危。脉之洪大而数，按之不鼓，面色浅红，游移不定，舌黑而润，手足厥冷。此假热也，与八味饮加人参。

诸医以火症悉具，力争参、桂、附不可食。曰：外虽似实热，内甚虚寒。初误发散，令精液伤而口渴便秘，烦躁谵妄。复用寒凉，重阴下逼，致龙雷之火不安其宅。非人参、附、桂何以挽回？公等不信，但以附子作饼，热贴脐上时许便觉稍安矣。试之果然，乃进药。不及一时，面红立退，谵妄烦躁悉除。次用生金滋水，补中益气，调理而愈。

2. 子悬

出处:《续名医类案·子悬》卷二十四。

我修侄妇，妊八月，一日胎忽上抢，塞至心口，喘满不思食，自汗，闷绝僵卧，口噤目直视，面色不赤，舌色不青，按其两手脉息尚有，急取丸子两许，滚水研化灌之。灌至两酒杯，胸口松动，口开睛转，手足运动而苏。

问何药，乃尔神效？曰：八味丸也。又问此何病而用此丸？曰：此子悬也。由下元虚冷，中无火以养婴儿，故上凑以就心火之温，如入睡被中，足冷则上缩也。后用芪、术、芎、归煎送前丸，服至两月而产。

3. 大热大渴，四肢厥冷

出处:《潜村医案》卷一。

丙申三月中，吴长人家染疫证，其父死于是，其叔死于是，其弟妇亦死于是。一家之中，至长人而将四矣。时予以封翁沈舜友病滞竹墩，其弟卜予于星士钱令闻甚吉，因延诊之。

其症身大热，口大渴，唇皮焦裂，两目赤色，两颧娇红，语言谬妄，神思昏沉，手冷过肘，足冷过膝，其舌黑滑而胖，其脉洪大而空。诊毕，伊邻丁勷宸问曰：此病尚有可救否？予曰：病非无可救，但非参附不救耳。勷宸曰：昨日医欲用白虎，今日乃用参附，一炭一冰何其大相悬绝乎？予曰：此症与白虎症相似而实相反，乃真假之所由分，即生死之所由判。辨之不可不晰也。

盖此症外虽热而内则寒，其名曰:格阳。格阳者，阴盛于内，而阳格于外也，上虽热而下则寒，又名曰：戴阳。戴旧者，阴盛于下，而阳戴于上也。所以其身虽壮热如烙，而不离覆盖；其口虽大渴引饮，而不耐寒凉；其面色虽红却娇嫩，而游移不定；其舌苔虽黑，却浮胖而滋润不枯。如果属白虎，则更未有四肢厥冷而上过乎肘下过乎膝，六脉洪大，而浮取无伦，沉取无根者也。昨幸不用白虎耳，一用白虎立毙矣。

遂以大剂八味饮加人参，浓煎数碗，探冷与饮，诸症乃退。继以理中加附子，六君加归、芍，各数剂调理而愈。

杨仁旭

医家简介：杨仁旭，女，1946年生，四川成都人。1970年毕业于成都中医学院。现任成都中医药大学附属医院老年病、呼吸病科主任，博士研究生导师，四川省名中医，四川省中医药学术和技术带头人，四川省干部保健委员会专家组成员，省卫生厅慢性非传染性疾病预防控制专家委员会、慢性阻塞性肺病专家组成员。入选国家突发公共卫生事件应急专家库系统正式专家。中国医师协会呼吸协会委员，四川省医学会骨质疏松专委会副主任委员，四川省医学会中西医结合呼吸专委会委员，成都市医学会老年专委会委员，成都医学会医疗事故技术鉴定专家库成员。从事临床教学研究近40年，对中医临床诸症、疑难杂症的治疗多有心得。在坚持辨病辨证相结合的同时，遣方用药不拘一格，讲究实效。

呕吐伴心烦口苦，胁下痞硬

出处:《四川名家经方实验录》。

熊某，女，88岁，退休。

患者……近1周出现每天早餐食入即吐，呕吐物即胃内容物，心烦口苦，右胁下跳动难受，扪之胁下痞硬，大便难解，舌红少苔，脉弦而结代。肝郁化火，气郁痰结，胃失和降。亟宜和解少阳，调和脾胃，降逆止呕。

处方：小柴胡汤加味：柴胡15g，黄芩10g，半夏15g，南沙参30g，生姜10g，大枣10g，甘草10g。少许频服。

服1剂，呕吐止，心胸舒畅，2剂服完，诸症解。

杨志一

医家简介：别名佩贤，江西吉安人，曾任《医界春秋》编辑主任，与人合办《幸福报》。新中国成立后，参与筹建江西省中医实验院。后任江西省中医药研究所临床室主任。著有《杨志一医论医案集》。

胃脘痛

出处：《中国百年百名中医临床家丛书·杨志一》。

患者龚某，男，45岁。

起病2日，胸部及胃脘胀闷作痛，难以忍受，呻吟不止，胃脘板硬而拒按，口干而极喜热饮，人甚怕冷，间或呕吐痰涎，不思饮食，小便色黄有灼热感，大便不畅，舌上满布滑腻黄苔，脉象弦数。初诊据此脉症，证属痰热结胸，处以小陷胸汤合四逆散加减，服2剂痛不见减，大便仍未解。复诊据《金匮要略》中“按之心下满痛者，此为实也，当下之，宜大柴胡汤”的记载，予大柴胡汤加减，大便虽得畅下，但痛势未见明显减退。诊得患者口干而喜热饮，怕冷一直不除，苔黄而滑腻。表面似为陷胸汤证，而实为寒热错杂之乌梅丸证。乃用乌梅丸改汤加减施治。

乌梅 10g，黄连 10g，附片 7g，干姜 3g，当归 10g，黄柏 6g，党参 10g，桂枝 6g，白芍 6g。水煎服，日服 1 剂。

服 1 剂而疼痛减轻，2 剂痛减六七，后又以上方加减，再 2 剂而痛止。

姚龙光

医家简介：清代医家，字晏如，江苏丹徒人，幼习制艺，因抱病求治，为时医留难，乃矢志习医，精于内科杂病及妇、儿科。撰《崇实堂医案》(1901 年)，对案例分析病因、病证较细致。

1. 寒热而咳，头晗心悸身瞤动

出处：《崇实堂医案》。

西码乔梓阁王捷庵二令媳，年几十余，四月患病，直至九月初间，历易名手数辈，百治莫效，奄奄一息，已豫备凶器。余在孙府，再三敦请。至其家，有张君润之陪余诊视，告余曰：初病发寒热，间日一次，咳而微喘，身疼头眩晕，饮食渐减，肢体软弱，心中动悸。所服方药甚杂，如建中汤、桂枝汤、桂枝加龙骨牡蛎汤，而养阴平肝之方不可记忆，渐至身瞤动，手足搐搦，粒米不进，心跳神惫，卧不能起，如弱证矣。

余进内诊脉，搐搦无定，其夫执持手膊，任余诊之。脉则似有似无，阳微实甚，面色白而微黄，舌苔薄白而润有水气，体瘦如柴，皮肤尚润，寒热均在支干阴日，逢阳日则稍安，亦可略进米饮。余商曰：此极重水气病也。《伤寒》曰：心下有水气，干呕，发热而咳。又曰：咳而微喘，发热不渴。又曰：其人仍发热，心下悸，头眩身瞤动，振振欲擗地者，皆水病也。此症俱见矣。水气入经络故搐搦振颤，水气凌心故动悸头眩，时久又为药误，故阳气衰微，神疲倦怠。得支干之阳以助之则发，得支干之阴以劫之则重，是本体阳微求助于天时之阳气也。若补阳驱水尚可救治，请张润翁执笔，为开真武汤加细辛一钱与服。竟日有起色，得获痊愈。

2. 水饮证

出处:《崇实堂医案》。

蒋阶平内眷刘氏，病患旬余，历经名手医治，反至沉困。余族小湖为之敦请数次，因往诊视。乃知患病已十八日，每日酉刻发寒，四肢冷至肘膝，三更转热，亦仅四肢发烧，五更始退，面色微红，口渴而不欲饮，食久不进，小便一日一次，色赤而少，大便十七日不行。诊其脉，六部沉微，舌色嫩红，苔黏滑。心中烦热胀闷，坐卧不安。前医视为阴虚火结，用青蒿鳖甲汤重剂十余服，反致危笃，断以不治。予思沉微之脉，阴脉也；四肢为诸阳之末，四肢独冷，阳微也；寒热在阴分之时，交阳分则退，属阴邪也；渴不欲饮，舌红苔滑，面有红光，心中烦闷，阴盛于内，逼阳于外也；大便不通，小便赤涩，阴结于内，输机失职也。此证定属水饮，而外显假热之象，若用阴药，是以阴益阴，为助邪也。以苓桂术甘汤加细辛、厚朴与服。

是夜病退甚早，肢冷亦轻。三服后小便清畅，大便下行多水，舌苔满布，舌色转白，脉亦起矣。再用六君子汤调理，寝食如常而安。

野津猛男

医家简介：日本著名医家，具体身世不详，著有《汉法医典》一书，为日本医家矢数道明编著的《临床应用汉方处方解说》中记录的医家。

频繁呕吐，不能进食

出处:《临床应用汉方处方解说》。

一英国军医官欧莱弗安特氏，罹患胃病，频繁呕吐不进饮食已久。当时船医是其弟，与美国医师尼吾曼氏共同想方设法治疗，呕吐仍不止，身体日益衰弱……余试与镇吐疗法，方法已用尽，无从再下手。此时余想起用中药治疗，于是回家取出中医书查找治疗方法，制小半夏加茯苓汤与之。服 1 ～ 2 剂便显示出奇效，顽固性呕吐几乎止住，几天后恢复健康。

叶橘泉

医家简介：叶橘泉 (1896—1989 年)，浙江吴兴人，为我国现代著名的中医药大家。民国时，为中央国医馆的名誉理事，新中国成立后历任江苏省卫生厅副厅长、江苏省中医研究所所长、江苏省中医院院长、中国医学科学院江苏分院副院长、中国科学院学部委员、江苏科学技术协会副主席、南京药学院副院长等职。他作为一个中医研究者，一生对学术研究孜孜不倦，著作颇丰，著有《现代实用中药》《近世内科中医处方集》《近世妇科中医处方集》《古方临床运用》《中医直觉诊断学》《本草推陈》《食物中药与处方》等。

1. 胎盘残留

出处:《中国百年百名中医临床家从书·叶橘泉》。

陈某，女，34岁，苏州饮马桥人，家庭妇女。

患者第4胎妊娠满3个月后，因持重物而流产，流产后50余日，流血涓涓不绝，自觉小腹攻痛，某产科医生检查，胎盘残留，劝其往医院刮子宫。患者限于经济，改就中医治疗，邀约往诊。视病人面色苍白，精力萎顿，脉象沉细，舌苔白腻，小腹时觉攻痛，腹肌挛急，按之有触痛而拒按，大便干结。病属阳明里实瘀血证，由于失血过多而现贫血衰弱。处方以桃仁承气汤（大黄1钱5分，玄明粉3钱）加当归、川芎、丹皮，1剂见效，两剂流血全止，精神较好，小腹尚感不适，复诊原方去硝、黄，加当归、芍药、黄芪，嘱服2剂。第4日忽于小便时排出一物于搪瓷痰盂内，长约2寸，阔寸余，边缘不整齐，菲薄而似蛋膜状一片，此为残留的胎盘，居然得以剥离而自下。

中药桃仁承气汤的作用，有时竟能代替手术而使胎盘剥离，是饶有兴趣的一个问题。盖流产后，胎盘残留于宫壁，一日不剥离，子宫收缩就一日不完全，流血亦一日不止。本方2剂后，流血即自止，可知此时胎盘已剥离，游离于子宫腔内，然后渐渐下降至阴道口，乃在小便时随之而下。由此可知，古人对产后恶露不尽的治疗，主在祛瘀，“瘀血不去，则恶露不止”，是实践经验的结论，桃仁承气汤是去瘀血的方剂，说明了古人去瘀血疗法的意义。

2. 发热胸闷烦乱

出处:《中国百年百名中医临床家丛书·叶橘泉》。

郑某，女，30岁。于夏季患急性热病，10余日后，热不解，胸闷烦乱，不食不眠，不呕不吐，不噫不嗳。患者自以手拍胸，谓胸闷欲死，在床上反复颠倒，呻吟叫号。诊之脉浮滑，舌苔白腻，虽口渴，不能饮。予半夏泻心汤合栀子、豆豉，服药仍不能接受，考虑其胸闷，按之则痛，乃改用小陷胸汤加味（黄连一钱，瓜蒌实四钱，半夏二钱，薤白三钱，枳壳实各四钱，淡芩一钱半，柴胡一钱半）。一剂见效，二剂而热退病愈。

易巨荪

医家简介：易巨荪(?—1913年)，名庆棠，号巨荪，亦作巨川，广东省鹤山县人，近代岭南著名伤寒派医家，与专研仲景经方之新会陈伯坛、顺德黎庇留、南海谭星缘合称为“四大金刚”。著《集思医编》与《集思医案》两书，但据文献记载，前者已失传，后者亦未刊行。

1. 伤寒寒热往来，头痛便秘

出处:《广州近代老中医医案医话选编》。

梁某，于辛卯三月，患寒热往来，头痛，口苦渴，微有咳，服小柴胡汤诸症已退，惟六七日不大便，复见头痛，日晡时有潮热。延余诊，拟小柴胡加芒硝一服，其痛若失。

2. 肠鸣下利，完谷不化

出处:《广州近代老中医医案医话选编》。

龙津桥梁女，癸巳六月患下利，日十余行，完谷不化，甚似脏寒。医者多用参、术，下利愈甚。夜则龂齿有声，或心烦不得眠。延余诊，察其神色，不甚怠倦，举动如常人，惟胃口稍减，形貌略瘦。每下利，腹中沥沥有声。余曰：腹中雷鸣下利，谷不化，仲景责之水气。拟以生姜泻心汤。

一服利止，复进黄连阿胶汤，是夜能熟睡。无复龂齿。

3. 产后便秘，呕不能食

出处:《广州近代老中医医案医话选编》。

吕妻，产后数月，大便难，呕不能食，微眩晕。医者用补药未效。延余诊，主以小柴胡汤，柴胡用至八钱。举座哗然，以为服此方必死。其叔知医，力主服余方，谓古人治产妇郁冒，原有是法。一服即愈。

4. 吐血

出处:《广州近代老中医医案医话选编》。

陈某，己丑七月吐血，口干舌燥，面色萎黄，胸中滞痛，六脉涩而有力。余断为瘀热。用釜底抽薪法，拟大黄黄连泻心汤（黄连、大黄）而愈。

5. 伤寒发热谵语，作呕便秘

出处:《广州近代老中医医案医话选编》。

李某之母，戊子四月患伤寒，午后微恶寒，旋发热，热甚则谵语，口苦渴，心下急，作呕，大便不通。某医拟承气汤。未敢服，商于余。余曰：此病在少阳之枢，与阳明潮热谵语，不恶寒，反恶热，胃家实不同，承气汤非所宜。以大柴胡汤下之，一服即愈。

6. 经后腹痛，寒热便秘

出处:《广州近代老中医医案医话选编》。

吕妇，辛卯六月，月事后少腹痛，午后寒热往来，约达二时之久。惟寒热甚微，病者不觉其苦，医者亦不察其病情在此，或清或温，俱未获效。痛发则苦楚呻吟，几昏不知人事，延余相商。余曰：月事后腹痛，且有寒热，其为热入血室无疑。投以大柴胡汤二剂而愈。因有便闭，故用大柴胡。

7. 产后腹满，小便难

出处:《广州近代老中医医案医话选编》。

陈妻，难产，二日始生。产时血下甚少，腹大如鼓，小便其难，大渴。医以生化汤不效，腹满甚，且四肢头面肿。延余诊，不呕不利，饮食如常，舌红而（苔）黄，脉滑有力。断为水与血结在血室。投以大黄甘遂汤，先下黄水，次下血块而愈。

初，病家疑此方过峻。予曰：小便难，知其停水；产后血少，知其蓄瘀；不呕不利，饮食如常，脉滑有力，知其正气未虚，故可攻之。若泥胎产前责实，产后责虚之说，因循观望，正气既伤，虽欲攻之不能矣。

易聘海

医家简介：具体身世不详，为湖南省名老中医。

产后癃闭

出处:《湖南省老中医医案选（第一辑）》。

阚某，23岁，业医。

新产未久，小便癃闭，小腹胀急拘痛，心烦渴饮，但以尿闭故，不敢稍饮。病急投诊，先是西医利尿剂，无显著效果，惟导尿方可缓解一二。越三日，又因导尿所致尿道口肿大，痛苦难当，乃邀予会诊。

视其舌质红而无苔，脉来洪数无伦。据悉初由失利而胀急，继转胀急而拘痛。病系产后血虚，阴阳失调，膀胱气化不利，水热搏结使然。取育阴利水法，宗仲景猪苓汤意，加乌药、小茴以行气，俾使阴阳互根，小便自然通利无阻。

顿服一剂溲利，再剂，尿溲如注，胀痛除，三剂病乃瘥。

印会河

医家简介：印会河(1923—2012年)，出生于江苏省靖江市一个中医世家，其父印秉忠为我国南方名医。印会河教授自幼随父读医书，耳濡目染，锐志求学，值日寇侵华，家乡沦陷，乃弃学就医，1940年即开业，济世活人，1954年后在江苏省中医学校（现南京中医药大学）任教，曾任中医教研组业务组长兼《金匮》教研组负责人，曾主编《中医学概论》及《金匮》讲义。

1. 胸次窒痛

出处:《现代医案选(第一集)》。

患者汪姓妇人，年30余，农民，江苏省靖江县法喜乡人。素有胃寒吐水之证，怀孕六七月，突患胸次窒痛，属（数）治不愈。经小产后，病势更甚，脘腹部膨隆如复（覆）碗状，从胸至腹硬满而痛，手不可触近，不能眠睡者已五六日。察之，病人神气虽疲，但脉殊弦劲，大便不通，已近旬日，小便亦极少，舌白苔腻，面带赤色，口渴拒饮，强饮之亦必倾囊吐出乃安。笔者乃根据仲景治“悬饮内痛”及“心下痞鞕满，引胁下痛，干呕短气”用十枣汤法治之，方用煨大戟、煨甘遂、芫花熬各一钱，共研末，以大枣肥者20枚去皮核，包裹药末，分3次吞服，日服1次。得药后狂泻二三次，寻即痊愈。

2. 胃痛

出处:《现代医案选(第一集)》。

患者叶姓妪，年50余，农民，江苏靖江普正乡人，素有胃痛之证，遇冷则发，1952年冬，因作劳过度，兼之感寒较深，发作转甚，阵阵剧痛，痛甚则肢冷脉伏，昏沉不语，与之汤药，入口即吐，屡经西医注射阿托品、吗啡之类的药物，无效。至笔者前往诊时病已延续二日，病人气息微弱，语音低沉，约半小时即可因痛而昏厥一次，按脉则沉弦有力，舌白，肢冷如冰，过于肘膝，胸胁部不可手近，大便三四日未一行。余亦根据悬饮内痛法，投以十枣剂，服后得大便狂下稀水而愈。

永富独啸庵

医家简介：永富独啸庵(1732—1766年)，名凤介，字朝阳，享保十七年(1732年)生于长门，其父胜原翠。据其《漫游杂记·卷之下》言，其幼“慕古人之节，好圣贤之书，而苦寒乡无师友”，年11岁时，东游京师，无所遇而归，入赤马关永富氏家的养子。因其养父永富友庵师于前丰之香月牛山，修东垣、李杲之术，故得与学。年13，游于荻府，从井上氏修丹溪之方，又旁习经学于山县周南。年14，游学江户，睹时医“颠冥利欲，佞给迂次”，遂生厌弃医方之心。年17奉养父之命，再返赤马关，再入荻府，复学于周南先生，益坚厌医之志。后闻山胁东洋、香川修庵之名，再入京师，经同僚栗山文仲引见，得入东洋之门，从东洋先生学习“古医道”，一年而返，自此始坚以医为业之心。年21，往前越，从奥村良筑处受吐方之法。后因病离家漫游。31岁定居大阪，行医之暇，从事著述。明和三年(1766年)3月5日病逝，时仅35岁，葬于藏鹭庵，著有《漫游杂记》《吐方考》《囊语》《梅疮口诀》等书。

1. 小儿时疫，厥逆脉伏

出处:《漫游杂记》卷二。

有一男儿病时疫，经汗、下十余日，诸症不减，谵语如见鬼状，时时直视摸床，不食。一日厥逆而脉伏，诸医束手，其戚某狂走而来请余。余到诊，则瞑目闭口，机转悉绝，唯心下有暖气一块横断上下。乃取熊胆二分，以小刀开牙关灌入，顷刻而苏息。乃作小柴胡汤进之，语言既出，仍未省人事。其明又与熊胆及小柴胡如前，如是七日，病徐徐而退，日啖薄粥一大碗，经数日得愈。

2. 伤寒协热下利

出处:《漫游杂记》卷三。

有一男子病伤寒，发热恶寒，谷肉不失味，下痢日数十行，其舌无苔，不好饮。医以葛根汤发汗三日，下痢不止；与小前胡汤，下痢徐多；乃与桂枝附子汤三剂，下利益多。

医来询余，余往诊。其脉推之无力，其腹如坚实而中气不充。因审问其平生，言频年病霉毒，长服下剂。余顾医生曰：此证极宜附子。与附子，利不止，余惑之，不知吾子与附约几许?医曰：每帖或六分或七分。余曰：是过用，不耐其毒。于是再作桂枝附子汤，每帖附子二分，或增至三分，一日而利绝，数日而复故。

有持桂里

医家简介：日本著名医家，具体身世不详，为日本医家矢数道明编著的《临床应用汉方处方解说》中记录的医家。

1. 幼儿惊风猝死状

出处:《临床应用汉方处方解说》。

一幼儿，曾发生惊风猝死状，医生与各种治疗惊风药，并施针灸无效，皆不治。余在诸医之后往诊，诊其脉虽沉绝，但为暂时现象，尚有生机，因告病人家属，此子虽病势危笃，乃热邪郁闭所致，若得以发散，尚有生机。即作还魂汤（即麻黄汤）与之，使其母用被抱于怀而温之，良久汗出，由昏睡忽然而醒。

2. 笑不止

出处:《金匮要略今释》卷七引《方舆輗》。

有一妇人，笑不止，诸药无效。于是予沉思，笑与哭，是皆病出于心，因与甘麦大枣汤。不日而得愈。

3. 小儿夜啼

出处:《金匮要略今释》卷七引《方舆輗》。

某小儿，昼夜啼哭不止。甘连紫丸、芍药甘草等无寸效。试与甘麦大枣汤，一两日而止。自后用此治小儿啼哭甚多。

余国俊

医家简介：四川省名中医，擅治肺、胆、胃、妇科疑难证，著《名师垂教》介绍中医治疗内、外、妇、儿、五官各科疑难病证的独到经验，参编医著10余部，发表学术论文100余篇。所著《我的中医之路》介绍了他自己如何在崎岖不平的中医山路上攀登不已、乐此不疲的人生。

病毒性脑炎后遗头痛，频吐稀涎

出处:《四川名家经方实验录》。

陈某，男，16岁。1985年1月2日就诊。

半年前开始头昏头痛，2个月前因感冒高热（39℃），头痛陡然加剧，伴昏睡、呕吐、瞳孔散大、视物模糊、咽喉肿痛、吞咽困难，急入医院抢救。西医诊断：①病毒性脑炎；②颅内占位性病变（后经上级医院CT扫描否定）。住院半月间，曾两次下达病危通知。经竭力救治，以上危象消失，但头痛未止，乃出院服中药。当时主要症状是：两侧太阳穴、眉棱骨、眼眶胀痛，一昼夜发作3次，每次约2小时。疼痛时频吐稀涎，伴咽痛。先服丹栀逍遥散无效。改服苍耳散、升麻葛根汤、小柴胡汤、吴茱萸汤加味（复方药物多达19味，其中有吴茱萸、生姜各3g，党参、大枣各10g）20剂，亦无显效。

刻诊：证候如前，近来更增烦躁不安，口干，连连饮水不能解渴，纳差，大便偏稀，舌质红，边缘密布小红点，苔白微黄厚腻，脉弦滑略数。

反复推敲此证，认为头痛伴呕吐稀涎，乃运用吴茱萸汤之客观指征，可惜前医小其制，又混杂于庞大队伍之中，扼腕掣肘，故其少效。何不让其脱颖而出，任重力专以建奇功？然则四诊合参，又是一派热象，如何用得？用不得，又用何方呢？只好重询病史与生活史，知患者近几年3～10月每天坚持下河游泳，常食水果、冰制食品，又因功课紧，常饮浓茶以提神。至此主意已决，毅然出吴茱萸汤。

吴茱萸15g，生姜15g，党参30g，大枣30g。嘱其试服2剂，如服后口干、咽痛加重，亦须坚持服食。

二诊（1985年1月4日，适笔者外出，由江尔逊先生接诊）：服1剂，太阳穴、眉棱骨、眼眶胀痛及咽痛均大减，已不呕吐稀涎，口干、烦躁亦减轻，服完2剂，疼痛基本消失。但腹微憋闷。前方党参、大枣各减至15g，加厚朴15g，法半夏10g。3剂。

三诊（1985年1月8日）：疼痛完全消失，纳开，腹宽松，大便转正常。复视其舌，舌质仍如前，苔白微黄薄；诊其脉，已无数象，仍弦而带滑。予六君子汤加桂枝（寓苓桂术甘汤意），嘱其多服以资化生。随访3年未复发。

按：本例病毒性脑炎脱险后，遗留太阳穴、眉棱骨、眼眶胀痛，迭服中药37剂乏效，迁延2个月。其头痛伴呕吐稀涎，乃运用吴茱萸汤的客观指征，但四诊合参，竟似热证。于是刨根问底地询问患者之病史和生活史，推测其“热证”之因——寒凝冷结长期留滞，体内阳气不能畅舒，转郁而作热，或阴霾寒气迫阳气上浮，出现一派浮热上冲之象。可见本例使用吴茱萸汤之关键，一是抓住了特征性证候——头痛伴呕吐稀涎；二是结合治疗史和生活史，透过浮热的现象，暴露阴寒的本质；三是径用原方不加减，药专力猛，效验必彰。

余听鸿

医家简介：余听鸿(1847—1907年)，名景和，清末江苏宜兴人，是孟河医派名医，长于内科兼通喉科及外科，其精湛的医术和高贵的医德，为当地百姓所景仰，在常熟有“余仙人”之美誉。余氏所著《伤寒论翼注》《外症医案汇编》及《诊余集》(又名《余听鸿医案》)，其中以《诊余集》的学术价值最大。此书所载医案大部分属于内科范围，为余氏手录治愈的大症及疑难杂症，兼及平日得之师友间的治验。余氏翔实地叙述了各案的治疗经过，夹叙夹议，笔法平实，字里行间洋溢着其精勤不倦、专精诊务的坚毅精神。细细玩味，很多足以启发临床上灵悟通变之处。

1. 少腹大痛

出处:《余听鸿医案》。

常熟钟楼头潘姓，卖熟火腿、鸡者。是日阴雨，挑担进东门，路滑跌仆，环跳作痛。延伤科治之，投附、桂、炮姜等大热药，三剂痛稍缓。更方，仍进附、桂等一剂，少腹猝然绞痛如刀刺，皆拟发痧。就余寓诊之，脉数有力，少腹大痛。余曰：此谓大热不止，热胜肉腐。若不速下，肠胃腐烂矣。即用调胃承气汤。

大剂服后，下五六次，肛门灼热不甚，腹痛已减七八分。明日又服大黄三钱，原方减半，下三四次，病已霍然。

2. 阴斑寒热无汗

出处:《余听鸿医案》。

常熟大河镇道士王少堂，六月初，偕妻回里，十四日起寒热，遍体红疹满布。周姓医进以辛凉解肌之方，服后病增，至十七日，病更剧，其岳母邀余诊之。脉极细而微，重按至骨，微见数象。神识颇清，遍体干燥，身无点汗，舌绛无津，而又不渴。言语轻微，躁不能寐，红斑密布，无空隙之处。余思此乃正虚邪陷之阴斑也。余曰：初十晚到家，逐日所作何事？试一一述之。曰：十一至十三做法事，十四日忏事毕，结账后当夜即热。余曰：再去问之，初十有房事否？答言有之。初十日酷暑，坐船数十里，外风袭表，暑热逼蒸，至夜欲后，气脉皆虚，热邪即乘虚内伏。加之十一至十三，身为法官，终日厚衣，汗出不止。汗多则外阳已虚，津液亦涸，腠理空豁；又高叫敕令，中气亦虚，热邪易入，故见寒热。又被寒凉之药遏其阳气，故内热虽甚，无阳气蒸动，无津液化汗出表。若再服寒凉，表阳愈虚，热陷更深，阴斑无疑矣。用仲景桂枝汤，加干姜、人参，重用甘草，服后再饮以米汤。

余思汗多则阳弱阴伤，以桂枝汤和其表，以干姜合桂枝护其中阳，假甘草之多甘，合米饮之谷气，甘淡以助其胃津，得干姜之热，蒸动其胃津以上升，又赖桂枝之力推之出表。若得汗出，则中阳动而表阳和，内伏之邪，亦可由外表而发，待其烦躁狂叫，或奔走越垣，方为佳兆，切不可与以凉药，恐火郁不能外达也。如服此药后，仍然不变，则难治矣。

服药后，明午果然神识渐狂，声高而起坐不安，渴已能饮，病家惊惶，饮以蔗浆一碗，依旧静卧，声微脉细。至二鼓，余至其家，问之，曰：今午渐狂，声高渴饮，不料服蔗汁后，依然如故。余曰：正欲其阴证转阳，由里出表，阳回而烦，方为佳兆。又为寒凉所遏，事属周折，仍从原方，加台参须服之。

明午又见烦躁能饮，以温水饮之，汗出脉起矣。再进以甘凉之品，生胃阴而泄热助汗，托之外出，汗透而神静安寐，脉亦转和缓，能思饮食。余曰：汗后肌润，脉和思食，正能胜邪，病有转机矣。阳回以养阴为要，进以生脉法，加甘凉咸寒之品，数剂而痊。然证似少阴，究非伤寒可比。此是外邪内伏，无阳气阴液化汗以达表。所以读《伤寒》者，知有是病，即有是方，两言尽之矣。

3. 呕吐气上冲致厥

出处:《余听鸿医案》。

壬辰二月，余治常熟青龙巷口钱姓妇，始因肝气寒热，他医进以破气消导发散，而致呕吐，气上冲心，由下焦上升，即昏厥不知人事，气平则醒。邀余诊之，余曰：呕吐气上冲则厥，此是风邪犯于足厥阴肝经。破气温中，俱无益也。当以乌梅丸三钱，煎化连滓服。服后呕吐即止，气冲亦平。再调以平肝降逆之剂，二三剂而痊。

4. 胃脘痛气上冲致厥

出处:《余听鸿医案》。

大市桥孙姓妇，亦脘痛，气冲胸膈，则肢厥神昏，呕吐额汗。余以乌梅丸三钱煎化服之，气冲厥逆渐平。后服仲景黄连汤加吴萸，三剂即痊。

5. 腹痛痉厥

出处:《余听鸿医案》。

常熟西弄徐仲鸣幼女杏宝，年八岁，始以寒热腹痛痉厥，经某医以牛蒡、豆豉、枳实、槟榔等味，无效。又经一医以石斛、珠粉、钩藤、羚羊、石决等味，腹痛痉厥更甚，腹痛即厥而痉。痛平则痉厥亦止，一日夜三四十次，证已危险。黄昏邀余过诊，

其脉细而微弦，舌心焦黑，舌边干白，目眶低陷，神倦音喑，两目少神，腹痛痉厥，时作时止，身无寒热。余细思热病痉厥，当神昏而腹不痛。若是寒厥，四肢厥冷，只有转筋而无痉。此乃腹痛痉厥并见，定是寒热阴阳杂乱于中。夫温病之厥，关乎

手厥阴者，多宜寒凉。寒病之厥，关乎足厥阴者，多宜温凉并进。此症皆不离厥阴一经。

先煎仲景乌梅丸三钱，连渣灌下，越一时即吐出白痰半碗。再服，又吐白痰半碗。再服再呕。约服药汁三分之二，而腹痛痉厥亦止，即能安寐。明日复诊，舌黑亦润，喜笑如常，惟腹中略痛而已。余即进以乌梅丸原法，再服小剂一剂，即饮食如常矣。

6. 妊娠小便不通

出处:《余听鸿医案》。

常熟长田岸某姓妇，妊娠四月，小溲点滴不通。某妇科进以鲜生地、龙胆草、青麟丸等寒凉之品，小溲秘之更甚，已有三日。余诊其脉，沉细而涩，少腹胀痛。余曰：此胞阻也。被寒凉凝滞膀胱，无阳不能化气而出。即将葱二斤，煎水熨洗少腹，略能小便。即进五苓散。

桂枝一钱，猪苓、赤苓各二钱，泽泻二钱，白术二钱。研粗末，煎沸滤清饮之。仍不能通畅，而少腹痛势稍减。将前方去桂枝易肉桂一钱，服法依前。服后而小便大畅而愈。如曰胎前忌热，专用寒凉，杀人在反掌矣。

7. 冒暑肢厥脉伏，二便皆秘

出处:《余听鸿医案》。

常熟大东门外余义大店伙，余姓，年五十余，因暑天到浒浦，舟中受热受风，是晚回店，发热极盛。至晨，脉伏肢厥，二便皆秘，遍体无汗，项背，体寒。邀余诊之，曰:风袭太阳之表，暑湿热郁于里，急宜开表通阳，迟则恐成刚痉。叶天士曰：通阳莫如通小便。使膀胱一开，一身之阳气皆通。即进以五苓散，每服五钱，煎沸汤一大碗饮之。

饮两次，小溲通畅，而汗出脉起厥回，体转热矣。此症虽轻，如作热深厥亦深，投以沉寒凉药，危矣。故志之以示后学。

余无言

医家简介：余无言(1900—1963年)，原名余愚，字择明(一作则民)，别署不平，江苏省阜宁县人。余无言学术思想奠基于儒、理、史学诸籍；少年即承庭训，随其父学习传统医学。后鉴于西学东渐及受张锡纯“医学衷中参西”思想影响，20岁时赴沪学习西医，为民国初年著名“汇通派”医家。余无言系统研究、整理仲景著作，与曹颖甫、陆渊雷并称为上海研究仲景学说“三大家”。余氏临床治病善用经方，其临床病案《翼经经验录》共收录病案55个，处方(包括加减方)103首，用经方加减化裁者共计65首，被誉为“经方派”著名医家。治疫世家，术有传承余无言之父余奉仙为“晚清苏北三大名医”之一，以善治疫病闻名于当时，著有《医方经验汇编》一书。

1. 伤风汗多恶寒

出处:《中国现代名中医医案精华(六)》。

顾某，男，42岁。初诊：1950年3月间。

主诉：劳汗当风，患伤风之证，始则啬啬恶寒，淅淅恶风，但寒不热。约半日许，始渐翕翕发热，发热与恶寒同时并见。初病之时，因贫未能调治。至第三日，病势转剧，且增四肢拘急、手足发凉，十指尤冷，始来就诊。

诊查：面带垢晦，袖手缩足，由家属扶持入诊。头面颈项均自汗颇多，领围带湿，气息微喘，及诊其脉，则觉手已微凉，手指尤甚。

辨证：太阳表证，卫虚末厥。

处方：桂枝加附子汤方：川桂枝 9g，京芍药 12g，炙甘草 7.5g，熟附片 15g，生姜 4.5g，大枣 10 枚。

二诊：次日。服上方药 1 剂而愈。又处以调理之剂，令服药两剂，以扶正气。

2. 产后奔豚

出处:《中国现代名中医医案精华(六)》。

赵某，女，40 余岁。初诊：1936 年。

主诉：产后 3 日即工作于菜圃中，时常坐于土地之上，体虚受寒。始则阵阵腹痛，继则气由少腹上冲心，发则咬牙闭目，气息俱停，手足发冷，持续约四五分钟。一昼夜发作七八次、十余次不等。病已有一星期。

辨证：奔豚。

处方：桂枝加桂汤：桂枝 18g，芍药 12g，炙甘草 9g，生姜 6g，红枣 10 枚。

二诊：2 日后，上方药连服两剂无效。遂改用桂枝加肉桂方。

处方：桂枝 12g，芍药 12g，炙甘草 9g，上肉桂 1.5g，生姜 6g，红枣 10 枚。肉桂另炖冲服。

上方药一服之后，其痛大减，脘腹之积气四散，时时嗳气，或行浊气。继服 2 剂，其病若失。

3. 温病

出处:《中国现代名中医医案精华(六)》。

陈某，女，42 岁。初诊：某年端午前。

主诉：端午节前三日患生热病，初为恶寒发热，旋即但热不寒，濈濈然自汗出。至第三日，大汗如洗，大渴引饮，欲得冰水为快。

诊查：患者仰卧于地上，赤膊赤足，周身潮红，烦躁不安，反复颠倒，自汗如珠，滚滚不已，四肢微厥，胸部扪之炙手。脉洪大而数，重按之则微芤；舌色绛而干，毫无润气。

辨证：热病阳明经证。

处方：白虎人参汤加花粉：生石膏 90g，肥知母 24g，炙甘草 9g，西党参 12g，天花粉 12g，粳米 30g。

……服汤药后不到两小时，汗出热退，烦躁渐停；续服二煎，得睡一夜未醒。次日晨，其病如失。

俞长荣

医家简介:俞长荣，中医内科专家，福建永泰人。医承家传，后开业行医。1956 年后，历任福建省中医研究所文献研究室主任，福建中医学院院长、教授，中华全国中医学会第二届常务理事、福建分会副会长。对《伤寒论》颇有研究。著有《伤寒论汇要分析》，主编有《串雅外编选注》等，撰有《伤寒论精华在于诊治大法》等论文。

1. 寒热头痛，吐痰赭色

出处:《伤寒论汇要分析·太阳病篇》。

王，女，20岁。1963年10月15日初诊。

3日前因接触冷水，当时即有寒意。昨日上午开始头痛，恶寒发热，寒多热少，伴发咳嗽，咯痰白黏。今晨仍头痛发热（体温38.2℃），虽得微汗出，但尚恶风，喜着厚衣。咳嗽，痰色转赭色。咽痛而干，口渴而不多饮。胃纳欠佳，腰背酸痛（据云今年2月分娩后因不慎闪挫，以致腰痛至今），二便自调。形体较瘦，神色尚无异常，舌质无变，苔薄黄而滑，手足欠温但未至厥冷，六脉滑数……病发于暮秋入冬之际，天气骤冷，风寒有机可乘。唯其体虚形瘦，应虑秋令燥气早伏；更因冒寒触冷，邪由皮毛袭肺。寒邪与燥气相搏，营卫失调……应作伤寒太阳证治例，但燥气内伏，又当稍变其制……拟桂枝二越婢一、麻杏石甘汤两方并用，以散寒疏卫，和营清热。

处方：桂枝三钱，白芍三钱，麻黄二钱，杏仁二钱，甘草二钱，生姜二钱，生石膏一两六钱，红枣三枚。

仅服1剂，除因闪伤腰痛宿疾外，诸症悉除。继以自创“忍冬路通汤”专治其腰痛。

2. 胃痛

出处:《伤寒论汇要分析·阳明病篇》。

赤锡乡郑某，胃脘疼痛。医治之，痛不减，反增大便秘结，胸中满闷不舒，懊侬欲呕，辗转难卧，食少神疲，历七八日……按其脉沉弦而滑，验其舌黄腻而浊，检其方，多桂、附、香、砂之属。此本系宿食为患，初只须消导之品，或可获愈，今迁延多日，酿成“夹食致虚”，补之固不可，下之亦不宜。乃针对“心中懊侬”“欲呕”二症，投以栀子生姜豉汤。

生栀子三钱，生姜三钱，香豉五钱。分温作两服。嘱若一服吐，便止后服。

服后，并无呕吐，且觉胸舒痛减，遂尽剂……诸症均瘥，夜间安然入睡，至晨大便已下，并能进食少许。

3. 胃痛呕吐

出处:《伤寒论汇要分析·少阳病篇》。

杨某，女，17 岁。1963 年 2 月 25 日就诊。

从 1958 年起，始见胃脘疼痛，继则呕腐吐酸，如此发作无常，持续 4 年有奇。今年入春以来，竟至胃不受纳，或食入不久即吐，或朝食暮吐，吐出均系未消化食物。胃脘痛时，腹中有块状物浮起，可以触知。小腹拘急而大便难通。面色苍白，精神困倦，腰痛，四肢酸楚。月经于 15 岁初潮，旋即停经迄今，白带多。舌苔薄白而滑，右脉沉弦，左脉沉细。诊断为肝胃不和，木乘土位。治拟和胃疏肝降逆。

处方：旋覆花三钱，代赭石三钱，太子参四钱，黄连二钱，半夏三钱，生姜三钱，吴茱萸一钱，甘草一钱。水煎，服 1 剂。

2 月 26 日：胃痛呕吐暂得缓解，腹中肿块消失，大便已通。但心下觉痞，舌脉同前。

处方:旋覆花三钱，吴萸一钱五分，野山参一钱，半夏三钱，黄连二钱，黄芩二钱，生姜二钱、干姜一钱五分，甘草一钱。水煎，服两剂。

5 月 10 日：前阶段治疗后，自觉症状基本消失，饮食正常。近日胃痛脘痞，嗳腐嗳酸，朝食暮吐等症复发，兼见腹胀肠鸣，大便溏泄，一日数行，脉沉细软，舌苔白滑。再循前法施治。

处方：半夏三钱，党参三钱，生姜三钱，黄连二钱，黄芩二钱，炙草二钱，干姜一钱五分，大枣三枚。

连服5剂，诸症消失。至8月上旬，患者因乃姐病伴随来院，因得询知近况。据云：自5月间治疗以来，前症均未再发作，饮食如恒，逐渐恢复健康。

本例初就诊时，发病数年，体虚可知；而腹中有块状物浮起，小便拘急，大便艰通，又系属实。食入即吐，责之胃热，而舌白滑，脉沉细，又系属寒。总缘脾胃虚弱，木火内阻，寒热互隔，以致中焦通降失职，故药取寒热消补并施。至后一阶段来诊时，症状基本如前，所不同者为腹无浮块，而腹胀肠鸣，大便溏泄。证仍不离寒热互隔，兼见水气下趋大肠。故采用生姜泻心汤，仍取寒热消补并施之意，兼除肠间水气。

4. 吐血

出处：《伤寒论汇要分析·少阳病篇》。

郑某，男，36岁。

因操劳过度，忽然口吐鲜血。吐血后畏寒，胸中痞闷，足胫厥冷，面色反赤，脉浮芤。血色鲜红，知非宿瘀；面赤脉浮，显系心火上炎。因热炽于上，形成上热自热，下寒自寒现象；胸中痞闷，正是因寒热互结所致，现吐血未止，急则治标，拟釜底抽薪法，使心火下降，不但吐血可止，且胸痞亦能因火降寒热调和而自解。但病者尚有畏寒感觉，虑及阳虚，遂决定先用附子泻心汤，以三黄泻心火，使热下行，附子固护阳气。

处方：大黄三钱，黄连二钱，黄芩二钱，附子二钱。水二碗煎一碗，分作3次冷服。

次日复诊：血止，胸痞解除，但全身发热，心悸，脉转弦细。此乃大失血后之虚热，拟清余热、交心肾法，与黄连阿胶汤。

处方：黄连二钱，黄芩一钱五分，阿胶三钱（另烊），杭芍三钱，鸡子黄二个（另冲）。

上药连服两剂，热退，脉转沉细，心悸未除，精神疲倦。嗣以归脾汤去木香、龙眼肉，加胶饴二两，再服两剂而愈。

5. 经期受寒厥逆

出处：《伤寒论汇要分析·少阴病篇》。

苏某妻，30余岁。月经期中不慎冲水，夜间忽发寒战，继即沉沉而睡，人事不省。脉微细欲绝，手足厥逆。当即针人中及十宣穴出血，血色紫黯难以挤出。针时能呼痛，并一度苏醒，但不久仍呼呼入睡。此因阴寒太盛，阳气大衰，气血凝滞之故。急当温经散寒挽扶阳气。拟大剂四逆汤一方。

处方：炮附子八钱，北干姜四钱，炙甘草四钱。水煎，嘱分4次温服，每半小时灌服一次。

病者家属问：此证如此严重，为何把药分作4次，而不一次服下使其速愈？我说：正因其症状严重，才取“重药缓服”办法，其目的为使药力相继，缓缓振奋其阳气，而驱散阴寒。譬如春临大地，冰雪自然溶解；如果一剂顿服，恐有“脉暴出”之变，譬如突然烈日当空，冰雪骤解，反致弥漫成灾。

服全剂未完，果然四肢转温，脉回，清醒如初。

6. 腹痛泄泻，肢厥口燥

出处：《伤寒论汇要分析·少阴病篇》。

雷某，男，20岁，未婚。素常清早入河中捕鱼。一次，偶感风寒，有轻微不适，自认为年壮体健不以为意，仍旧涉水捕鱼。回家时突发寒战，四肢逆冷，腹痛自利，口舌干燥。先请某医治疗。某医认为阴寒证，但又考虑口干舌燥，未敢断定，建议请我会诊。患者恶寒蜷卧，但欲寐，偶醒即呼口燥，索饮热茶，脉沉微，尺部更弱。我说：此少阴阴盛阳越证，急须人参四逆加葱白救治……其少阴证为何不用四逆汤而用人参四逆汤加葱白（即白通汤加味）？其关键正是由于口干舌燥。因本证是阴寒内盛，津液大亏（因自利），孤阳无依而上越，所以口虽燥而喜热饮。故用干姜、附子、炙草扶阳温中散寒，加人参救津液，并须借葱白之辛温直通阳气。

处方：炮附子四钱，干姜三钱，炙甘草二钱，横纹潞一两，葱白三茎。水煎分两次服。

服完，利止，手足转温，诸症均愈。

7. 呕吐胸痞

出处：《伤寒论汇要分析·厥阴病篇》。

白叶乡林某，50岁，患胃病已久。近来时常呕吐，胸间痞闷，一见食物便产生恶心感，有时勉强进食少许，有时食下即呕，口微燥，大便溏泄，一日两三次，脉虚数。予干姜黄芩黄连人参汤。

处方：横纹潞五钱，北干姜三钱，黄芩二钱，黄连一钱五分。水煎，煎后待稍和时分4次服。

本证属上热下寒，如单用苦寒，必致下泄更甚；单用辛热，必致口燥、呕吐增剧。因此只宜寒热、苦辛并用，调和其上下阴阳。又因素来胃虚，且脉虚弱，故以潞党参甘温为君，扶其中气。药液不冷不热分作四次服，是含“少少以和之”之意。因胸间痞闷热格，如果顿服，虑药被拒不入。

服 1 剂后，呕吐泄泻均愈。因病者中寒为本，上热为标；现标已愈，应扶其本。乃仿照《内经》“寒淫于内，治以甘热”之旨，嘱病者购生姜、红枣各一斤，切碎和捣，于每日三餐蒸饭时，量取一酒盏置米上蒸熟，饭后服食。取生姜辛热散寒和胃气，大枣甘温健脾补中，置米上蒸熟，是取得谷气而养中土。

服 1 疗程（即尽两斤姜枣）后，胃病几瘥大半，食欲大振。后病又照法服用 1 疗程，胃病因而获愈。

8. 胸痞恶心

出处：《俞长荣论医集·临床研究》。

林某，男，30 岁。

患疟疾 3 天，经内服奎宁片后，疟疾虽除，但觉胸中痞闷，食后欲呕，但又不得呕，尤其见到油腻食物即生恶心感。甲医认为疟后余邪未尽，予小柴胡汤两剂，未见减轻；乙医认为疟后脾虚，进以六君子汤两剂，痞闷更甚。诊其脉有弦象，舌苔白。自述除胸痞、恶心欲呕外，并无其他痛苦。诊断认为邪踞心下，胃失和降，虚中夹实之候，治宜苦辛通降，予半夏泻心汤。

半夏、潞党参各 9g，黄芩 6g，黄连、干姜各 4.5g，甘草 3g，大枣 3 枚。

服 1 剂后，恶心顿除，胸痞显减，食欲稍振。次日照原方再服 1 剂遂愈。

按：本例始病少阳，截之过早，邪无出路，乘虚入胃，寒热互结而成痞；胃气受损，有失和降，故恶心欲呕。治拟半夏泻心汤，药取苦辛寒热消补并进，仍不越少阳和解之意。

9. 伤寒颤抖，手足痹冷

出处：《俞长荣论医集·医案掇拾》。

张某，女，30岁。初诊：1978年9月8日。

主诉：昨日月经来潮洗澡，晚上突然全身颤抖，手足痹冷，下肢冷过膝部，伴心悸，心烦不眠。

诊查：舌紫胖，苔黄腻，脉细数而涩。

辨证：寒湿阻络，气血不达。

治法：温经散寒，调和气血。

处方：当归9g，白芍9g，桂枝6g，吴萸6g，通草6g，甘草5g，生姜3片。

二诊：9月9日。上方药服1剂，诸症均减，已能下地行走，睡眠转佳，唯觉疲乏。

处方：党参15g，黄芪15g，茯苓15g，白术9g，半夏9g，当归6g，桂枝6g，陈皮4.5g，甘草3g。

续服两剂痊安。

10. 恶寒腹泻，脉微嗜卧，口燥喜热饮

出处：《俞长荣论医集·临床研究》。

患者雷姓，21岁。素常清早入河中捕鱼。一次，偶感风寒，有轻微不适，自恃年壮体健，不以为意，仍旧涉水捕鱼。回家时便发寒战，四肢逆冷，腹痛，腹泻二三次，大便稀薄，完谷不化，口干舌燥。先请某医诊治，认为阴寒证。但又考虑口干舌燥，有所犹豫，遂邀我会诊。患者恶寒蜷卧，但欲寐，偶醒即呼口燥，喜饮热茶。脉沉微，尺弱。我同意前医诊断。本例主症为恶寒、自利、厥逆，病性属阴属寒，病位在里（脾肾），少阴证

候毕呈。所异者口干舌燥，但喜热饮，这是因自利津液亏损，孤阳浮越所致。议以大剂人参四逆汤温中救逆，加葱白直通阳气，水煎分2服而愈。

11. 淋证

出处:《俞长荣论医集·临床研究》。

胡某，男，41岁，教员。1975年11月26日初诊。

3个月来小便淋急，次数多而量少，夜睡尤甚（每夜解溲10余次），排尿时阴茎微痛，心烦，腰酸，舌淡，脉沉细而缓。

处方：熟地、怀山药各15g，枸杞、丹皮、茯苓、泽泻各9g，附子6g，肉桂心3g（另冲）。

1剂甫毕，小便次数显减（每夜仅2～3次），排尿无痛感。因当地肉桂不易买到，嘱改服金匮肾气丸60g收功。

12. 暑热内郁，抽搐欲吐

出处:《俞长荣论医集·诊余随笔》。

1976年8月我在长泰巡回医疗期间，曾治一妇女，她在田间劳动，突然全身抖颤不能坐立，十指拘挛难以伸直，且自诉胸膈痞闷欲吐不得。见其面赤无汗，认为冒暑外夹秋凉卫气被遏，暑热无从外出，以致气血乖违，肢末收引。方用栀子豉汤加葱白，微发其汗，取“轻可去实”之意。服药后不及1小时即见效。

虞 抟

医家简介：明代医家，字天民，号恒德老人，浙江义乌人。世医出身，抟幼习儒，文学功底好。后母病而习家学，精研《内经》《难经》《伤寒论》诸古典之学及历代重要医家著作，对朱丹溪倍加推崇。医术高明，治验甚多，遂名噪一时。抟亦善养生，尝曰，养生之道不外乎“节嗜欲，戒性气、慎言语、谨饭食”，亦为至理。其所著《医学正传》8卷、《苍生司命》8卷刊行于世，为读者所推崇。尚有《方脉发蒙》《医案正宗》，均未见行世。

1. 伤寒

出处:《名医类案·伤寒》卷一。

一人，三月间得伤寒证，恶寒发热，小便淋涩，大便不行。初病时茎中出小精血片，如枣核大，由是众医皆谓房事所致，遂作虚证治，而用补中益气等药，七八日后热愈甚，大渴引饮，胃中满闷，语言错乱。召虞诊视，六脉俱数甚，右三部长而沉滑，左手略平，亦沉实而长。虞曰：此大实大满，证属阳明经，宜大承气汤。众皆惊愕。虞强作大剂，连进二服，大泻后热退气和而愈。十日后，因食鸭肉太多，致复热。来问虞，教用鸭肉烧灰存性，生韭汁调下六七钱，下黑粪一碗许而安。

2. 伤寒误补发咳逆

出处:《名医类案·咳逆》卷四。

一人，病伤寒阳明内实，医以补药治之，而发咳逆。十日后召虞诊，其脉长而实大。与大承气汤大下之，热退而咳亦止。

3. 跌仆后胁痛

出处:《名医类案·胁痛》卷六。

一人，年四十余，因骑马跌仆，次年左胁胀痛。医与小柴胡汤加草龙胆、青皮等药，不效。诊其脉，左手寸尺皆弦数而涩，关脉芤而急数，右三部唯数而虚。虞曰：明是死血证。用抵当丸一剂，下黑血二升许，后以四物汤加减，调理而安。

4. 便秘

出处:《医学正传·秘结》卷六。

本邑赵德秀才之母，年五十余，身体瘦小，得大便燥结不通，饮食少进，小腹作痛，召予诊治。六脉皆沉伏而结涩。予作血虚治，用四物汤加桃仁、麻仁、煨大黄等药，屡服不通，反加满闷。与东垣枳实导滞丸及备急大黄等药，下咽片时即吐出，盖胃气虚而不能久留性速之药耳。遂以备急大黄丸，外以黄蜡包之，又以细针穿一窍，令服三丸。盖以蜡匮者，制其不犯胃气，故得出幽门达大小肠取效也。

明日，下燥屎一升许。继以四物汤加减作汤，使吞润肠丸。如此调理月余，得大便如常，饮食进而平安。

喻嘉言

医家简介：喻昌，字嘉言，晚号西昌老人，江西新建人(今江西南昌)。为清初著名医家，与张潞玉、吴谦齐名，号称清初三大家。喻嘉言生于明代万历十三年(1585年)，卒于清代康熙三年(1664年)，终年79岁。自幼习举子业，性格不羁，以副榜贡生入都，上书言事而不被采纳，曾隐于禅，后出禅攻医。他不但医术精纯，医名卓著，冠绝一时，还精研《内经》和《伤寒论》，晚年致力于著书立说，开办讲堂，最具代表性的著作是《喻嘉言医学三书》:《寓意草》《尚论篇》《医门法律》，具有很高的学术价值，也奠定了他在学术史上的地位，对后世医家有很大影响。

1. 伤寒发热烦躁，索水不欲咽

出处:《续名医类案·伤寒》卷一。

徐国祯伤寒六七日，身热目赤，索水到前，复置不饮，异常大躁，将门牖洞启，身卧地上，辗转不快，更求入井。一医汹汹，急以大承气与服。喻诊其脉，洪大无伦，重按无力，谓曰：此用人参、附子、干姜之证，奈何认为下证耶？医曰:身热目赤，有余之邪，躁急若此，再与姜、附，逾垣上屋矣。喻曰：阳欲暴脱，外显假热，内有真寒，以姜、附投之，尚恐不胜回阳之任，况敢以纯阴之药，重劫其阳乎？观其得水不欲咽，情已大露，岂水尚不欲咽，而反可咽大黄、芒硝乎？天气燠蒸，必有大雨，此证顷刻大汗，不可救矣。且既认大热为阳证，则下之必成结胸，更可虑也。惟用姜、附，所谓补中有发，并可散邪退热，一举两得，不必疑虑。以附子、干姜各五钱，人参三钱，甘草二钱，煎成冷服后，寒战戛齿有声，以重棉和头覆之，缩手不肯与诊，阳微之状始著；再与前药一剂，微汗热退而安。

2. 房劳伤寒厥证

出处:《续名医类案·伤寒》卷一。

黄长人犯房劳，病伤寒，守不服药之戒，身热渐退。十余日外，忽然昏沉，浑身战栗，手足如冰。亟请喻至，一医已合就姜、附之药矣。见而骇之，诊毕，再三辟其差谬。主人自疑阴症，言之不入，又不可以理服。乃与医者约曰：此一病，药入口中，出生入死，关系重大，吾与丈各立担承，倘用药差误，责有所归。医者云：吾治伤寒三十余年，不知甚么担承。喻笑曰：有吾明眼在此，不忍见人活活就毙，吾亦不得已也。如不担承，待吾用药，主家方安心请治。与以调胃承气汤，约重五钱，煎成热服半盏，少顷又热服半盏。其医见厥渐退，人渐苏，知药不误，辞去。仍与前药服至剂终，人事大清。忽然浑身壮热，再与大柴胡一剂，热退身安。

门人问曰：病者云系阴症见厥，先生确认为阳症，而用下药果应，其理安在？答曰：其理颇微，吾从悟入，可得言也。凡伤寒病初起发热，煎熬津液，鼻干，口渴，便秘，渐至发厥者，不问可知其为热也。若阳症忽变阴厥者，万中无一，从古至今无一也。盖阴厥得之厥症，一起便直中阴经，唇青面白，遍身冷汗，便利不渴，身蜷多睡，醒则人事了了，与伤寒传经之热邪转入转深，人事昏惑者，万万不同。诸书类载阴阳二厥为一门，即明者犹为所混，况昧者乎？如此病，先犯房劳，后成伤寒，世医无不为阴症之名所惑，往往投以四逆等汤，致阴竭莫救，促其暴亡，尚不知悟，总由传派不清耳。

盖犯房劳而病感者，其势不过比常较重，如发热则热之极，恶寒则寒之极，头痛则痛之极。所以然者，以阴虚阳往乘之，非阴盛无阳之比。况病者始能勿药，阴邪必轻，旬日渐发尤非暴症，安得以阴厥之例为治耶？且仲景明言：始发热六日，厥反九日，后复发热三日，与厥相应，则病旦暮愈。又云：厥五日，热亦五日，设六日当复厥，不厥者，自愈。明明以热之日数定厥之痊期也。又云：厥多热少则病进，热多厥少则病退。厥愈而热过久者，必便脓血发痈。厥应下而反汗之，必口伤烂赤。先厥后热，利必自止。见厥复利，利止反汗出咽痛者，其喉为痹。厥而能食，恐为除中，厥止思食，邪退欲愈。凡此之类，莫非热深发厥之旨，原未论及于阴厥也。

至于阳分之病，而妄汗妄吐妄下，以致势极，如汗多亡阳，吐利烦躁，四肢逆冷者，皆因用药差误所致，非以四逆、真武等汤挽之，则阳不能回，亦原不为阴症立方也。盖伤寒才一发热发渴，定然阴分先亏，以其误治，阳分比阴分更亏，不得已从权用辛热，先救其阳，与纯阴无阳，阴盛格阳之症，相去天渊。后人不窥制方之意，见有成法，转相效尤，不知治阴症以救阳为主，治伤寒以救阴为主。伤寒纵有阳虚当治，必看其人血肉充盛，阴分可受阳药者，方可回阳。若面黧舌黑，身如枯柴，一团邪火内燔者，则阴已先尽，何阳可回耶？故见厥除热，存津液元气于什一，已失之晚，况敢助阳劫阴乎？

《证治方》云：若证未辨阴阳，且以四顺丸试之。《直指方》云：未辨疑似，且与理中丸试之。亦可见从前未透此关，纵有深心，无可奈何耳。因为子辈详辨，并以告后之业医者云。

3. 伤寒身热而渴，先厥后热

出处:《续名医类案·伤寒》卷一。

一中年妇人，恶热身热而渴，脉数细弱，先厥后热，用温药反剧。后以四逆散兼参、术各半两服之，厥即愈，脉出洪大而痊。

4. 春温壮热谵语

出处:《续名医类案·疫》卷五。

金鉴，春日病瘟，误治二旬，酿成极重死证：壮热不退，谵语无伦，皮肤枯涩，胸膛板结，舌卷唇焦，身倦足冷，二便略通，半渴不渴，面上一团黑滞。前医所用之药，不过汗下和温之法，绝无一效。喻曰：此证与两感伤寒无异，但彼日传二经，三日传经已尽即死；不死者又三日，再传一周，定死矣。此春温证不传经，故虽邪气留连不退，亦必多延几日，待元气竭绝乃死。观其阴症阳疾，两下混在一区，治阳则碍阴，治阴则碍阳。然法曰：发表攻里，本自不同。又谓活法在人，神而明之，未尝教人执定勿药也。吾有一法，即以仲景表里二方为治，虽未经试验，吾天机勃勃自动，若有生变化行鬼神之意，必可效也。

于是以麻黄附子细辛汤，两解其在表阴阳之邪，果然皮间透汗，而热全清；再以附子泻心汤，两解其在里阴阳之邪，果然胸前柔活，而人事明了，诸症俱退。次日即食粥，以后竟不需药，只在此二剂，而起一生于九死，快哉！

5. 腹胀满，二便不通

出处:《续名医类案·肿胀》卷十三。

刘泰来，年三十二岁，面白体丰。夏月用冷水灌汗，坐卧当风，新秋病疟。三五发后，用药截住，遂觉胸腹胀满。不旬日外，腹大胸高，上气喘急，二便全无，食饮不入，能坐不能卧，能俯不能仰，势颇危急。

医以二便不通，下之不应，商用大黄二两，作一剂。喻骇曰：此名何病，而敢放胆杀人耶？医曰：伤寒肠结，下而不通，唯有大下一法，何谓放胆。喻曰：世有不发热之伤寒乎？伤寒因发热，故津液枯槁，肠胃燥结，可用下药以开其结。然有不转矢气者，不可攻之戒，正恐误治太阴经之腹胀也。此病因腹中之气散乱不收，故水液随气横溢成胀，全是太阴脾气不能统摄所致。一散一结，相去天渊，再用大黄猛剂，若不胀死，定须腹破矣。

医唯唯辞去。病家仍欲服之，喻乃掷去其药，另与理中汤。畏不敢服，欲俟来日。喻曰：腹中真气渐散，今夜子丑二时，阴阳交剥之界，必大汗眩晕，难为力矣。不得已令煎就以待。既而果发晕，即服下得睡片时，次日略觉减可。遂以三剂作一服，加人参至三钱，服后又进一大剂，少加黄连，胀已大减。谓大便未通不敢进食，但饮米汤。喻曰：腹中原是大黄推荡之滞粪，以膀胱胀大，撑住大肠不得出耳。于是以五苓散与之，以通膀胱之气。药才下咽，即觅圊，小便先出，大便随之，滞下半桶而愈。

6. 呃逆

出处：《续名医类案·呃逆》卷十四。

王岵翁……口中味淡，汤饮不肯下行……微用表剂，即汗出沾濡，气高神荡，呃逆不休矣……喻曰……惟仲景旋覆代赭一方，可收神功于百一。

进一剂而哕势稍减，二剂加代赭至五钱，哕遂大减，连连进粥，神清色亮，脉复体轻。再用参、苓、麦冬、木瓜、甘草，平调二日，康复如初。

7. 伤寒发斑，神昏谵语

出处：《清代名医医话精华·喻嘉言医话精华》。

钱仲昭患时气外感三五日，发热头痛，服表汗药疼止，热不清，口干唇裂，因而下之，遍身红斑，神昏谵语，食饮不入，大便复秘，小便热赤，脉见紧小而急。谓曰：此证全因误治，阳明胃经，表里不清，邪热在内，如火燎原，津液尽干，以故神昏谵语，若斑转紫黑，即刻死矣。目今本是难救，但其面色不枯，声音尚朗，乃平日足养肾水有余，如旱田之侧，有下泉未竭，故神虽昏乱，而小水仍通，乃阴气未绝之征，尚可治之，不用表里，单单只一和法，取七方中小方而气味甘寒者用之，惟如神白虎汤一方，足以疗此。盖中州元气已离，大剂急剂复剂俱不敢用，而虚热内炽，必甘寒气味，方可和之耳。但方须宜小，而服药则宜频，如饥人本欲得食，不得不渐渐与之，必一昼夜频进五七剂为浸灌之法，庶几邪热以渐而解，元气以渐而生也。若小其剂，复旷其日，纵用药得当，亦无及矣。

如法治之，更一昼夜，而病者热退神清，脉和食进，其斑自化。

8. 腹胀，二便俱闭

出处:《寓意草》。

刘泰来，年三十二岁，体丰面白，夏月惯用冷水灌汗，坐卧巷曲当风，新秋病疟三五发，后用药截住。遂觉胸腹间胀满日增。不旬日外，腹大胸高，上气喘急，二便全无，饮食不入，能坐不能卧，能俯不能仰，势颇危急。虽延余至家，其专主者在他医也。其医以二便不通，服下药不应，商用大黄二两，作一剂。病者曰：不如此不能救急。可速煎之。余骇曰：此名何病也？而敢放胆杀人耶？医曰：伤寒肠结，下而不通，惟有大下一法。何谓放胆？余曰：世间有不发热之伤寒乎？伤寒病因发热，故津液枯槁，肠胃干结，而可用下药以开其结。然有不转矢气者，不可攻之戒，正恐误治太阴经之腹胀也。此病因腹中之气散乱不收，故津水随气横决四溢而作胀，全是太阴脾气不能统摄所致。一散一结，相去天渊，再用大黄猛剂。大散其气，若不胀死，定须腹破，曷不留此一命，必欲杀之为快耶？医唯唯曰：吾见不到，姑已之。出语家人曰：吾去矣。此人书多口溜，不能与争也。病家以余逐其医而含怒，私谓医虽去，药则存，且服其药，请来未迟。才取药进房，余从后追至，掷之沟中。病者殊错愕，而婉其辞曰：此药果不当服，亦未可知，但再有何法，可以救我？其二弟之不平，则微色而且发声矣。余即以一柬，面辨数十条，而定理中汤一方于后。病者见之曰：议论反复精透，但参术助胀，安敢轻用？大黄药已吃过二剂，尚未见行，不若今日且不服药，挨至明日，再看光景。亦无可奈何之辞也。余曰：何待明日，腹中真气渐散，今晚子丑二时，阴阳交剥之界，必大汗晕眩，难为力矣。病者曰：锉好一剂，俟半夜果有此证，即刻服下何如？不识此时，尚可及否？余曰：既畏吾药如虎，煎好备急亦通。

余就客寝，坐待室中呼召，绝无动静。次早其子出云：昨晚果然出汗发晕，忙服尊剂，亦不见效，但略睡片时，仍旧作胀。进诊，病者曰：服药后，喜疾势不增，略觉减可，且再服一剂，未必大害。余遂以三剂药料作一剂，加人参至三钱，服过又进一大剂，少加黄连在内。病者扶身出厅云：内胀大减，即不用大黄亦可耐。但连日未得食，必用大黄些些，略通大便，吾即放心进食矣。余曰：如此争辩，还认作伤寒病，不肯进食，其实吃饭吃肉，亦无不可。于是以老米煮清汤炊之，不敢吞粒。余许以次日一剂，立通大便，病者始快。其二弟亦快云：定然必用大黄，但前后不同耳。次日，戚友俱至，病者出厅问药。余曰：腹中原是大黄推荡之泄粪，其所以不出者，以膀胱胀大，腹内难容，将大肠撑紧，任凭极力努挣，无隙可出。看吾以药通膀胱之气，不治大便，而大便自至，足为证验。

于是以五苓散本方与服，药才入喉，病者即索秽桶，小便先出，大便随之，顷刻泄下半桶。

袁 焯

医家简介：袁焯(1881—1941年)，字桂生，镇江人，祖籍扬州，出生于名医世家，其父袁开存、伯父袁开昌均长期悬壶镇江。袁焯自16岁坚定从医志向，钻研家中藏书，得其父辈真传。后在云台山下三善堂开设喉科医院，以医问世。其著《丛桂草堂医草》4卷，成书于1914年，体例仿清代医家喻嘉言“先议病，后议药”，浙江名医何廉臣评议其“辨证剀切，用方工稳，每述一病，原原本本，剖析无遗”。是书虽仅百余案，然不乏巧妙运用之膏剂医案。

1. 腹痛呕吐

出处:《丛桂草堂医案》卷三。

王善余次子，年十六岁。陡患腹痛呕吐，恶寒发热，痛甚则汗出，舌苔薄腻，脉缓滑。与柴胡桂枝汤，去人参，加蔻仁、木香，一剂痛呕俱止，寒热亦退。接服一剂痊愈。

2. 咳喘寒热，心痛彻背

出处:《全国名医验案类编·寒淫病案》卷二。

病者：季姓妇，年约三旬，住本镇。

病名：风寒夹痰饮。

原因：乙巳二月，外感风寒，内蓄痰饮，抟结于中，不得下降，致成斯疾。

证候:咳喘，倚息不得卧，恶寒发热，头疼身痛，胸闷不舒，心痛彻背。

诊断：脉沉而滑，舌苔白腻。此风寒痰饮，内外抟结，肺气不得下降而成肺胀也。

疗法：用小青龙汤以驱风寒，合瓜蒌薤白汤以蠲痰饮。

处方：麻黄四分，桂枝四分，干姜五分，北细辛四分，生白芍钱半，五味子五分，甘草五分，瓜蒌仁二钱（杵），干薤白三钱（白酒洗捣），姜半夏三钱。

次诊：服后得汗，而寒热喘息俱平，惟身痛咳嗽未已。易方以桂枝汤和营卫，加干姜、五味子各五分，细辛三分以治咳。

效果：一剂效，二剂更瘥痊，因贫不复延诊，遂渐愈。

原南阳

医家简介：日本著名医家，具体身世不详，为陆渊雷编著的《金匮要略今释》中记录的医家。

瘧病

出处:《金匮要略今释》卷七引《医事小言》。

一士人妇，猝患积，饮食不入口。夜中，延予门人。脉平稳。惟滴水下咽，则烦躁欲死。腹满，不能进药食。门人归，问方于予。予以所言考之，得非喉痹欤？曰：非也，咽不痛。问之看护人，则云昨日食饼后发。初，一医官治之，谢去。门人谓得非食滞乎？欲与中正汤。任令与之。

次日，乞予往诊。即至其家，问之，则前夜饮医官之药，下咽难，吐之不出，大发汗而烦闷。饮门人药，则不如是之甚，苦痛似稍减，虽以一滴润喉，亦留滞难下云。诊之，无异状。仍与水试之，下喉如噎如呛，如欲从鼻孔出。问昔尝患此否，则病属猝起。见其哲时甚苦，旋即下去。问痛否，则不痛，但觉在咽中心口。看护者三四辈，抚胸按背，皆为之流汗。云心下有逆上之物，其呛势令腹气引张。因决为喉中之病。然窥其喉，又无他异。殆穷于处方，姑与半夏厚朴汤。得小快，更投之，经三四日，竟愈。

岳美中

医家简介：岳美中 (1900—1982 年)，原名岳钟秀，号锄云，是我国著名中医学家，较早地提出了专病、专方、专药与辨证论治相结合的原则，促进了中医治疗水平的提高。主要著述有《岳美中论医集》《岳美中医案集》《岳美中医话集》及《岳美中治疗老年病的经验》等。

1. 流行性乙型脑炎

出处:《岳美中医案集》。

黄某，男性，3岁，于1958年8月20日入院，确诊为流行性乙型脑炎。患儿入院时，高热达40℃，有汗，口渴，面赤，唇干，呕吐，舌苔黄而润，大便日2次，微溏，脉数，右大于左。认为暑邪已入阳明气分，予以辛凉重剂，白虎汤加味。

处方：生石膏45g，知母6g，山药9g，连翘9g，粳米9g，炙甘草3g。

21日晨二诊：热反加高到40.5℃，舌黄而腻，大便日3次，溏薄。仍进原方，石膏量加至60g。午后再诊，体温升至40.9℃，更加入人参服之，热仍如故，大便溏泄不减。

22日三诊：前后大剂白虎汤连用2天，高热不但不退，而且溏便增至4次，闻声惊惕，气粗呕恶，病势趋向恶化。但汗出、口渴、高热、舌黄、脉大而数，均是白虎汤之适应证，何以服后诸症不减反有加重呢？苦思良久，忽悟到患儿人迎脉数，面赤，高热，汗出，微喘，是表有邪；舌黄不燥，呕恶上逆，大便溏泄且次数多，是脾胃蕴有暑湿，乃挟热下利证。前此屡投清阳明经热之白虎，既犯不顾表邪之错误，又犯膏、母凉润助湿之禁忌，无怪服药后高热和溏泄反有增无减。患儿既属挟热下利，纯系葛根黄芩黄连汤证，因亟为处方：

葛根12g，黄芩9g，黄连1.5g，甘草3g。

1剂甫下，热即减至39.4℃，2剂又减至38.8℃，大便转佳，呕恶亦止，很快痊愈出院。

2. 温疟

出处:《岳美中医案集》。

友人裴某之第三女患疟，某医投以柴胡剂 2 帖，不愈。余诊其脉洪滑，询之月经正常，未怀孕。每日下午发作时，热多寒少，汗大出，恶风，烦渴喜饮。思此是温疟，脉洪滑，烦渴喜饮，是白虎汤证；汗出恶风，是桂枝汤证，即书白虎加桂枝汤。

生石膏 48g，知母 18g，炙甘草 6g，粳米 18g，桂枝 9g。清水 4 盅，煮米熟，汤成，温服。

1 剂病愈大半，2 剂疟不复作。足见迷信柴胡或其他疟疾特效药而不知灵活以掌握之者，殊有失中医辨证施治之规律。

3. 感冒持续高热

出处:《岳美中医案集》。

汪某，男性，年 54 岁。

患感冒发热，于 1971 年 6 月 12 日入某医院。在治疗中身热逐步上升，到 14 日达 38℃，以上。曾屡进西药退热剂，旋退旋起，8 天后仍持续高烧达 38.8℃，6 月 22 日由中医治疗。诊察证候，口渴汗出，咽微痛；脉象浮大，舌苔薄黄，认为温热已入阳明经，内外虽俱大热，但尚在气分，不宜投芩连苦寒之剂，因疏白虎汤加味以治。

处方：生石膏 60g，知母 12g，粳米 12g，炙甘草 9g，鲜茅根 30g（后下），鲜芦根 30g，连翘 12g。水煎，米熟汤成，温服。

下午及夜间，连进两剂，热势下降到 38℃；23 日，又按原方续进 2 剂，热即下降到 37.4℃；24 日，原方石膏量减至 45g，进 1 剂；25 日又进 1 剂，体温已正常，口不渴，舌苔退，惟汗出不止，以王孟英驾轻汤加减予之。随后进补气健脾剂，兼饮食调理，月余而愈。

吴瑭说："太阴温病，脉浮洪，舌黄，渴甚，大汗，面赤，恶热者，辛凉重剂白虎汤主之。"（按吴谓白虎汤治在手太阴肺经之热邪，非是。石膏知母究是阳明胃经药，若治肺经，则须麻黄石膏，细读《伤寒论》自知）

（吴）又说："白虎本为达热出表，若其人脉浮弦而细者，不可与也；脉沉者，不可与也；不渴者，不可与也；汗不出者，不可与也。常须识此，勿令误也。"……这是吴著《温病条辨》自条自辨中对白虎汤立的四禁之说，是否正确可循？张锡纯《医学衷中参西录》中曾有说云："近世用白虎汤者，恒恪守吴氏四禁……其四条之中，显有与经旨相反之两条，若必奉之为金科玉律，则此救颠扶危挽回人命之良方，几将置之无用之地。愚非好辩，而为救人之热肠所迫，实有不能已于言者。按前两条之不可与，原当禁用白虎汤矣。至其第三条谓不渴者不可与也，夫用白虎汤之定例，渴者加人参，其不渴者即服白虎汤原方，无事加参可知矣，吴氏以为不渴者不可与，显与经旨相背矣。且果遵吴氏之言，其人若渴则可与以白虎汤，而亦无事加参矣。不又显与渴者加人参之经旨相背乎？至其第四条谓汗不出者不可与也，夫白虎汤三见于《伤寒论》，惟阳明篇中所主之三阳合病有汗，其太阳篇所主之病及厥阴篇所主之病，皆未见有汗也。仲景当日未见有汗即用白虎汤，而吴氏则于未见有汗者禁用白虎汤，此不又显与经旨相背乎？且石膏原具有发表之性，其汗不出者不正可借以发其汗乎？且即吴氏所定之例，必其人有汗且兼渴者始可用白虎汤，然阳明实热之证，渴而兼汗出者，十人之中不过一二人，是不几将白虎汤置之无用之地乎？夫吴氏为清季名医，而对于白虎汤竟误设禁忌若此，彼盖未知石膏之性也。”

石膏合知母，方名白虎。今人用白虎独以石膏入剂，而不合知母者，则所治不专主阳明，而失掉了命名白虎的意义。另外，石膏知母相配伍，治阳明胃热，石膏麻黄相配伍，治太阴肺喘，在石膏用量上是有所不同的。白虎汤方中石膏之量，从不少于500g，而麻杏石甘、越婢等汤方中石膏之量，从不超过250g。这是仲景《伤寒论》方剂配伍中有关重要的部分，不容等闲视之。

4. 脏躁

出处:《岳美中医案集》。

1940年于河北滦县，诊治一女性徐某，19岁，欠伸不安，哭笑无常，得脏躁症，亦投以上方（甘麦大枣汤）。其父曰：“方中之药，系经常之食品。”归后，取仓中之小麦500g左右，大枣500g左右，购甘草一大把，用锅煎熬之，令其女恣饱饮之。药后患者感头晕颇重，继之昏睡一昼夜始醒。翌日其父来述服药经过，嘱按原方服之。进数剂，经久未发。

甘麦大枣汤治妇人脏躁，是方是病，医籍屡载；唯男子患此，且以本方治愈，则罕见，是知医学典籍不可不读，不读则无所比较遵循；亦不可死读，死读则刻舟求剑，守株待兔。

5. 鼻衄

出处:《岳美中医案集》。

阎某，男性，21岁，唐山市人，汽车司机。

素患鼻衄，初未介意。某日，因长途出车，车生故障，修理三日始归家，当晚6时许开始衄血，势如涌泉，历5个多小时不止，家属惶急无策，深夜叩诊。往视之，见患者失倾枕侧，鼻血仍滴沥不止，炕下承以铜盆，血盈其半。患者面如白纸，近之则冷气袭人，抚之不温，问之不语，脉若有若无，神智已失。急疏甘草干姜汤（甘草9g，炮干姜9g)，即煎令服。

2小时后手足转温，神智渐清，脉渐起，能出语，衄亦遂止。翌晨更与阿胶12g，水煎日服2次。后追访，未复发。

6. 慢性肝炎

出处:《岳美中医案集》。

姬某，男性，年33岁。患慢性肝炎，经某医院治疗，已一年余，仍有轻度黄疸不退，谷丙酶高达1570单位，于1971年6月15日会诊。切其脉左关浮弦，右脉滑大，望其舌中部有干黄苔。自诉胁微痛，心下痞满。综合脉舌证候，是少阳阳明并病而阳明证重。选用大柴胡汤，治少阳蕴热之黄疸与阳明痞结之胀满，更辅以涤热散结专开心下苦闷之小陷胸汤。

处方：柴胡9g，枳实6g，白芍9g，川军6g，清夏9g，黄芩9g，生姜12g，大枣4枚（擘），糖瓜蒌30g，川黄连3g。水煎服，7剂。

6月22日复诊：弦滑脉见减，舌黄苔见退，残余黄疸消失，痞满稍舒，谷丙酶降至428单位。是方药已对证，续进10剂，谷丙酶正常，出院。

恽铁樵

医家简介： 恽铁樵(1878—1935年)，名树珏，别号冷风、焦木、黄山，江苏省武进县孟河人。出身于小官吏家庭，自幼孤苦，5岁丧父，11岁丧母，由族人抚养长大。励志读书，13岁就读于私塾，16岁考中秀才，1903年考入南洋公学，攻读外语和文学。1906年毕业后，先后赴湖南长沙某校及上海浦东中学执鞭任教。1911年，应商务印书馆张菊生先生聘请，任商务印书馆编译。次年，主编《小说月报》，以翻译西洋小说而著称于文坛。1912年主编《小说月报》，风靡一时。后因长子病故，发愤学医，曾就学于名医汪莲石。1920年，辞去《小说月报》主编职务，正式挂牌行医，尤其擅长儿科。当余云岫《灵素商兑》以西医理论攻击中医时，作《群经见智录》予以驳斥。1925年，与国学大师章太炎及其弟子张破浪等在上海创办“中国通函教授学社”，也即后人所熟知的“铁樵函授中医学校”。1933年办铁樵函授医学事业所，受业者千余人。医学著述很多，著作有22种，编成《药盦医学丛书》。1932年，恽铁樵身体过于劳累，渐感不支。应章太炎先生邀请，恽氏曾到苏州章氏寓所休养。待身体状况稍事好转，又返回上海，继续行医、办学。由于过度透支，长年积劳成疾，恽氏晚年瘫痪在床。即使在这种情况下，他仍然坚持口授著书，不曾懈怠。终因病情每况愈下，于1935年7月26日在上海辞世。

伤寒发热，无汗而喘

出处:《经方实验录》上卷。

二公子、三公子相继病伤寒殇。先生痛定思痛，乃苦攻《伤寒论》……如是者有年，而四公子又病伤寒。发热，无汗而喘。遍请诸医家，其所疏方，仍不外乎历次所用之豆豉、山栀、豆卷、桑叶、菊花、薄荷、连翘、杏仁、象贝等味。服药后，热势依然，喘益加剧。先生乃终夜不寝，绕室踌躇。迨天微明，乃毅然曰：此非《伤寒论》"太阳病，头痛，发热，身疼，腰痛，骨节疼痛，恶风，无汗，而喘者，麻黄汤主之"之病而何？乃援笔书:麻黄七分，桂枝七分，杏仁三钱，炙草五分。持方与夫人曰：吾三儿皆死于是，今四儿病，医家又谢不敏。与其坐而待毙，曷若含药而亡！夫人默然。嗣以计无他出，乃即配药煎服。先生则仍至商务印书馆服务。及归，见病儿喘较平，肌肤有润意，乃更续予药，竟得汗出喘平而愈。

翟竹亭

医家简介：翟竹亭(1879—1962年)，名青云，河南省杞县人。临证精于内外两科及针灸术，迩遐求治者，应手辄效，名噪豫东。素嗜内、难等书，对金、元诸医家及明吴又可学术思想，致力尤深，更折服李濒湖、张景岳，故自号"湖岳村叟"。晚年集40年临床经验，汇编成《湖岳村里医案》。

1. 温毒喉痹

出处:《湖岳村叟医案·咽喉门》。

邑东北店有朱明伦者，年30余，患喉症。就余治时，咽痛发闷，饮食难进，午后潮热，肺胃二脉沉数有力。此系温毒喉症，非下不可。用调胃承气汤，一服而愈。即大黄15g，芒硝10g，甘草10g，水煎服。

2. 疫证后潮热，食难进呕吐

出处:《湖岳村叟医案·温疫门》。

本邑西门内，有步清者，年近六旬，偶患疫证。愈后，每日潮热，饮食难进，强食呕吐，骨瘦如柴，危困于床。屡请医治，有云“噎膈”者，有云“反胃”者，杂药乱投，毫无效验。邀余诊治，脉细如丝，幸而有神。详察胸腹间，按之胃脘微疼。此乃疫病虽愈，燥粪结存胃脘故也。用调胃承气汤，内加蜂蜜60g，越日下燥粪十余枚，干黑极硬，诸症若失，不数日即平复矣。

3. 小儿鹅口疮，身热气喘肢厥

出处:《湖岳村叟医案·幼科门》。

北罗庄魏信三，小儿半岁余，大病后忽起鹅口白，身热不退，诸医不曰湿热，便曰邪火，屡进寒凉，无稍效，日近危笃，请余起疴。但见小儿面青气喘，四肢厥凉，误作真热治之，殆矣。华元化曰:“虚其虚实其实而死者，医杀之也。”余用桂附地黄汤，水煎冷服，遵《内经》用热远热之法，一帖遂效，二帖全瘳。

桂附地黄汤：熟地6g，山药5g，山萸肉5g，油桂2g，附子

2g，茯苓5g，川牛膝3g，丹皮5g，巴戟天5g，杞果5g，五倍子2g，炙甘草2g。水煎服。

4. 水肿

出处:《湖岳村叟医案·水臌门》。

本城内小西门街袁旭东先生之佃户，年二十岁。自乡赴县，七月初，天气炎热，路过菜园中，渴其饮冷水三四碗，路旁有大树一株，伊于树下睡熟。醒来觉腹胀难受，不甚在意，越旬日，目下如卧蚕，腹内有水声，饮食亦减。就诊于余，脾肺二脉沉滑有力，知系实证，治以攻邪为先，方用十枣汤加葶苈煎服，攻下水桶余，病去八九。又服半帖痊愈。

5. 痢疾

出处:《湖岳村叟医案·痢疾门》。

北门内杨姓妇人，年七旬，禀赋甚厚。六月患痢一月未瘳，某医用十全八珍等汤，服十帖不愈。请余诊治，六脉有力有神，年虽老确属实证，如贼在室，理应驱逐，用大承气汤一帖，泻下燥屎如核桃大五六枚，饮食大进，不治痢而痢自止。

6. 噎膈

出处:《湖岳村叟医案·妇科门》。

余姨母五十五岁，患噎膈证，自觉咽喉间有物挡塞，吐之不出，咽之不下，气上冲逆，嘈杂难受，饮食减少，形容憔悴，日吐痰涎约碗许。招余诊治，诊得胃脉沉实有力，肺脉洪大，此是子母俱实之证。肺主肃杀下降，脾主津液，肺气不降，则脾之津液不能独行，津液化为痰涎。究其本源，实因大肠之燥而成，余用大承气汤服一帖，大解二次，下干粪三十余枚，坚硬如石子，病去二三。又服二帖，燥粪已尽，后见溏便，诸症十全。

此证倘作真噎膈治之不愈，死者无言，医者不醒，必归咎于命。命之一字，乃医家藉口，以谢病人，告无过者也。

张 琪

医家简介：黑龙江省中医研究院研究员、主任医师，首批享受国务院特殊津贴专家，现任黑龙江中医药大学兼职教授、博士生导师、中华中医药学会内科学会顾问，2009 年被人力资源和社会保障部、卫生部、国家中医药管理局授予“国医大师”荣誉称号。从事中医临床工作近 70 年，擅长诊治内科疑难杂症。

1. 腹痛便秘

出处：《张琪临床经验辑要》。

王某，农民，夏日远行又贪吃生冷，突然呕吐，腹痛难忍，大便不通，无矢气，以急诊来哈求治，经某医院外科检查疑诊为肠套叠，但未定。邀余会诊，诊其脉现沉滑，腹拒按，尿赤，大便不通，舌苔燥。为肠胃素热，夏月远行过劳，又贪吃生冷，寒热积滞，给予本方（桂枝加大黄汤）1 剂，呕吐止，腹痛减，继用 1 剂，大便通下燥屎若干，腹痛随之而愈。

注家皆谓本方治太阳病误下，邪陷太阴，表证未罢，腹满实痛，乃随文衍义之语。其实本方并不限于表证不解，桂枝亦并非单用其解表，同生姜合用以温中化寒，大黄泻下，乃寒温并用之意。

2. 高热谵语，泻水恶臭

出处:《张琪临床经验辑要》。

单某，男，57 岁，1974 年 11 月 5 日初诊。

高热 10 余日不退，体温 39℃～ 39.7℃，在某医院住院，拟诊为肠伤寒，但未查出伤寒杆菌，故未确诊。经用多种抗生素治疗，高热不退，邀余会诊。

患者壮热神昏谵语，舌苔黄燥，脉沉实，但已腹泻多次，泻出污水奇臭难闻，腹部坚硬拒按。

辨证：阳明腑实，热扰神昏。

立法：泻热攻结，急下存阴。

方药:大黄 25g，芒硝 25g(冲)，枳实 20g，厚朴 20g。水煎，2 次分服。

11 月 6 日复诊：遵嘱服药 1 剂，于当日夜间燥屎 10 余枚，坚硬如石，高热渐退，神志转清，继服 1 剂。

11 月 7 日三诊：服药后又下燥屎及稠状粪便甚多，奇臭难闻，热退神清。此燥屎已尽，腑实已除，宜以养阴和胃之剂善后调理。

按语：本例壮热神昏，舌苔黄燥，脉沉实，据此脉证，辨为实热内结，扰及神明，耗伤阴津，欲用急下存阴之法，投泻剂治之。但其陪护家属及经治医生皆曰病人已腹泻多次，担心不堪再泻。余以手触其腹部硬满拒按，察视病人泄泻，见其泻下污水奇臭难闻，知乃阳明腑热，燥屎已成，而致热结旁流，不急下之不可救其危。故以“通因通用”之法，用大承气汤投之。果然其效如鼓应桴。

3. 病毒性脑炎

出处:《张琪临床经验辑要》。

李某，女，16岁。1986年9月16日初诊。

病孩1个月前始头痛、发热，伴有呕吐。当地医院以感冒诊治不效。1周后病情加重，高热39℃，神志不清，并频繁抽搐而转送某医院住院。经腰穿等检查确诊病毒性脑炎。给以氨苄青霉素、先锋霉素、甘露醇及牛黄安宫丸等药治疗近1个月无明显改善。病情危急，众医多以为不可治，嘱家属准备后事。后经介绍请余会诊，诊见病人仍神志不清，高热39.7℃，躁动不宁，时有抽搐、牙关紧闭，遗尿不知。启其齿，舌红，苔黄燥。询其大便，其母讲每日鼻饲奶粉等，但两周大便未行。以手触其腹，硬满拒按，患者昏迷中尚知用手拒之。脉象左右沉数有力。综合脉证，诊为“暑温”，为暑热之邪传入阳明。热结成实，窍闭风动。治之以通腑泄热，开窍息风。遂投以大承气汤。

处方：生大黄25g，芒硝15g（冲化），枳实20g，川朴10g。水煎鼻饲，每剂分2次隔6小时温服。

日进两剂，发热见轻，体温降至38℃，抽搐未再发作。但大便未行，神志仍不清。药见初效，嘱原方再进。两剂后下硬屎块少许，躁动减轻，体温再降至37.5℃～37.8℃之间，神志亦稍好转。因燥屎仍蓄积未下，故嘱前方再服。又进1剂，大便日数行，泻下黏稠夹杂硬块，初为黑污，继则深黄，其量甚多，约半痰盂。躁动遂止，体温转至正常，至午夜苏醒，识其亲友。继以养阴清热之剂调理而渐康复。

张安钦

医家简介：张安钦(1885—1978年)，四川省璧山县人。辛亥革命后学习中医，立志于医道和教育以救民众。1923年，从上海大同医学校毕业回川后，在南充等地行医，对贫苦病人义诊赠药，医德高尚，医术高明。

胸腔积液

出处:《老中医医案医话选》。

钟某，男，50岁，工人。

病者患胸膜炎引起积水。据其自述，已病月余，先是剧咳，后成胀满，抽液后，当时好些，以后又胀，他来时走路不到一华里，路上就歇了十多次，才勉强走陇。胸部胀痛，脉象濡滑。

处方：甘遂二钱，芫花二钱，大戟二钱，茯苓三钱，酒军一钱。上药共研为细末，平均分为四小包，晨间服一小包，用红枣十枚，煎汤送服。

服后如不泻或微泻，次晨又再服一小包，泻后停服。两天后患者来复诊，据称服第一次药后微泻，服第二次药后，泻十余次，病已大减，这次来时，就是一气走陇，路上没有歇过。

处方：潞党四钱，焦术五钱，茯苓四钱，陈皮三钱，茅根四钱。上方6剂后，基本治愈，用苡仁、百合、菜粥自养。

张伯臾

医家简介：张伯臾(1901—1987年)，别名湘涛。上海市川沙县人。早年从师于浦东三桥镇王文阶先生，1921年录取于上海中医专科学校，毕业后回浦东家乡行医。1924年又承业于江南名医丁甘仁，并在仁济善堂任中医内科医师。1925年重返故里开业。新中国成立后参加上海市邑庙区第一联合诊所，1956年进上海市第十一人民医院、曙光医院任内科医师，1978年任上海中医学院内科教授。张伯臾从事中医内科和教学工作。中医临床前后60年，长于内科杂病，辨证细致，分析精当，疗效卓著，深得病家信仰。撰有《张伯臾医案》《中医中药治疗急性心肌梗塞的经验》等。

急性胰腺炎

出处:《张伯臾医案》。

郑某，女，23岁。1973年3月9日。

昨日中午过食油荤，入夜上腹部剧烈疼痛，拒按，并向腰部放射，恶心欲吐，口干便秘，今起发热38℃，白细胞17.1×10^9/L，中性粒细胞0.82，血淀粉酶1600单位，脉小弦，苔薄黄腻。湿热滞互阻中焦延及胰腺，不通则痛，急拟清热解毒通腑法，方以大承气汤加减：生大黄9g（后下），元明粉9g（冲），枳实12g，生山楂15g。红藤30g，败酱草30g，两味煎汤代水煎上药。

服1剂腹痛减，2剂腹痛除，热退，白细胞及血尿淀粉酶均正常。

张凤逵

医家简介：张鹤腾，字元汉，号凤逵，颖郡(今安徽阜阳)人，生年不明，卒于明崇祯八年乙亥(1635年)。著有《伤暑全书》一书，成书于明天启壬戌(1622年)，该书原著版已久失。清代叶子雨由旧书肆中购得并加以增订。1917年秋，子雨之子仲经将其寄交裘吉生校刊出版，名《增订伤暑全书》。

疫病谵语

出处:《续名医类案·疫》卷五。

张凤逵万历丁未三月间寓京师，吏部刘蒲亭病剧求治，已备后事，谵语抹衣，不寐者七八日矣。御医院吴思泉，名医也，偕数医治之。张诊脉，只关脉洪大，其余皆伏，乃书方竹叶石膏汤。咸惊曰:吴等已煎附子理中汤，何冰炭如是？张诘之，吴曰:阳症阴脉，故用附子。张曰：两关洪大，此阳脉也。其余经为火所伏，非阴脉也。

一剂，谵语抹衣即止，熟寐片时。再诊之，洪者平而伏者起矣。又用辛凉药调理痊愈。

张介安

医家简介：张介安(1921—2004年)，教授，主任医师，首批全国老中医药专家学术经验继承工作指导老师，中医儿科临床学家。出生于中医世家，为家族医学第六代传人。曾任武汉市中医医院名誉院长。从事儿科临床66载，注重实践，经验颇丰，在小儿望诊及用药上有其丰富经验及独特见解。擅用消、下二法医治儿科疑难杂症，遣方用药，独具匠心，屡建殊功。

小儿支气管哮喘

出处：《中国现代名中医医案精华（五）》。

张某，男，5岁。初诊：1991年3月。

主诉：哮喘反复发作3年。好发于冬春季，每次发作用氨茶碱、非那根方能缓解，以致久用而效果不佳。西医诊断为支气管哮喘。此次发病由于日前气候突变，当即见喷嚏、鼻塞声重，入夜喘息甚而不能平卧。喉间痰鸣，痰涎清稀，口不渴，二便调。

诊查：面色少华，呼吸稍粗，唇微发绀。舌苔白，微腻，脉浮紧。

辨证：寒邪束表，内闭于肺。

治法：温肺散寒，止咳平喘。

处方：麻黄6g，桂枝6g，杭芍20g，细辛3g，干姜3g，甘草6g，五味子6g，姜半夏10g。

二诊：服上方药1剂咳喘减，2剂喘平，3剂续服毕，仅见微咳，喉中痰少许，纳谷不香，神疲。舌苔薄白，脉细。遂以参苓白术散加苏梗10g，枳壳10g，姜半夏10g，4剂，健脾化痰以善后。

张景岳

医家简介：张景岳（1563—1640年），明末会稽（今浙江绍兴）人，名介宾，字惠卿，号景岳，因其室名通一斋，故别号通一子。同时因为他善用熟地，有人又称他为“张熟地”。他是杰出的医学家，古代中医温补学派的代表人物，时人称他为“医术中杰士”“仲景以后，千古一人”，其学术思想对后世影响很大。

1. 伤寒二便闭

出处：《景岳全书·杂证谟》卷三十四。

一壮年，素好火酒，适于夏月，醉则露卧，不畏风寒，此其食性脏气，皆有大过人者，因致热结三焦，二便俱闭。余先以大承气汤，用大黄五七钱，如石投水。又用神祐丸及导法，俱不能通，且前后俱闭，危剧益甚。遂仍以大承气汤加生黄二两，芒硝三钱，加牙皂二钱煎服。

黄昏进药，四鼓始通，大便通而后小便渐利。此所谓盘根错节，有非斧斤不可者，即此之类，若优柔不断，鲜不害矣。

2. 狂证

出处：《类经·论治类》上册十二卷。

一少年姻妇，以热邪乘胃，依附鬼神，殴詈惊狂，举家恐怖，欲召巫以治，谋之于余。余曰：不必，余能治之。因令人高声先导，首慑其气，余即整容，随而突入。病者亵衣不恭，瞠视相向。余施怒目胜之，面对良久，见其赧生神怯，忽尔潜遁，余益令人索之，惧不敢出。乃进以白虎汤一剂，诸邪悉退。此以威仪胜其亵渎，寒凉胜其邪火也。

张菊人

医家简介：张菊人(1883—1960年)，名汉卿，字菊人，江苏省淮安县人。原名廷銮，曾用名汉卿。江苏淮安人。早年在淮安行医，后迁居北京，曾任外城、内城官医院医师、养浩庐中医院副院长。新中国成立后历任北京中医医院副院长、中医学会顾问、北京市政协常委。农工民主党成员。行医50余年，临床经验丰富。擅治温热时病，对温病学说尤有心得。1919年廊坊地区霍乱流行，与中医杨浩如、陈伯雄等同出巡诊，救治甚众。著有《菊人医话》(1960年)。与孔伯华、杨浩如、陈企董、曹巽轩、陈伯雄、赵云卿等人共同编写《八种传染病证治析疑》一书，共10卷，成为治疗各种传染病的规范。

1. 咳喘

出处:《菊人医话》。

赵女孩，本患风热咳嗽，正当收效调理之际，因外出感凉，凉风与内热纠合，夜半呼吸气粗，旋即气喘。当与麻杏石甘汤为治。

麻黄五分，生石膏五钱，杏仁泥三钱，生甘草一钱。

上方服后未及五分钟，呼吸立匀，气喘即止。复诊再以宣肺化痰清善其后，绝无任何后遗症。

……按麻黄散肺中之风寒，石膏清肺胃之热。麻黄用量不得过石膏量的十分之一，可保有效无弊。此为个人历年应验。

2. 先便后血

出处:《菊人医话》。

李某，1957年9月就诊。

先便后血，有时下纯血，脐腹时有隐痛，口苦溺黄，肋后转动不舒，微微作痛。宜仿黄土汤去刚药加活血品为治。

生地炭五钱，生甘草一钱半，茅术炭一钱半，当归三钱，炒黄芩一钱半，灶心土五钱，陈阿胶二钱。

服上方转动时痛已减，二日便未下血，腹中隐痛已松，口不苦，溺不黄，只事忙觉累。再仿原议出入。

焙干地黄六钱，土炒白术二钱，炒黄芩一钱二分，归身三钱，炙草一钱，陈阿胶三钱，炒白芍三钱，灶心土六钱。

3. 霍乱

出处:《菊人医话》。

某村一年高八十三岁之老翁，上吐下泻，大汗如雨，脉来洪大而数，略见芤象；所吐有酸腐之味，所泻有秽恶之气，势甚危殆。予以：

人参五钱，石膏一两，知母三钱，甘草一钱。陈仓稻米一两煎水煮药。

服后吐泻即止，次日再以清暑和中调理，即瘥。

4. 腹剧痛

出处:《菊人医话》。

1917年讨伐张勋复辟之役，有军士某因久伏潮湿之地，兼夹积滞，战后忽肚腹剧痛，狂叫不已。先就外城医院西医诊疗，以为无救不治，乃改投中医，余为主治。六脉均沉濡而兼滑象，舌苔白垢而腻，腹痛则时而喜按，时而拒按。显系寒湿夹滞。当用温化通降，兼行熨腹法。行之久久，仅得矢气，大便不下，痛仍如故，继以大黄附子汤投之（大黄、附子各三钱），肌肤略润泽，大便始得畅通，腹部亦为松缓而痛亦止。更用温调熨法并行，遂即痊愈。

熨方：当归二两，香附二两，乌药二两，川芎一两。四味炒透，另加食盐一两，麦麸三两，再共醋炒烹，用布二方分包，轮替熨患处，冷则再炒再熨。

5. 水肿喘满

出处:《菊人医话》。

一水肿患者，年五十余，因水浸于肺，喘促不休，喘满并作，苦不能耐。与以小青龙汤加芫花五分，泻水数十遍，次日喘平肿消。

张令韶

医家简介：清初医家张锡驹，字令韶，浙江钱塘（今杭州市）人。生于明崇祯十七年(1644年)，卒年不详。传师兄志聪研究伤寒之学，提出以治伤寒之法医治杂病。其著作有《伤寒论直解》《胃气论》两书。其比较突出的观点是强调《伤寒论》为治百病的全书，并非仅仅为伤寒而设。因此他提出能治伤寒即能治杂证。

伤寒误补坏证

出处:《续名医类案·伤寒》卷一。

一妇人素有虚弱之症，后患伤寒。一医以为阴虚发热，用滋阴之药，命食鸡子火肉，而病更甚。所用皆玉竹、骨皮、丹皮、归、芍之类，十余日，死症悉具。延张至，其人已死。张请视之，气虽绝，而脉尚在且带滑。曰：此症不死，乃误服补药，使邪不解，胃络不通，胃家实也。幸正气未败，可治。少顷果苏。用调胃承气汤，一服而结粪解，诸症愈。次日大汗如雨。此虚象也，用人参三钱，芪、术、枣仁各五钱而愈。

张路玉

医家简介：名璐，晚号石顽老人。江苏常州人，明末清初医家。他医宗明代温补派，精治伤寒内科方脉。他撷取历代60余家著述，参考百余种医学书籍，历数10年，十易其稿，撰成《张氏医通》，该书包括内、外、妇、儿、五官科等，并附验案，分门别类，内容较为丰富。

1. 冬温咽痛自利，咳唾脓血

出处:《古今医案按·温热病》卷二。

陆中行室，年二十余，腊月中旬，患咳嗽，捱过半月，病热（咳）少减。新正五日，复咳倍前，自汗体倦，咽喉干痛。至元夕，忽微恶寒发热，明日转为腹痛自利，手足逆冷，咽痛异常。又三日，则咳唾脓血。张诊其脉，轻取微数，寻之则仍不数。寸口似动而软，尺部略重则无。审其脉证，寒热难分，颇似仲景厥阴例中麻黄升麻汤证。盖始本冬温，所伤原不为重，故咳至半月渐减，乃勉力支持岁事。过于劳役，伤其脾肺之气，故咳复甚于前。至望夜忽憎寒发热，来日遂自利厥逆者，当是病中体疏，复感寒邪之故。热邪既伤于内，寒邪复加于外，寒闭热邪，不得外散，势必内奔而为自利。致邪传少阴、厥阴，而为咽喉不利，唾脓血也。虽伤寒大下后，与伤热后自利不同，而寒热错杂则一。遂与麻黄升麻汤。

一剂，肢体微汗，手足温暖，自利即止。明日诊之，脉亦向和。嗣后，与异功、生脉合服，数剂而安。

2. 呕吐经年

出处:《续名医类案·反胃》卷六。

汤伯干子，年及三旬，患呕吐经年，每食后半日许吐出原物，全不秽腐，大便二三日一行，仍不燥结，渴不喜饮，小便时白时黄。屡用六君子、附子理中、六味丸，皆罔效，日濒于危。诊之，两尺弦细而沉，两寸皆涩而大，此肾脏真阳大亏，不能温养脾土之故，遂以崔氏八味丸与之。

或谓附子已服过二枚，六味亦曾服过，恐八味未能奏效也。张曰：不然。此证本属肾虚，反以姜、附、白术伐其肾水，转耗真阴。至于六味，虽曰补肾，而阴药性滞，无阳则阴无以生，必于水中补火，斯为合法。服之不终剂而愈。

3. 血痢伴小便癃闭，少腹急结

出处:《续名医类案·痢》卷八。

韩晋度春捷锦旋，患腹痛泄泻下血。或用香连丸，遂饮食艰进，少腹急结。虽小便癃闭，而不喜汤饮。面色萎黄，日夜去血五十余度。诊之，气口沉细而紧，所下之血瘀晦如苋菜汁，与理中汤加肉桂二钱。

一剂溺通，小腹即宽，再剂血减食进，四剂泄泻止三四次，去后微有白脓。与补中益气加炮姜，四剂而愈。

4. 噤口血痢伴小便癃闭

出处:《续名医类案·痢》卷八。

褚某尊堂，深秋久痢，噤口不食者半月余，但饮开水及瓜汁，啜后必呕胀肠鸣，绞痛不已，烦渴闷乱，至夜转剧，所下皆脓血，日夜百余次，小水涓滴不通，六脉皆弦细乏力。验其积沫，皆瘀淡色晦。询其所服，皆芩、连、槟、朴之类，所见诸症俱逆。幸久痢脉弱，尚宜温补。用理中加桂、苓、紫菀调之。

服后小便即通，得稍寐，数日糜粥渐进，痢亦渐减。更与理中倍参，伏龙肝汤泛丸，调理而痊。

5. 伤酒不能起

出处:《续名医类案·饮食伤》卷九。

癸卯元夕，周徐二子过石顽斋头饮，次日皆病酒不能起，欲得葛花汤解醒。张曰：此汤虽为伤酒专剂，然人禀赋，各有不同……徐子久患精滑，饮则面色愈青，此素常肝胆用事，肾气亦伤，酒气皆行筋骨，所以上潮于面。葛花胃药，用之何益？与五苓散加人参，倍肉桂，服后食顷，溲便如皂角汁而安。

6. 咳喘肺胀

出处:《续名医类案·肺痈肺痿》卷三十二。

一酒客严冬醉卧，渴饮冷茶，肺胀喘咳。脉得气口沉紧搏指。与小青龙去白芍，加葶苈、半夏，一剂而痊。则知肺胀喘满，当以葶苈为向导也。非实证未可轻投。

张梦侬

医家简介：张梦侬(1896—1977年)，原名炳丞，别名正一。湖北汉川人，近代著名中医临床家，20世纪30年代即享誉大江南北，至70年代已是名扬全国的中医耆宿。少时读医书，又从林士安学针灸。曾在郑州、西安等地行医，并任职于陕西省国粹中医学校。新中国成立后任湖北中医进修学校教员、湖北中医学院内经教研组组长。临证既尊经方古法，又善于吸取民间经验，擅治痰疾。主张治小儿病以和胃消食为本。著有《临证会要》。

牙痛

出处:《临证会要·诸痛》。

1935年秋，张某，女，49岁。

经常左右牙痛，发作频繁，十多年来，治之不效，痛甚则水谷不入，齿龈肉色如常，并不红肿，齿不动摇。诊脉沉细，舌淡苔白，两尺无力。印象为虚火上炎，投以加味桂附地黄汤（肉桂末1.5g，熟地15g，熟附片、山萸肉、泽泻、丹皮、茯苓、牛膝、车前子各10g，细辛2g，玄参15g，山药15g）而愈。后改汤方作丸服，病再未发。

张 三 锡

医家简介：明代医学家，字叔承，号嗣宗。应天府(今江苏南京)人，世医出身。将医学分为经络，四诊，病机、治法、本草、运气6个重要方面，并收集前人论述，结合自己经验，写成《医学六要》。

1. 心下痛

出处:《医学六要·胃脘痛门》卷五。

一中年人因郁悒心下作痛，一块不移，日渐羸瘦。予桃仁承气汤，一服下黑物并痰碗许，永不再发。

2. 胃脘久痛

出处:《医学六要·治法汇》卷五。

一妪（胃脘）痛久，诸药不应，六脉微小，按之痛稍定。知中气虚而火郁为患也。投理中汤，一服随愈。

3. 黄疸家头身痛

出处:《医学六要·头痛门》卷五。

一人素病黄，忽苦头痛不已，发散降火，历试无效。诊得脉大而缓，且一身尽痛，又兼鼻塞，乃湿家头痛也。投瓜蒂散一匕，内鼻中，黄水去大杯而愈。

4. 素肥今瘦

出处:《续名医类案·痰》卷十六。

一人素肥盛，半年渐瘦，两膝与背互痛，两尺沉滑。古人有言，昔肥今瘦者，痰也。遂以加减豁痰汤，连进数服，一日食后偶作恶心，乃以瓜蒂散一钱投之，吐稠痰半升而愈。

张天锡

医家简介：四川省内江市中医院院长，中医内科主任医师，国家级有突出贡献专家，国家政府特殊津贴享受者、内江市中医学科带头人、内江市科技拔尖人才、内江市名中医，兼任成都中医药大学兼职教授、四川省中医医疗机构评审委员会委员、四川省中医药学会常务理事、医院管理专业委员会副主任委员、内江市中医药学会副会长、内江市中医医疗机构评审委员会副主任、内江市政协委员、内江市科协副主席、内江市科学技术宣讲团成员等职。

消谷善饥

出处:《四川名家经方实验录》。

兰某，男，36岁，公务员。1978年4月因消谷善饥就诊。

自述多年来患一怪病，可在任何时候发作，发作时每顿如正常就餐，吃完就饿，必须再吃，如是者一日十数次。且当时粮食凭票，患者不胜其烦。经西医多次检查血糖、尿糖正常。辗转多家医院住院治疗无效。不明原因又恢复正常，但人感觉困倦。此次疾病复发，其形体消瘦，食多但大便不增多，饮水多，唇红，小便数，脉弦数，舌质红，苔薄黄，诊断为消谷症。

处方：白虎汤：生石膏240g，知母60g，甘草60g，. 粳米120g。2剂，水煎服，1日服3次。

服药1次后诸症消失，不再感到饥饿。嘱其再服1次，不必尽剂。

张 文 选

医家简介：张文选，主任医师，教授，医学博士，全国著名中医南京中医大学孟澍江教授的学生；曾跟随全国名医北京中医药大学著名教授刘渡舟、赵绍琴老师临床抄方学习。临床能凭借三位名师所传授的经验治病而疗效显著。著有《温病方证与杂病辨治》等书。

1. 臀以下冰冷

出处:《温病方证与杂病辨治》上篇。

董某，男，65岁。2006年3月7日初诊。

患者自觉臀部、两髋冰冷往外冒凉气，从臀部向下延至大腿后侧也冰冷难忍，右腿为重。睾丸潮湿，阴茎睾丸发凉。四肢发胀，做较强运动则汗出，汗液冰冷，汗后全身发凉。曾多处求医诊治，观前医所用处方均为温阳祛寒、补气升阳方，其中一方附子用30g，黄芪用60g，但毫无效果。舌红赤，苔黄，脉滑大略数。患者自述多年前在黑龙江居住，一年冬天曾在野外雪地工作受寒，认为臀以下冰冷可能与此有关。根据病史脉舌，辨为大青龙汤证，处大青龙汤原方3剂，嘱患者服药后多饮热水并覆被发汗。

2006年3月11日二诊：如法服药后，汗出，臀部下肢冰冷有所减轻，但效果不明显。脉仍滑大略数，舌仍红赤。细细询问，大便不干，但小便发黄，气味浊臭，眼睛干涩，口气秽浊。从火郁阳遏、火郁生寒考虑，改用三黄泻心汤法。

处方：黄连8g，黄芩10g，酒大黄5g。3剂。

2006年3月14日三诊：服药1剂。痛快地泻大便一次，排出臭秽大便颇多，臀、髋、大腿后部冰冷顿时变温，第二天大便正常，臀部向下温暖，四肢胀消。上方加生栀子10g，黄柏10g。6剂。臀以下冰冷告愈。

2. 剧烈胃痛

出处：《温病方证与杂病辨治》下篇。

叶某，女，35岁。1998年9月29日初诊。

胃痛半年，近几天频繁发作，尤其在夜间会突发剧烈胃痛，服用阿托品等药不能缓解，必须到医院急诊注射止痛药方能止痛，时有呕吐。曾先后请二位名中医诊治，所服处方有加味平胃散、金铃子散、辛香理气止痛方等，无一有效。诊时见患者以两手按着脘部，不能直腰，面色苍白无色，因呕吐胃痛，每天仅能勉强喝少量稀粥。舌极淡、有齿痕，苔白而厚腻，脉沉缓。此寒湿伤阳，是典型的附子粳米去草枣加参苓木瓜汤证。

处方：炮附子5g，清半夏10g，粳米30g，大枣7枚，草蔻仁6g，茯苓20g，红参5g。3剂。1剂胃痛即止，3剂而愈。

张锡纯

医家简介：近代医学家，字寿甫，河北盐山县人。幼习举子业，打下坚实之文史基础，后秉承其父之遗志，改攻医学，精研《内经》《难经》《本草经》及仲景学说，历代著名医家学说，又悬壶问世。30岁后又研习西医，既善于化裁古方，又能撷取中西医之精粹，互相沟通。治疗时主张照顾脾阳、胃阴，善治中气下陷、气郁、痰饮、结胸等杂症，皆有别出心裁之疗法。每多化裁古方、糅合中西治法，被称为“中国近代医学第一人”。

1. 燥痉

出处:《全国名医验案类编·燥淫病案》第五卷。

病者：陈秀山之幼子，年三岁，住奉天小西边门外。

病名：燥痉。

原因：外感燥热而发。

证候：周身壮热，四肢拘挛，有抽掣之状，渴嗜饮水，大便干燥。

诊断：婴儿脉不足凭，为舍脉从症，知系燥热引动其肝经风火，上冲脑部，致脑气筋妄行，失其主宰之常也。

疗法：直清阳明为主，佐以息风舒筋。

处方：生石膏一两，生甘草一钱，薄荷叶一钱，全蜈蚣二条，肥知母三钱，生粳米二钱，钩藤三钱，煎汤一盅，分两次温饮而下。

效果：一剂而抽掣止，拘挛舒。遂去蜈蚣，又服一剂，热亦退净而愈。

2. 水肿

出处:《医学衷中参西录·前三期合编第二卷》上册。

一妇人，年四十许，得水肿证。其脉象大致平和，而微有滑数之象。俾浓煎鲜茅根汤饮之，数日病愈强半。其子来送信，愚因嘱之曰：有要紧一言，前竟忘却。患此证者，终身须忌食牛肉。病愈数十年，食之可以复发。孰意其子未返，已食牛肉。且自觉病愈，出坐庭中，又兼受风，其证陡然反复，一身尽肿，两目因肿甚不能开视。愚用越婢汤发之，以滑石易石膏（用越婢汤原方，常有不汗者，若以滑石易石膏则易得汗）。

一剂汗出，小便顿利，肿亦见消。再饮白茅根汤，数日病遂痊愈。

3. 伤寒脉微细

出处:《医学衷中参西录·第五期第五卷》中册。

曾治一人，年过三旬，身形素羸弱，又喜吸鸦片，于冬令得伤寒证，因粗通医学，自服麻黄汤，分毫无汗，求为诊视。脉甚微细，无紧象。遂即所用原方，加生黄芪五钱，服后得汗而愈。

4. 伤寒脉不出

出处:《医学衷中参西录·第五期第五卷》中册。

曾治天津鼓楼东万德永面庄理事张金铎，年近四旬，先得伤寒证，延医治愈。继出门作事又冒寒，其表里俱觉寒凉，头疼，气息微喘，身体微形寒战。诊其脉，六部皆无，不禁愕然。问其心中，犹平稳，知犹可治。盖此证属重感。气体虚弱，寒邪侵入甚深，阻其经络之流通，故六脉皆闭也。投以麻黄汤加生黄芪一两，服后周身得汗，其脉即出，病亦遂愈。

5. 温病发疹

出处:《医学衷中参西录·第五期第五卷》中册。

一幼女患温疹，其疹出次日即靥，精神昏昏而睡，时有惊悸，脉象数而有力，投以白虎汤加羚羊角钱半（另煎兑服），用鲜芦根三两煮水以之煎药，取汤两茶盅，分三次温服下，其疹得出，病亦遂愈。

6. 肺炎性鼠疫

出处:《医学衷中参西录·第五期第六卷》中册。

民国十年，黑龙江哈尔滨一带鼠疫盛行，奉天防范甚严，未能传染入境。惟中国银行与江省银行互相交通，鼠疫之毒菌因之有所传染。其行中经理施兰孙者，浙江人，年三十余，发生肺炎性鼠疫，神识时明时愦，恒作谵语，四肢逆冷，心中发热，思食凉物，小便短赤，大便数日未行。其脉沉细而迟。心虽发热，而周身肌肤之热度无异常人，且闭目昏昏似睡，呼之眼微开。此诚《伤寒论》少阴篇所谓但欲寐之景象也。其舌上无苔，干亮如镜，喉中亦干甚，且微觉疼，时作干咳。此乃因燥生热，肾气不能上达，阴阳不相接续，故证象、脉象如此，其为鼠疫无疑也。此证若燥热至于极点，肺叶腐烂，咳吐血水，则不能治矣。犹幸未至其候，急用药调治，尚可挽回。其治之之法，当以润燥清热为主，又必须助其肾气，使之上达，与上焦之阳分相接续而成坎离相济之实用，则脉变洪大，始为吉兆。爰为疏方于下：

生石膏三两（捣细），知母八钱，元参八钱，生怀山药六钱，野台参五钱，甘草三钱。共煎汤三茶盅，分三次温饮下。

按：此方即白虎加人参汤以山药代粳米，而又加玄参也。方中之意：用石膏以清外感之实热；用山药、知母、玄参以下滋肾阴，上润肺燥；用人参者，诚以热邪下陷于少阴，遏抑肾气不能上达，而人参补而兼升之力既能助肾气上达，更能助石膏以逐除下陷之热邪，使之上升外散也。且凡阴虚兼有实热者，恒但用白虎汤不能退热，而治以白虎加人参汤始能退热，是人参与石膏并用，原能立复真阴于邪热炽盛之时也。

将药三次服完，身热脉起，舌上微润，精神亦明了，惟大便犹未通下，内蕴之热犹未尽清。俾即原方再服一剂，其大便遂通下，余热亦遂尽消矣。为此证无结核败血之现象，而有肺燥、舌干、喉疼之征，故可名之为肺炎性鼠疫也。

7. 风水肿伴痰涎喘促

出处:《医学衷中参西录·第六期第二卷》下册。

马朴巨，辽宁大西关人，年五旬，业商，得受风水肿兼有痰证。

病因：因秋末远出，劳碌受风遂得斯证。

证候：腹胀，周身漫肿，喘息迫促，咽喉膺胸之间时有痰涎堵塞，舌苔淡白，小便赤涩短少，大便间日一行，脉象无火而微浮。拟是风水，当遵《金匮》治风水之方治之。

处方：生石膏一两（捣细），麻黄三钱，甘草二钱，生姜二钱，大枣四枚（擘开），西药阿司匹林三分。共药六味，将前五味煎汤一大盅，冲化阿司匹林，温服，被覆取汗。

方解：此方即越婢汤原方加西药阿司匹林也。当时冬初，北方天气寒凉，汗不易出，恐但服越婢汤不能得汗，故以西药之最善发汗兼能解热者之阿司匹林佐之。

复诊：将药服后，汗出遍体，喘息顿愈，他证如故，又添心中热渴，不思饮食。诊其脉仍无火象，盖因痰饮多而湿胜故也。斯当舍脉从证，而治以清热之重剂。

处方：生石膏四两（捣细），天花粉八钱，薄荷叶钱半。共煎汤一大碗，俾分多次，徐徐温饮下。

三诊：将药服后，热渴痰涎皆愈强半，小便亦见多，可进饮食，而漫肿腹胀不甚见轻。斯宜注重利其小便以消漫肿，再少加理气之品以消其腹胀。

处方：生石膏一两（捣细），滑石一两，地肤子三钱，丈菊子三钱（捣碎），海金沙三钱，槟榔三钱，鲜茅根三钱。共煎汤一大盅半，分两次温服下。丈菊，俗名向日葵，究之向日葵之名当属之卫足花，不可以名丈菊也。丈菊子，《本草纲目》未收，因其善治淋疼利小便，故方中用之。

效果：将药煎服两剂，小便大利，肿胀皆见消，因将方中石膏、滑石、槟榔皆减半，连服三剂，病痊愈。

8. 风水一身悉肿

出处：《医学衷中参西录·第六期第二卷》下册。

邑北境常庄刘氏妇，年过三旬，因受风得水肿证。

病因：原系农家，时当孟夏，农家忙甚，将饭炊熟，复自馌田间，因做饭时受热出汗，出门时途间受风，此后即得水肿证。

证候：腹中胀甚，头面周身皆肿，两目之肿不能开视，心中发热，周身汗闭不出，大便干燥，小便短赤。其两腕肿甚不能诊脉，按之移时，水气四开，始能见脉。其左部弦而兼硬，右部滑而颇实，一息近五至。

诊断:《金匮》辨水证之脉，谓风水脉浮，此证脉之部位肿甚，原无从辨其脉之浮沉，然即其自述，谓于有汗受风之后，其为风水无疑也。其左脉弦硬者，肝胆有郁热也，其右脉滑而实者，外为风束胃中亦浸生热也。至于大便干燥，小便短赤，皆肝胃有热之所致也。当用《金匮》越婢汤加减治之。

处方：生石膏一两（捣细），滑石四钱，生杭芍四钱，麻黄三钱，甘草二钱，大枣四枚（擘开），生姜二钱，西药阿司匹林一丸。中药七味，共煎汤一大盅，当煎汤将成之时，先用白糖水将西药阿司匹林送下，候周身出汗（若不出汗仍可再服一丸），将所煎之汤药温服下，其汗出必益多，其小便当利，肿即可消矣。

复诊：如法将药服完，果周身皆得透汗，心中已不发热，小便遂利，腹胀身肿皆愈强半，脉象已近和平。拟再治以滋阴利水之剂以消其余肿。

处方：生杭芍六钱，生薏米六钱（捣碎），鲜白茅根一两。药共三味，先将前二味水煎十余沸，加入白茅根，再煎四五沸，取汤一大盅，温服。

效果:将药连服十剂，其肿全消，俾每日但用鲜白茅根一两，煎数沸当茶饮之，以善其后。

或问：前方中用麻黄三钱原可发汗，何必先用西药阿司匹林先发其汗乎？

答曰：麻黄用至三钱虽能发汗，然有石膏、滑石、芍药以监制之，则其发汗之力顿减，况肌肤肿甚者，汗尤不易透出也。若因其汗不易出，拟复多加麻黄，而其性热而且燥，又非所宜。惟西药阿司匹林，其性凉而能散，既善发汗又善清热，以之为麻黄之前驱，则麻黄自易奏功也。

或问：风袭人之皮肤，何以能令人小便不利，积成水肿？

答曰：小便出于膀胱，膀胱者太阳之腑也。袭人之风由经传腑，致膀胱失其所司，是以小便不利。麻黄能祛太阳在腑之风，佐以石膏、滑石，更能清太阳在腑之热，是以服药汗出而小便自利也。况此证肝中亦有蕴热，《内经》谓“肝热病者小便先黄”，是肝与小便亦大有关系也。方中兼用芍药以清肝热，则小便之利者当益利。至于薏米、茅根，亦皆为利小便之辅佐品。汇集诸药为方，是以用之必效也。

9. 风温呕吐不食

出处：《医学衷中参西录·第六期第三卷》下册。

赵印龙，邑北境许孝子庄人，年近三旬，业农，于孟秋得风温病。

病因：孟秋下旬，农人忙甚，因劳力出汗过多，复在树阴乘凉过度，遂得风温病。

证候：胃热气逆，服药多呕吐。因此屡次延医服药，旬余无效。及愚诊视，见其周身壮热，心中亦甚觉热，五六日间饮食分毫不进，大便数日未行。问何不少进饮食？自言有时亦思饮食，然一切食物闻之皆臭恶异常，强食之即呕吐，所以不能食也。诊其脉弦长有力，右部微有洪象，一息五至。

诊断：即此证脉相参，知其阳明腑热已实，又挟冲气上冲，所以不能进食，服药亦多呕也。欲治此证当以清胃之药为主，而以降冲之药辅之。则冲气不上冲，胃气亦必随之下降，而呕吐能止，即可以受药进食矣。

处方：生石膏三两（捣细），生赭石一两（轧细），知母八钱，潞党参四钱，粳米三钱，甘草二钱。共煎汤一大碗，分三次温服下。

方解：此方乃白虎加人参汤又加赭石，为其胃腑热实故用白虎汤，为其呕吐已久故加人参，为其冲胃上逆故又加赭石也。

效果：将药三次服完，呕吐即止。次日减去赭石，又服一剂，大便通下，热退强半。至第三日减去石膏一两，加玄参六钱，服一剂，脉静身凉，而仍分毫不能饮食，憎其臭味如前。愚晓其家人曰：此病已愈，无须用药，所以仍不饮食者，其胃气不开也。胃之食物莫如莱菔，可用鲜莱菔切丝，香油炒半熟，而以葱酱作汤，勿过熟，少调以绿豆粉俾服之。至汤作熟时，病人仍不肯服，迫令尝少许，始知香美，须臾服尽两碗，从此饮食复常。

10. 风温喘促

出处：《医学衷中参西录·第六期第四卷》下册。

辽宁小南关柴市旁，赫姓幼子，年五岁，得风温兼喘促证。

病因：季春下旬，在外边嬉戏，出汗受风，遂成温病。医治失宜，七八日间又添喘促。

证候：面红身热，喘息极迫促，痰声辘辘，目似不瞬，脉象浮滑，重按有力。指有紫纹，上透气关，启口视其舌，苔白而润。问其二便，言大便两日未行，小便微黄，然甚通利。

诊断：观此证状况已危至极点，然脉象见滑，虽主有痰亦足征阴分充足。且视其身体胖壮，知犹可治。宜用《金匮》小青龙加石膏汤，再加杏仁、川贝以利其肺气。

处方：麻黄一钱，桂枝尖一钱，生杭芍三钱，清半夏二钱，杏仁二钱（去皮捣碎），川贝母二钱（捣碎），五味子一钱（捣碎），干姜六分，细辛六分，生石膏一两（捣细）。

共煎汤一大盅，分两次温服下。

方解:《金匮》小青龙加石膏汤，原治肺胀，咳而上气，烦躁而喘。然其石膏之分量，仅为麻、桂三分之二（《金匮》小青龙加石膏汤，其石膏之分量原有差误），而此方中之生石膏十倍于麻、桂，诚以其面红身热，脉象有力，若不如此重用石膏，则麻、桂、姜、辛之热即不能用矣。又《伤寒论》小青龙汤加减之例，喘者去麻黄加杏仁，今加杏仁而不去麻黄者，因重用生石膏以监制麻黄，则麻黄即可不去也。

复诊：将药服尽一剂，喘愈强半，痰犹壅盛，肌肤犹灼热，大便犹未通下，脉象仍有力，拟再治以清热利痰之品。

处方：生石膏二两（捣细），瓜蒌仁二两（炒捣），生赭石一两（轧细）。

共煎汤两盅，分三次，徐徐温饮下。

效果：将药分三次服完，火退痰消，大便通下，病遂痊愈。

11. 外感后便秘

出处:《医学衷中参西录·第七期第二卷》下册。

一人素伤烟色，平日大便七八日一行，今因受外感实热，十六七日大便犹未通下，心中烦热，腹中胀满，用洗肠法下燥粪少许，而胀满烦热如旧。医者谓其气虚脉弱，不敢投降下之药。及愚诊之，知其脉虽弱而火则甚实，遂用调胃承气汤加野台参四钱，生赭石、天门冬各八钱，共煎汤一大碗，分三次徐徐温饮下。饮至两次，腹中作响，觉有开通之意，三次遂不敢服。迟两点钟大便通下，内热全消，霍然愈矣。

12. 伤寒寒热往来，头痛心烦喜呕

出处:《医学衷中参西录·第七期第三卷》下册。

同庄张月楼，少愚八岁，一方之良医也。其初习医时，曾病少阳伤寒，寒热往来，头疼发热，心中烦而喜呕，脉象弦细，重按有力。愚为疏方调治，用柴胡四钱，黄芩、人参、甘草、半夏各三钱，大枣四枚，生姜三大片，生石膏一两，俾煎汤一大盅服之。

月楼疑而问曰：此方乃小柴胡汤外加生石膏也，按原方中分量，柴胡半斤，以一两折为今之三钱计之，当为二两四钱，复三分之，当为今之八钱，今方中他药皆用其原分量，独柴胡减半，且又煎成一盅服之，不复去滓重煎，其故何也？弟初习医，未明医理，愿兄明以教我也。答曰：用古人之方，原宜因证、因时，为之变通，非可胶柱鼓瑟也。此因古今气化略有不同，即人之禀赋遂略有差池，是以愚用小柴胡汤时，其分量与药味，恒有所加减。夫柴胡之性，不但升提，实原兼有发表之力，古法去滓重煎者，所以减其发表之力也。今于方中加生石膏一两以化其发表之力，即不去滓重煎，自无发表之虞，且因未经重煎，其升提之力亦分毫无损，是以止用一半，其力即能透膈上出也。放心服之，自无差谬。

月楼果信用愚言，煎服一剂，诸病皆愈。

13. 热入血室

出处:《医学衷中参西录·第七期第三卷》下册。

在辽宁曾治一妇人，寒热往来，热重寒轻，夜间恒作谵语，其脉沉弦有力。因忆《伤寒论》谓妇人热入血室证，“昼日明了，

暮则谵语”，遂细询之，因知其初受外感三四日，月信忽来，至月信断后遂变斯证。据所云云，知确为热入血室，是以其脉沉弦有力也。遂为开小柴胡原方，将柴胡减半，外加生黄芪二钱，川芎钱半，以升举其邪之下陷，更为加生石膏两半，以清其下陷之热。将小柴胡如此变通用之，外感之邪虽深陷，实不难逐之使去矣。

将药煎服一剂，病愈强半，又服一剂痊愈。

张晓云

医家简介：张晓云教授系成都中医药大学附属医院大内科主任、成都中医药大学附属医院急诊科主任、博士生导师、四川省名中医，主要从事内科急危重症临床工作，擅用成方、古方治疗急危重症和疑难杂症。

支气管哮喘

出处:《四川名家经方实验录》。

刘某，女，51岁。

因“突发呼吸困难半小时”急诊收入院，诊断为支气管哮喘急性发作期。入院当时给予氢化可的松、氨茶碱、糖皮质激素雾化吸入及其余对症支持治疗处理后，病情迅速缓解，喘促停止。

患者自诉平素长期口服小剂量糖皮质激素，晨起胸闷，咳嗽咳痰，半小时内能自行缓解。近日有受凉病史。入院第2日起，每日晨起胸闷不适，咳嗽咳痰，微喘，痰液色白质稀。根据中医四诊，认为属中医诊断的喘证。患者面色淡白、形体偏胖、畏寒喜近衣被为素体阳虚，肌体失于温煦的表现。阳虚气化不利，故产生痰饮，平素亦见胸闷，咳嗽咳痰，加之近日外感寒邪，客于脏腑，内外合邪，更致水液转输、敷布发生障碍，痰饮更生。寒邪与痰饮交阻，肺气壅滞，气机失调，血脉不畅，故见呼吸困难，唇甲青紫，张口抬肩，鼻翼扇动，不能平卧。咳痰清稀、口微渴不喜饮、舌淡苔白、脉沉细均为寒邪与痰饮内停的表现，故辨证为寒痰郁肺。治宜宣肺散寒，降逆化痰。

处方：射干麻黄汤加减：射干 15g，麻黄 15g，生姜 15g，细辛 3g，紫菀 15g，款冬花 15g，五味子 15g，半夏 15g，大枣 30g，陈皮 15g，茯苓 15g，苏子 15g，白芥子 15g，莱菔子 15g。

上数味药水煎服，水量以刚好淹没药物为度。开后 15 分钟取药，每次口服 100mL，1 日 3 次。

服上方后第 1 日，患者即感晨起胸闷、气促症状明显减轻，咳痰量减少。服上方后第 2 日，晨起胸闷、气促、咳痰症状消失。继续住院治疗 3 日后出院。

张意田

医家简介：清代著名医家，具体身世不详，为清代医家魏之琇所编著的《续名医类案》中记录的医家。

1. 壮热舌赤，目赤发狂

出处:《续名医类案·热病》卷四。

甬江焦姓人，七月间，患壮热舌赤，少腹满闷，小便自利，目赤发狂，已三十余日。初服解散，继则攻下，俱得微汗，而病终不解。诊之，脉至沉微，重按疾急。夫表证仍在，脉反沉微者，邪陷入于阴也。重按急疾者，阴不胜其阳，则脉流转疾，并乃狂矣。此随经瘀血，结于少阴也，宜服抵当汤。乃自为制虻虫、水蛭，加桃仁、大黄煎服。

服后下血无算，随用熟地一味，捣烂煎汁，时时饮之，以救阴液。候其通畅，用人参、附子、炙草，渐渐服之，以固真元。共服熟地二斤余，人参半斤，附子四两，渐得平复。

2. 呃逆

出处:《续名医类案·呃逆》卷十四。

董友之母，年将七旬，病已八日。脉之，软缓而迟滞，发热日晡益甚，舌苔黄厚，大便不行，畏寒呃逆。阅诸方咸以老年正气虚，用丁香、柿蒂与补阴之剂。夫脉来迟滞，畏寒，阳邪入里也；舌苔黄厚，日晡热盛，阳明实也。此乃表证未解，而陷里之热急，致气机逆窒而发呃，法当下之，毋以年高为虚也。

与小承气，服后大便转矢气，兼有心烦不宁之状。与一剂，临晚下黑屎数枚，二更战栗壮热，四更大汗，天明又便黑矢，然后呃止神清而睡。此实呃之症也，宜审之。

张友樵

医家简介：清代著名医家，具体身世不详，为清代医家魏之琇所编著的《续名医类案》中记录的医家。

喘咳

出处:《续名医类案·喘》卷十四。

一酒客……感客邪，壅塞肺气，喘咳复作。医以葶苈进，不效，反烦闷汗泄。张诊其右寸浮数，口渴恶热，冷汗自出，喘急烦闷。曰：此热邪内壅，肺气郁极，是以逼汗外越，非气虚自汗也。服葶苈反烦闷者，肺热极嫉，与苦寒相格拒也。夫肺苦气上逆，本宜苦以泄之，而肺欲散，又当急食辛以散之。与麻杏甘石汤。

一剂肺气得通，喘止汗敛，诸症悉平。

张宇庆

医家简介：近代名老中医，具体身世不详，为陈明的《金匮名医验案精选》中记录的医家。

肺心病合并急性感染

出处:《金匮名医验案精选》。

张某，男，70岁，农民。

间断性咳嗽、胸闷20余年。20年来，咳喘呈持续性，每逢冬季加重，多次住院治疗，诊为慢性支气管炎、肺气肿、肺源性心脏病。10天前因受凉，咳喘加重。胸部憋胀，不能平卧，咯痰白黏胶固，难以咯出。伴心悸，下肢水肿。曾经某医院门诊治疗，诊为肺心病合并急性感染，注射青、链霉素，氨茶碱，服双氢克尿塞、安体舒通等，效果不显，要求中医治疗。

患者呈半坐位，喘息抬肩，喉中痰鸣，口唇紫绀，颈部青筋暴张。胸呈桶状，四肢不温，下肢水肿，按之陷而不起。舌质紫暗，苔黄腻，脉弦滑无力。证属肺胀，缘因痰浊内壅，阻塞气道，气体易入而难出，致肺脏气胀。急宜涤痰逐饮，豁通气道。给皂荚丸每次 1 丸，每日 4 次。

服药后次日早晨，痰液变稀，咯出大量稀痰，自觉胸部宽畅，喘咳明显减轻，紫绀亦减。次日拉稀便 2 次，喘息胸憋续减。至晚已能平卧，紫绀消失，喘咳已平。后以健脾养心，固肾纳气之法巩固。

按语：本方主药皂荚，味辛性温，入肺与大肠二经，功专涤痰开窍，且有通便之能，使表里通畅，肺气得降。《本草求真》谓："其力能涤垢除腻，洁净脏腑。"故痰浊胶黏，阻塞气道，非此药不可。白蜜为丸，枣汤送服，缓药性之烈以护胃。因药性峻烈，必须掌握以下指征，方可应用，否则不宜轻投。

（1）喘咳胸憋，不能平卧为主症。

（2）痰浊胶黏难咯，或咯出大量痰后喘息减轻。

（3）胸廓圆隆如桶状。

皂荚丸为涤痰峻剂，疗效确切，价廉易得，使用方便。病人服皂荚丸后，痰液变稀易咯，大便溏，日 2 ～ 4 次不等。病人往往因之而喘憋减，腹胀、纳差等症亦随之而除，全身情况好转。除个别病人有咽痒或轻度恶心外，未见损伤正气之弊病。肺胀为本虚标实之证，皂荚丸只治痰浊阻塞而致喘憋之标。症情缓解后需调补肺、脾、肾以固本善后，可选用参蛤散、金匮肾气丸、麦门冬汤等。

张志聪

医家简介：清代医家，字隐庵，浙江钱塘人，生于清顺治、康熙年间(1644～1722年)。张氏生活在一个世医家庭，自小喜好医药，成年后即从当时名医张卿子学医，学成后行医数十载，并于杭州胥山专门建造了一所房子，题名“侣山堂”，集聚同道医家在一起讲论医学。侣山堂实际就是一所医学校，从事学术研究，讲授医理，培养了大批医生，颇极一时之盛。他在学术上对《内经》《伤寒论》很有研究，另对本草学的研究也卓有成绩。他的著述，主要是注释古书，有《素问》《灵枢》《伤寒论》《金匮要略》《神农本草经》等，著有《黄帝内经素问集注》《灵枢集注》《伤寒论宗印》《伤寒论集注》。此外，还有《本草崇原》《侣山堂类辩》等著述。

伤寒发热，头痛胸痛

出处:《续名医类案·伤寒》卷一。

一少年，伤寒三四日，头痛发热，胸痛不可忍。病家曰：三日前因食面而致病。张曰：不然，面饭粮食，何日不食，盖因外感风寒，以致内停饮食，非因食面而为头痛发热之也。故凡停食感寒，只宜解表，不可推食，如里气一松，外邪即陷入矣。且食停于内，在胸下胃脘间，按之而痛。今胸上痛不可按，此必误下而成结胸。病家云：昨延某师，告以食面，故用消食之药，以致胸中大痛。因诊其外症尚在，仍用桂枝汤加减，一服而愈。

张志民

医家简介：张志民教授，业医40余年，对仲景学说钻研颇深，有丰富的运用仲景方的临床经验。张老是全国仲景学说讨论会的发起人之一，著有《伤寒论方运用法》一书，此书重点阐述《伤寒论》方的运用规律与方法，在每个方剂下，分析方证病机，对方药作用及配伍意义，后世方的衍生发展，前人注解的错误，方证的八纲属性及临床证候、适用病证、方药加减、类证类方鉴别等，皆作论述。既综合了前资卓见，也有作者的临床体验。每方皆附医案数则，介绍主要的运用经验。此书提倡《伤寒论》与温病学说融会贯通。

1. 发热

出处:《伤寒论方运用法》。

患者女性，49岁。初诊：1961年8月6日。

发热已10余日，经芳香清解、渗利导滞而寒热不退，入晚热高，微汗，连日来体温升降于37.8℃～38.8℃之间。不恶寒而恶热，头重目眩，四肢酸重，口苦咽干，唇燥面垢，喜饮而饮不多，不欲进食，胸闷时作叹息，大便干燥难解，小便短少，腹胀满不舒，舌燥苔黄，脉弦而迟。病处少阳阳明两经之间，迭经汗下，中气嫌虚，拟小柴胡汤轻剂，加知母、芒硝泄热去实。

北柴胡4.5g，黄芩10g，知母12g，竹茹10g，炙甘草3g，红枣3枚，党参6g，芒硝12g（分两次冲服）。服1剂。

二诊：8月7日。昨夜解燥屎二三枚，腹满减，胸腹较舒。

今晨体温 37.3℃，舌略润，苔薄黄，脉仍弦迟。续前法，原方加减共服 4 剂，热退净，调理而愈。

2. 十二指肠球部溃疡因感冒加重

出处:《伤寒论方运用法》。

患者男性，32 岁。

初诊：患十二指肠球部溃疡已两年，每因感冒或饮食不节，胃痛即发。周前又发作，服药无效。胸骨下时觉疼痛，5 天来每餐只能饮稀粥少许。询知其此次胃痛系感冒之后转剧，现仍微有寒热（37.5℃），头晕，口苦，肢倦，不思饮食，深呼吸时觉胸部不舒，微咳，时欲呕，大便 3 天未行，舌苔薄白，脉浮数。此乃胃病宿疾因感冒而加重。治新病，宿疾可瘥。因其呈本方证，乃予本方（柴胡桂枝汤）1 剂。

二诊:药后头晕、口苦、肢倦等症减半，寒热除，胃痛大减，纳渐增。继服两剂。

三诊：药后诸症均除，食欲更佳。再服两剂，能食干饭。

3. 食入即吐，胸痛便秘

出处:《伤寒论方运用法》。

患者女性，6 岁。初诊：1956 年 1 月 15 日。前日注射百日咳疫苗，当夜发寒热。经某医给服下剂后，反见饮食入口即吐，胸痛，大便 3 日未解。察其神志昏沉，体温（肛门）38℃，舌苔黄白，舌尖红，脉沉细。证属发热冒风，复伤其胃所致。拟干姜黄芩黄连人参汤加味：干姜 6g，黄芩 10g，黄连 4.5g，党参 6g，川桂枝 4.5g，法半夏 4.5g。服 1 剂。二诊：1 月 16 日。药后神志清醒，体温（肛门）37.6℃，吐止，胸痛除，知饥索食。腹中雷鸣，时转矢气，此宿食欲去之兆。舌苔转薄白，脉转弦。当和其表里，上焦得通，津液得下，必能汗出便通。拟小柴胡汤。服小柴胡汤 1 剂而愈。

4. 急性肠梗阻

出处:《伤寒论方运用法》。

患者男性，28 岁。

初诊：1961 年 9 月 16 日。突发腹痛腹胀、呕吐已一天。不发热、不恶寒、不能食，腹胀痛拒按。西医协助会诊，肠鸣音亢进，可闻到气过水声；腹部透视：中腹部有两处较大液平面，结肠充气；白细胞 12×10^{9}/L，中性粒细胞 0.70。印象：肠梗阻。建议先服中药。

舌苔黄厚，脉沉滑有力，两天未解大便，小便短赤。阳明腑气不通，可下之。方用：

大黄 12g（后下），生枳实 12g，厚朴 15g，玄明粉 9g（冲），莱菔子 9g。服 1 剂。

上午服药，夜 7 时，泻稀水便两次，放矢气。腹痛、呕恶等均缓解。腹透：液平消失，调理而愈。

5. 心绞痛

出处:《伤寒论方运用法》。

患者男性，62 岁。初诊：1956 年 4 月 5 日。

患糖尿病及高血压多年。近两年来，时感胸闷，步行过急时，胸闷短气加剧。长期服 D860。近 1 个月，有时忽然心区刺痛，连及背部及左肩部。西医诊断为心绞痛，给予硝酸甘油片含舌下，能止痛。昨天下午去浴室洗澡，假寐受凉。夜饭后，心痛突发作，较平时发作为剧，痛如绞窄，连及胸背胁腹。

患者咳嗽，痰黄稠，便秘已两日，无寒热，舌质边紫尖红，苔薄黄腻，脉弦滑，时有间歇。证属平素胸阳失运，痰浊内结，气滞血瘀；此次由外感引发。宜表里兼顾，急则治标，仿治胸痹法，小陷胸汤与瓜蒌薤白半夏汤合剂加味。

全瓜蒌 18g，薤白 9g，法半夏 9g，黄连 9g，桂枝 9g，桃仁 9g。服 1 剂。

二诊：4 月 7 日。昨今心痛未发，胸脘较舒畅，大便通顺，咳减痰易出，舌脉如前。续服上方 3 剂。

三诊：4 月 12 日。痛未再发。上方去桃仁，加当归 9g，续服 3 剂。

6. 小产血崩

出处：《伤寒论方运用法》。

患者女性，32 岁。初诊：1960 年 10 月 25 日。

困难时期，营养不良，劳动过度。妊娠已 4 个月。1 个月来，不时胎动漏红，一则无力医治，二则不以为意，终而发展至腰酸、腹大痛而小产。患者仰卧床上，下部血水流漓不止，先是血块，后为鲜红色血水，头晕欲呕，面色苍白，少腹冷痛，手足不温，神疲懒于应答，舌红无苔，脉沉细无力。因无力去医院，勉强为立下方：

制附子 30g，干姜 24g，炙甘草 24g，阿胶 18g（冲另炖），蕲艾 18g，党参 30g。急服 1 剂。

药后两小时，开始言语，流血渐少，腹痛亦减，四肢渐转温。嘱当晚原方再服 1 剂。

二诊：今晨精神好转，索食，欲起坐。令嘱勿起坐，再安卧一天。服胶艾四物汤两剂，调理而愈。

7. 痛痹

出处:《伤寒论方运用法》。

患者男性，41 岁。初诊：1961 年 7 月 3 日。

胃痛已两年，近半年来加剧，发作转频，每餐食少。恶性贫血，羸瘦，弱于行步。经治稍愈，常便秘，须三四日一行；近日来每夜感左半身麻痹，骨节疼痛，彻夜难眠，头晕心悸，面皖唇淡，手足寒冷，舌苔淡薄，脉沉细弱。方用：

炮附子 15g，白芍 10g，茯苓 10g，白术 12g，党参 12g。

服药 1 剂，痹除痛减，头晕心悸亦减，大便乃畅行。继服 3 剂而痛止。

张仲华

医家简介：晚清医家，字大爔，江苏吴县人。于 1846 年撰《爱庐方案》1 卷 (一名《爱庐医案》)。所记医案，较简约易览。另辑有《临证经验方》1 卷 (1847 年)，系由张达德校。

食滞腹痛

出处:《爱庐医案》。

脾肾之阳素亏，醉饱之日偏多，腹痛拒按，自汗如雨，大便三日未行，舌垢腻，脉沉实，湿痰食滞，团结于内，非下不通，而涉及阳虚之体，又非温不动，许学士温下之法，原从仲圣大实痛之例化出，今当宗之。

制附子五分，肉桂四分，干姜五分，生大黄四钱，枳实一钱五分，厚朴一钱。

再诊大府畅行，痛止汗收，神思倦而脉转虚细，拟养胃和中。

北沙参三钱，甘草三分，橘白一钱，白扁豆三钱，丹皮一钱五分，石斛三钱，白芍一钱。

张子和

医家简介：张从正(约1156—1228年)，字子和，号戴人，睢州考城(今河南兰考县)人，为我国宋金时期著名医家，与李杲、朱丹溪、刘完素被后世并称为金元四大家。张从正继承并发扬刘完素的学术观点，对汗、吐、下攻邪三法运用独到，见解卓越。通过长期的医疗实践，张氏积累了丰富的临证经验，不仅扩充了三法的运用范围，而且形成了攻邪治病的独特风格，为中医病理病机的发展、治疗方法的深化做出了贡献，堪为“攻下派”的代表。

1. 伤寒谵语妄见

出处:《续名医类案·伤寒》卷一。

张子和曰:予之常溪，雪中冒寒入浴，重感风寒，遂病不起。但使煎通圣散单服之，一二日不食，惟渴饮水，亦不多饮。时时使人捶其股，按其腹，凡三四日不食，日饮水一二十度。至六日，有谵语妄见，以调胃承气汤下之，汗出而愈。

常谓人曰:伤寒勿妄用药，惟饮水最为妙药，但不可使之伤，常令揉散，乃大佳耳。至六七日，见有下证，方可下之，岂有变异哉。奈何医者禁人饮水，至有渴死者。病人若不渴，强与水饮亦不肯饮也。

予初病时，鼻塞声重，头痛，小便如灰淋汁。及服调胃承气一两半，觉欲呕状，探而出之，汗出然。须臾下五六行，大汗，一日乃瘳。当日饮水下，则痰出约一二碗。痰即是病也，痰去则病去矣。予时年六十一岁。

2. 胸痹

出处:《续名医类案·痞》卷十。

孙主簿季述之母，久患胸中痞急，不得喘息，按之则脉数且涩。曰：胸痹也。因与仲景三物小陷胸汤，一剂知，三剂愈。

3. 心脐上结硬如斗

出处:《续名医类案·痰》卷十六。

一妇人，心脐上结硬如斗，按之若石。人皆作痞治，针灸毒药，祷祈无数，如捕风然。一日，张见之曰：此寒痰也。诊其两手，寸关皆沉，非寒痰而何？以瓜蒂散吐之，连吐六七升，其块立消过半。俟数日后，再吐之，其涎沫类鸡黄，腥臭特殊，约二三升。凡如此者三，以人参调中汤、五苓散，调服以平矣。

4. 目赤大发

出处:《续名医类案·目》卷十七。

李民范目常赤，至戊子年火运，君火司天，其年病目者，往往暴盲，火运灾烈故也。李是年目大发，张以瓜蒂散涌之，赤立消。不数日又大发，其病之来也，先以左目内眦赤发牵睛，状如铺麻，左之右次锐眦发赤，左之右赤贯瞳子，再涌之，又退。凡五次，亦五次皆涌之，又刺其手中出血，及头上鼻中皆出血，上下中外皆夺，方能战退，然不敢观书及见日。张云：当候秋凉再攻则愈。火方旺而在皮肤，虽攻其里无益也。秋凉则热渐入里，方可擒也。惟宜暗处闭目，以养其神水。暗与静属水，明与动属火，所以不宜见日也。盖李因初愈后，曾冒暑出门，故痛连发不愈如此。涌泄之后，不可常攻，使服鼠粘子以退翳。

5. 小便不通伴便秘重证

出处:《续名医类案·淋浊》卷二十。

张氏儿，年十四，病约一年半矣。得之麦秋，发则小肠大痛，至握其阴跳跃旋转，号呼不已，小溲数日不能下，下则成沙石，大便秘涩，肛门脱出一二寸，诸医莫能治。张曰：今日治今日效，时日在辰巳间矣。以调胃承气，仅一两，加牵牛末三钱，汲河水煎之，令作三五度咽之。又服苦末丸如芥子许六十粒，日加晡，上涌下泻，一时齐出，有脓有血。既定，令饮新汲水一大盏，小溲已利一二次矣。是夜凡饮新水二三十遍，病去九分，止哭一次。明日困卧如醉，自晨至暮，猛然起走索食，歌笑自得，顿失所苦。继与太白散、八正散等，调一日，大瘥。

此下焦约也，不吐不下，则下焦何以开？不令饮水，则小溲何以利？大抵源清则流清者是也。

6. 癫狂

出处:《续名医类案·颠狂》卷二十一。

一狂人，阴不胜阳，则脉流薄厥，阳并乃狂。《难经》曰：阳极则狂，阴极则颠。阳为腑，阴为脏，非阳热而阴寒也。热并于阳则狂，狂则生寒，并于阴则颠，颠则死。《内经》曰足阳明有实则狂，故登高而歌，弃衣而走，无所不为，是热之极也。以调胃承气汤，下数十行，三五日复上涌一二升，三五日又复下之。凡五六十日，下百余行，吐亦七八度。如吐时，暖室置火，以助其热汗，数汗方平。

7. 狂证

出处：《续名医类案·颠狂》卷二十一。

一叟，年六十，值摇役烦扰而暴发狂，口鼻觉如虫行，两手爬搔，数年不已，两手脉皆洪大如绳。足阳明经起于鼻，交頞之中，旁纳太阳，下循鼻柱，交人中、环唇，下交承浆，故其病如是。夫摇役烦扰，便属火化，火乘阳明经，故发狂。经言阳明之病，登高而歌，弃衣而走，骂詈不避亲疏。又况肝主谋，胆主决，摇役迫遽，则财不足支，肝屡谋而胆不能决，屈无所伸，怒无所泄，心火磐礴，遂乘阳明。然胃本属土，而肝属木，胆属相火，火随木气而入胃，故暴发狂。乃命置燠室中，涌而汗出，如此三次。《内经》曰：木郁则达之，火郁则发之。良谓此也。又以调胃承气汤半斤，用水五升，煎半沸，分作三服，大下二十行，血水与瘀血相杂而下数升乃康。以通圣散调治，其后大下，则是土郁夺之也。

8. 目睘

出处：《儒门事亲·十形三疗（一）》卷六。

青州王之一子，年十余岁，目赤多泪，众工无效。戴人见之曰：此儿病目睘，当得之母腹中被惊。其父曰：妊娠时在临清被围。戴人令服瓜蒂散加郁金，上涌而下泄，各去涎沫数升。人皆笑之，其母亦曰：儿腹中无病，何吐泻如此？至明日，其目耀然爽明。

张子淮

医家简介： 中国现代名中医，具体身世不详，为现代名医董建华等编《中国现代名中医医案精华(五)》中记录的医家。

1. 寒热注来，呕吐心烦

出处:《中国现代名中医医案精华(五)》。

甄某，女，30岁。初诊：1975年3月7日。

主诉：病已10余天。一开始头疼怕冷，近来忽冷忽热，不断呕吐，两三日不能吃饭，心烦发闷。

诊查:脉象弦数，舌苔白，中间微黄。颜面潮红，语音低微，心神烦躁不安。

辨证:忽冷忽热乃少阳之往来寒热也。舌苔中黄，呕不能食。可知其热欲入阳明。治当从少阳和解，不宜从阳明清里。治法:和解法。

处方：小柴胡汤：柴胡12g，黄芩12g，党参15g，清半夏9g，甘草6g，大枣5枚，生姜2片。

二诊：1975年3月8日。脉象沉缓，舌苔中黄已退。神志安静，已不烦躁，不呕吐。患者自述服药后约两时许身有微汗出，即感周身舒适，但觉神疲乏力。乃于小柴胡汤加大党参用量，服后而安。

2. 感冒寒热往来

出处:《中国现代名中医医案精华(五)》。

张某，女，56岁。初诊：1971年9月4日。

主诉：病始于头疼怕冷，今已10余天。不饥不渴，时冷时热，倦怠乏力。前医诊为湿温，曾用三仁汤治疗无效。

诊查：脉象弦数，舌苔薄白。面色微黄，精神欠佳。

辨证：病始于头疼怕冷者，乃太阳表证也。当汗未汗邪入少阳，故出现往来寒热、默默不欲饮食，治当使风寒之邪从汗而解。治法：宜用和解法。

处方：小柴胡汤：柴胡12g，黄芩12g，党参15g，清半夏7g，甘草6g，大枣5枚，生姜2片。1剂，水煎服。

二诊：1971年9月5日。脉象沉缓，面色较前红润。患者自述，服药后已不往来寒热，能吃东西，但觉头疼。头疼者，乃邪气未尽、余邪还表矣。治可因势利导，小柴胡汤加入桂枝9g。服药乃愈。

3. 高热

出处:《中国现代名中医医案精华(五)》。

李某，女，25岁。初诊：1967年11月5日。

主诉：发病已3日。高热不退，体温40℃以上，曾注射青霉素及用红霉素等，但症未少减。自觉口苦欲呕，时冷时热。

诊查：脉象弦数，舌苔白黄。面色潮红。问其二便均正常，但心烦欲呕，不思饮食。其病始于头疼恶寒。

辨证：病始于恶寒头痛，乃风寒之邪中于太阳经。表邪当从汗解，当汗未汗故有是证。时冷时热，即往来寒热也；口苦欲呕，病传少阳也。治法：和解法。

处方：小柴胡汤：柴胡 12g，黄芩 12g，党参 15g，半夏 9g，甘草 6g，大枣 5 枚，生姜 3 片。1 剂，水煎服。

二诊：次日复诊，患者自述已不时冷时热，不呕吐，思饮食，体温降至 37℃，自觉头疼。脉见浮而有力。少阳之邪以减，但余邪还表，故见头痛。治当小柴胡汤加桂枝 9g，使余邪从表而解。

服药后得微汗，诸症悉愈。

章次公

医家简介：章次公 (1903—1959 年)，师从孟河名医丁甘仁及经方大家曹颖甫，曾问学于国学大师章太炎，又曾为毛泽东等国家领导人诊病。他对于伤寒学造诣颇深，既重视历代名家学说及临床经验，又能参合现代医学理论；强调辨证论治，用药博采众长，无论经方、单方、验方，兼收并蓄，机动灵活，注重实效。他对中药学尤有研究，著有《药物学》4 卷，多发前人之未发，补古人之未逮。1999 年，门人朱良春等汇集其遗著、医案等出版了《章次公医术经验集》。

1. 脉结代伴下利

出处:《经方实验录》中卷。

昔与章次公诊广益医院庖丁某，病下利，脉结代，次公疏炙甘草汤去麻仁方与之。当时郑璞容会计之戚陈某适在旁，见曰：此古方也，安能疗今病？次公忿与之争。仅服一剂，即利止脉和。盖病起已四十余日，庸工延误，遂至于此。此次设无次公之明眼，则病者所受苦痛，不知伊于胡底也。

2. 少腹蓄血胀痛

出处:《经方实验录》中卷。

某年，余诊一男子，少腹胀痛，小便清长，且目不识物。论证确为蓄血，而心窃疑之。乃姑投以桃核承气汤，服后片时，即下黑粪，而病证如故。再投二剂，加重其量，病又依然，心更惊奇。因思此证若非蓄血，服下药三剂，亦宜变成坏病。若果属是证，何以不见少差，此必药轻病重之故也。时门人章次公在侧，曰：与抵当丸何如？余曰：考其证，非轻剂可瘳，乃决以抵当汤下之。

服后，黑粪挟宿血齐下。更进一剂，病者即能伏榻静卧，腹胀平，痛亦安。知药已中病，仍以前方减轻其量，计虻虫二钱，水蛭钱半，桃仁五钱，川军五钱，后复减至虻虫、水蛭各四分，桃仁、川军各钱半，由章次公调理而愈。后更询诸病者，盖尝因劳力负重，致血凝而结成蓄血证也。

长泽道寿

医家简介：长泽道寿（柳庵），日本著名医家，具体身世不详，著有《口诀集》等书。

发热口渴，小便不利

出处:《金匮要略今释》卷五引《医方口诀集》。

一商人，五月间乘梅雨往返大阪。自觉身体微热，四肢倦怠。一医作风湿用药，则恶食甚。一医作伤寒治之，则发热甚。医治经月，前症愈甚，舁至敝寓求治。诊之脉沉。问渴乎？曰渴。小便利乎？曰不利而色黄。予曰:《金匮》曰：脉沉，渴欲饮水，小便不利者，当发黄。又曰：黄疸病，茵陈五苓散主之。因日晚，不及为末，唯作汤药与之。

一帖而食进，五帖而热退，十帖而病如失。后用调理而安。

赵寄凡

医家简介:天津市名老中医，具体身世不详，为《津门医粹》中记录的医家。

1. 肠伤寒

出处:《津门医粹》。

患者刘某，男，17岁，入院日期1961年11月1日。

患者发热汗出，头晕，大便泄泻，日三四次，已两周。入院前2日，经某医院查肥达反应……印象为肠伤寒。入院检查：体温39℃（腋下），面色苍白，无欲状，胸腹及背部有散在蔷薇疹，肝脾未触及，脉浮弦不数，舌胖质红，苔薄白。

入院后先予香连化滞丸，每日12～18g。治疗3日，无明显好转。不恶寒，反恶热，口渴喜饮，大便溏泄色重，秽气熏人。脉舌相参，证乃协热下利，热重阳明。投葛根芩连汤。

葛根15g，吴茱萸2.5g，川连2.5g，黄芩5g，炙甘草3g。

服1剂后，症状减轻，遂倍量继服2剂，症状消失，脉静身凉。更以原方剂量1剂善后，邪去正安，停药调养。

2. 呕吐腹泻，四肢发冷

出处:《津门医粹》。

患者马某，男，78岁。

因吃拌河蚌，呕吐食水不止，后为黏沫，大便亦泻稀水，面色苍白，四肢发凉。家属非常恐惧，意见不一，有的要去西医院急诊输液，有的说先服中药。赵氏看过病人，认为患者年老体弱，平素脾胃虚寒，又进食河蚌大凉食品，乃属两寒相加。寒邪上逆，故呕吐不止；脾阳虚，故下利清水；中阳不振，阳气不能达于周身，故四末发凉。给吴茱萸汤1剂。

吴茱萸10g，党参10g，生姜20g，大枣7枚。1剂。水煎，分2次服。

服药半剂，1小时后，患者安静吐止，又进半剂药后，四末转温，安静入睡。第二天可进食米浆而不吐。又将吴茱萸汤1剂分2次服完，病愈。

赵 明 锐

医家简介：具体身世不详，出身贫寒，学习勤奋，对中医学的学用，尤求其精。在吕梁、晋中久负盛名。其对张仲景方剂的发掘颇具独到之处。著有《经方发挥》一书。此书系赵明锐先生运用经方治疗各种病症疾30年的临床经验汇集。它在《伤寒论》和《金匮要略》方剂的基础上，做了创造性的发挥，扩大了治疗范围，而且在临床中得反复验证。

1. 小儿发热伴消化不良性腹泻

出处:《经方发挥》。

董某，男，1岁。

发烧、呕吐、腹泻4天，日泻10余次，稀水并夹有奶瓣，味腥臭，量多，尿量减少，伴有呕吐、口干欲饮，体温38℃，脉搏每分钟120次，精神萎靡，眼窝凹陷，舌质红，脉数，指纹紫。

西医诊断为消化不良，中度脱水，故先按每公斤体重80mL静脉补液。中医辨证为实热泻，以葛根芩连汤加茯苓、乌梅、白术、泽泻等药，清泻湿热，健脾止泻。

1剂后腹泻次数明显减少，每日仅有2～3次，稍稀，未吐，精神好转，食欲增加。再服1剂，大便转正常，诸症消失而痊愈。

2. 小儿高热下利

出处:《经方发挥》。

患儿张某，女，10岁。发烧咳嗽1周，每日体温维持在39℃～40℃之间，曾肌注青、链霉素治疗4天，并累用西药退烧剂等，有时体温稍降，但隔数小时以后又复升高，终未降到38.5℃以下。近二三日来又伴有纳呆、腹泻，苔薄白微黄，脉数。属于表里同病，投以葛根芩连汤加杏仁、苏叶、前胡、麦冬。

1剂以后微汗出，体温下降到37.5℃，咳嗽减去大半，2剂后热退身凉，咳嗽停止，胃纳开，大便正常。又给清热调补之品2剂，以巩固疗效。

3. 寒热身痛

出处:《经方发挥》。

曹某，男，28 岁。

冬月，患者发寒热，头项强痛，周身疼痛难忍。一医认为感冒，服药、打针，治疗 3 天，症状毫无减轻。患者热多寒少，皮肤触之有灼热感觉，而且疼痛剧烈，稍有转动即呼号难忍，不似外感之轻微疼痛。口干欲饮，小便短赤，气粗微喘。脉滑数有力，舌质红，苔薄白。诊为风湿相搏，湿有化热之趋势，给予麻黄加术汤加减。

麻黄 10g，桂枝 6g，甘草 10g，杏仁 12g，白术 12g，石膏 30g，黄柏 15g。

服 1 剂后，汗出津津，疼痛虽未明显好转，但发热大为减轻。宗上方加减服 2 剂，疼痛、发热减十分之八九，又以上方加减再服 2 剂，痊愈。

4. 急性肾盂肾炎

出处:《经方发挥》。

张某，男，40 岁。

患者卒然发生恶寒发热，并有腰痛、尿频、尿急、血尿等症。尿常规检查：蛋白（++），红白细胞满视野，脓球（++）。内科诊断为急性肾盂肾炎。中医诊断:舌红，苔黄，脉实大而数。辨证：淋证病属湿热型，邪盛正实。治疗原则以清利湿热为主，兼养阴润燥。方以猪苓汤加泻肾火、养肾阴的知母、黄柏。

服 1 剂后寒热退，血尿减，尿频、尿急诸症都有不同程度的减轻。2 剂以后，自觉证（症）基本痊愈。5 剂后，尿常规检查，仅有少量的白细胞。又服两剂，尿常规（-)，痊愈。

5. 鼻衄

出处:《经方发挥》。

常某，男，38 岁。

患鼻出血 10 多年，每年总有数次发作，每发作一次连续出血四五天，每日流出量 20 ～ 30mL，经服凉血、止血药即愈。近 2 年来病势略有加重，病发作时虽再服前药，也是或效或不效，后改为用西药止血剂，如安络血、仙鹤草素等止血，亦未治愈，仍不断复发。

1969 年秋天的一次鼻出血，血量很多，曾用各种止血药品都止不住。当时患者面色苍白，手足厥逆，消化迟滞，脉沉迟无力，舌胖而淡。诊断为中气虚寒，统摄无权。投以黄土汤 1 剂后血即减少，3 剂全止。后用此方加减配制丸药服两三个月，数年来未见复发。

6. 倒经

出处:《经方发挥》。

宋某，女，年 28 岁。

十数个月以来，每逢月经来潮时，腹部胀痛不适，当日即鼻出血，不能自止，血色鲜红。后值经期口鼻出血更多。急服泻心汤 1 剂。

服后数小时，出血即逐渐减少，第二天完全停止。又宗此方加减化裁，继服两剂痊愈，概未复发。

7. 声带水肿

出处:《经方发挥》。

工某，男，16岁。该患者为晋剧演员，于就诊前2个月突然失音，语声全无，曾经喉科诊断为声带水肿，肌注青、链霉素，以及服用清热消肿利咽之中药6剂，无疗效。经用本方（苦酒汤）1剂以后，声音豁然嘹亮，共服3剂痊愈，以后概未复发。

8. 经年头痛

出处:《经方发挥》。

吕某，女，50余岁。患头痛十多年，间作间止，经断续治疗未愈。因该形体较消瘦，前医多以虚证论之，偏以补气、补血，或气血双补之法，虽经医甚多，但十数年来未见显效。据诉，头痛多发生在盛夏，或受热、着风、情绪不佳而引起。

初诊时正在发病，正额头痛如劈，痛苦万状。面部自觉灼热，汗出，口干，舌燥，渴而能饮，大便三四日未解，小便短赤，脉实大，舌质赤老苔，有芒刺。证属阳明实热，腑气不通，上冲头部。服大承气汤1剂，解下燥粪少许，头痛稍有好转，脉舌如前。考虑药轻病重，未能彻底攻下。再投原方，服后次日泄下燥粪甚多，恶臭异常，其中并夹杂有紫血块，头痛及诸症十去其八九。续服增液承气汤而愈。随访2年未复发。

9. 痢疾

出处:《经方发挥》。

马某，男，38岁。夏秋之季因染痢疾，日下20多次脓血便，里急后重，腹痛阵阵，发热而渴。前医给予中西药治疗，次日痢止。但隔日又现腹痛大作，发热欲吐，口干渴，里急后重，欲便不能，痛苦万分。诊其脉数而有力，苔黄厚，舌质红。此是因痢虽止，但湿热之毒郁于胃肠，无所出处。投以大承气汤 1 剂，泻下数次脓血便，次日诸症若失。

10. 喘证

出处:《经方发挥》。

赵某，男，50 岁。平素体健，偶然感到胸腹满闷，食后尤甚，一二日后，病情逐渐加重，继则喘息，抬肩不得卧，腹部胀满、拒按，3 日未解大便，身热，口渴能饮，小便短赤，汗出。诊得脉象实大而数，苔黄厚腻，投以大承气汤。

大黄 12g，厚朴 12g，枳实 12g，芒硝 10g，加瓜蒌 15g。

服 1 剂后，泻下粪便颇多，喘息随之而愈。

11. 宿食积滞

出处:《经方发挥》。

李某，男，23 岁。饮食不节，暴饮暴食，致胃中宿食 1 月之久，症见食欲不振，口渴能饮，大便不利，小便短赤，日晡手心潮热，胸下及少腹疼痛拒按，脉洪大而数，舌质红，老苔。经服大承气汤 1 剂，大便泻下数次，3 日后痊愈。

12. 少腹积块

出处:《经方发挥》。

一患者，女，40 岁，患病半年，身体很虚，骨瘦如柴，饮食难进，胃腹胀满，胸满喘促，大便不通，曾经多方医治。医者一见此状，即断为虚证无疑，或谓气虚，予以补气；或谓血虚，予以补血；或认为气血均亏，拟以双补；或给止喘之西药；或谓腹中有恶性病变。诸说纷纭，莫衷一是，辗转治疗半年，无寸效。诸医束手，患者待毙。后经友人介绍延余诊治，细观其诸症，虽然一派虚弱之象，但少腹部可触及积块，自觉下坠疼痛，常以两手扶持，方能行动。舌苔黄厚，脉尚有力。又阅前医药方，皆为峻补之剂，余告病家，此为虚中夹实，虽身形虚羸至极，但胃肠结有实邪，阻碍其脾胃消化吸收之功能。此时水谷尚自不能运化，安能吸收补养之药乎？前医只知其虚象，未见其实邪，即使有人虑及其实，在此种情况下，也不敢用泻下攻克之剂，屡用补剂，致肠胃之实更实，气血之虚愈虚。遂给以大承气汤1剂。

服药约2小时后，开始腹痛，难以忍耐，举家惶惶，以为用药有误。余告曰：此是药力所致，再过片刻必有发作。果应我言，过2小时后，腹痛肠鸣加剧，泻下数次，量颇多，皆为各色污秽之物，秽臭异常，泻后顿觉浑身轻快，即思饮食，腹畅喘平，腹中积块消失。次日即能进一小碗面条，随后给予健脾补气之品调补，病情日趋好转，继而痊愈。

13. 重感冒后目不了了

出处：《经方发挥》。

韩某，男，21岁。于8个月前，患重感冒，经治愈后，遗眼睛视力不佳。患者口干，舌燥，喜饮，溺短，便燥，脉大而实。据此脉证，为热邪伏里，灼伤津液，不能上润于目所致的“目不了了”“睛不和”。宗仲景启示，以大承气汤试之，讵料应手取效，两剂而愈。以后凡遇到热邪伤津而致的视力不佳，眼光蒙眬缭乱的患者，投以大承气汤，大多能收到满意的效果。

14. 暴发火眼

出处:《经方发挥》。

刘某，男，18岁。于1周以来，患目睛红、肿、涩、痛，迎风流泪，怕光羞明，奇痒难忍，先服疏风清热之剂未效，后治以大承气汤，1剂而愈。

15. 头痛烦躁，呕吐痰涎

出处:《经方发挥》。

张某，男，30岁。

患重感冒后引起头痛，疼痛剧烈难忍，并时时烦躁，恶心呕吐，吐出物皆痰涎之类。恶寒而不发热，手足不温，自觉口、鼻、齿冰冷难忍。脉沉迟，舌色淡，苔滑。从表现症状和脉象看，为中焦虚寒，复感外邪，引起浊阴之气上逆于清阳之府所致。治以吴茱萸汤。

服1剂后，头痛顿减，呕吐恶寒也有好转。守方共服3剂，痊愈。

赵绍琴

医家简介：赵绍琴（1918—2001年），北京市人。1934年悬壶北京，1950年，参加卫生部举办的中医进修学校。1956年，到北京中医学院任教。曾任北京中医药大学（原北京中医学院）终身教授，温病教研室主任，中国中医药学会内科学会顾问，中国医学基金会理事，第七、八届全国政协委员，享受国务院津贴等。著有《温病纵横》《文魁脉学》《赵绍琴临证400法》《赵绍琴临床经验集》《赵绍琴内科学》等。由辛松峰、彭建中等人整理成书有《赵绍琴温病精选》《赵绍琴内科精要》《赵绍琴验案精选》《中医养生学》。

1. 重症肌无力突发高热

出处:《赵绍琴临证验案精选》。

胡某，女，52岁。

初诊：患者因重症肌无力住院半年，西药每日注射新斯的明2次，中药出入于八珍汤、十全大补汤之间。4日前突然发热，体温38.5℃，致病情迅速恶化，每次吃饭前必须加注一次新斯的明，否则不能坚持将饭顺利吃下。因虑其呼吸肌麻痹而致衰竭，已准备向外院借用铁肺备急。由于体温持续上升，病情难以控制，遂请全院老大夫共同会诊。

病人面色萎黄，形体消瘦，精神不振，舌胖苔白糙老且干，两脉虚濡而数，按之细弦且数，自述心烦梦多，小溲色黄，大便两日未行，身热颇壮，体温39.4℃，已从协和医院借来铁肺准备抢救。会诊时，诸医皆曰：气血大虚，必须甘温以除大热。赵师问曰：前服参、芪、桂、附诸药皆甘温也，何其不见效？诸医又曰：原方力量太小，应增加剂量。赵师曰：个人看法，虽属虚人，也能生实病，此所说实病，包括新感病、传染病或其他实证。为慎重起见，先请经治医生用冰箱冷水少少与之。结果病人非常喜饮，又多给了一些，病人仍想多喝，将一杯（约300mL）喝完，病人说："我还想喝"，遂又给约300mL。饮毕自觉头身有小汗出，心情愉快，即时安睡。赵师曰：病人素体气血不足，用甘温补中，本属对证。但目前非本虚为主，乃标热为主，暮春患此，当从春温治之。如是虚热，病人何能饮冰水 600mL，且饮后小汗出而入睡？根据其舌胖苔白糙老且干，两脉虚濡而数，按之细弦且数、心烦梦多，溲黄便秘，断定是阳明气分之热，故改用白虎汤。

生石膏 25g，生甘草 10g，知母 10g，粳米 60g。煎 100mL，分两次服。1 剂。

二诊：昨服白虎汤后，夜间汗出身热已退，体温 37℃，两脉虚濡而滑，按之细弱，弦数之象已无。病人今日精神甚佳，食欲亦增，心烦减而夜寐甚安，大便已通，小溲甚畅，舌胖苔已滑润，改用甘寒生津益气方法，以善其后。

生石膏 12g，沙参 10g，麦门冬 10g，生甘草 10g，知母 3g。1 剂。

三诊：药后体温 36.5℃，精神益佳，食眠均安。脉象濡软，舌胖质淡红苔薄白且润，余热尽退。已无复燃之虞。仍由经治大夫按原治疗方案治疗原发病可也。

2. 暑温误汗，汗多口渴，肢厥喘急

出处:《赵绍琴临证验案精选》。

钱某，男，51 岁。

初诊：两天来身热头晕，阵阵恶寒，右脉洪大而数，左手略小，面赤口渴，头面汗出较多。昨服藿香正气散加减方……1 剂。服药后，汗出更多，夜间四肢发冷，今晨面色苍白，两脉虚大而芤，遍体汗出，口渴欲饮，心慌气短，神志欠清，喘息气急，舌苔白腻。此暑温热蕴，津液大伤。本当益气兼以折热，误服辛散伤津之品。急予益气生津，达热出表，防其神昏致厥。

生石膏 30g（先煎），知母 15g，生甘草 10g，粳米 30g，生黄芪 30g，五味子 10g，西洋参粉 6g。即刻先服 1 剂。

二诊：药后汗出已止，身热渐退，口渴、喘息皆止，已能安眠，小溲甚少，两脉已由虚大而芤转为细弱小滑，头面汗出甚少，面仍略红，口干渴亦见缓解。暑温误汗之后，正气大伤，律液过耗，昨服益气生津之品，虽见小效，尚不足恃。再以甘温益气，甘寒生津，兼以祛暑，以观其后。原方减石膏为15g，加党参12g。2剂。

三诊：前药连投两剂之后，身热已退净，而汗出亦止，喘息已平，口仍干渴，面色正常，精神好，两脉细弱且滑，大便通而小溲渐利。暑温误汗之后，气津皆伤，今观舌质偏红，苔白略干，虽汗止气复，然阴津尚未全复。改用甘寒益气，兼祛虚热。饮食当慎，生冷黏甜皆忌。

北沙参25g，太子参10g，生黄芪18g，五味子10g，麦门冬12g，生白芍25g，鲜荷叶半张（撕碎入煎）。2剂。

上药续服2剂，诸症悉平，食眠均佳，舌脉如常。再休息1周而恢复正常工作。

赵守真

医家简介：湖南省江华老中医，曾在零陵开业，1959年调湖南省中医研究所，著有《治验回忆录》一书。赵老伤寒功底深厚，用药多系经方，精纯不杂，尤擅用附子、干姜类热药，以四逆辈、理中汤应用尤为娴熟。本书选收作者临床验案一百例，以内科杂病为主，兼有妇科、儿科治例。所列医案大多记载了病证治疗的全过程、较系统地叙述病证的表现、辨证的重点、诊断的依据，处方的准绳等内容。对充实中医理论知识、更好地掌握辨证论治在医疗实践中的运用有所启发。

1. 血崩

出处：《治验回忆录》。

温妇年五旬，新孀之下，儿媳不顺，因之情志不适，月经当断而反多，前后参差，时久始净。渐至夜间潮热，少腹隐痛，口干难寐。乃以经济困难，延未医治。讵知某夜大崩血下，迄明未止，神疲已极，自煎参汤服食。

次日迎诊，按脉细微欲绝，面唇惨白，舌胖无苔，腹痛口燥，手足烦热，血尚淋漓未停，身常自汗等候。审值更年之期，经血应止，反致血崩大下，皆由冲任虚寒，邪犯胞宫，肝郁气滞，瘀留不行，一旦内外触引，故暴发而不可止遏。本证不仅寒盛血虚，且兼郁热，治当兼顾。若认大崩血虚，一味温补，殊难收指顾之效。

因处以温经汤。虽曰温经，而实兼有祛瘀清热之品，是一方而众善俱备。如方中吴萸、丹、桂入血散寒行瘀，归、芍、阿胶生新止血，人参、夏、草益气降逆，麦冬清除烦热，又加香附、降香之行气和血，则视原方周到而于证更切也。

煎服一时许，腹中震动大鸣，旋下黑色血丝甚多，再进血崩即止，三进热退安眠，精神转佳。末用人参养荣汤、归脾汤善后调理。

2. 风水水肿

出处：《治验回忆录》。

陈修孟，男，25 岁，缝纫业。

上月至邻村探亲，归至中途，猝然大雨如注，衣履尽湿，归即浴身换衣，未介意也。三日后，发热恶寒，头疼身痛，行动沉重。医与发散药，得微汗，表未尽解，即停药。未数日，竟全身浮肿，按处凹陷，久而始复，恶风身疼无汗。前医又与苏杏五皮饮，肿未轻减，改服五苓散，病如故。

医邀吾会诊，详询病因及服药经过，认为风水停留肌腠所构成。虽前方有苏、桂之升发，但不敌渗利药之量大，一张一弛，效故不显。然则古人对风水之治法，有开鬼门及腰以上肿宜发汗之阐说，而尤以《金匮》风水证治载述为详。有云："寸口脉沉滑者，中有水气，面目肿大，有热，名曰风水。视人之目窠上微肿，如蚕新卧起状，其颈脉动，时时咳，按其手足上，陷而不起者，风水。"又"风水恶风，一身悉肿……续自汗出，无大热，越婢汤主之"。根据上述文献记载，参合本病，实为有力之指归。按陈证先由寒湿而起，皮肤之表未解，郁发水肿。诊脉浮紧，恶风无汗，身沉重，口舌干燥，有湿郁化热现象。既非防己黄芪汤之虚证，亦非麻黄加术汤之表实证，乃一外寒湿而内郁热之越婢加术汤证，宜解表与清里同治，使寒湿与热，均从汗解，其肿自消，所谓因势利导也。

方中重用麻黄（两半）直解表邪，苍术（四钱）燥湿，姜皮（三钱）走表行气，资助麻黄发散之力而大其用，石膏（一两）清理内热，并制抑麻黄之辛而合力疏表，大枣、甘草（各三钱）和中扶正，调停其间。

温服 1 剂，卧厚覆，汗出如洗，易衣数次，肿消大半。再剂汗仍大，身肿全消，竟此霍然。风水为寒湿郁热肤表之证，然非大量麻黄不能发大汗开闭结，肿之速消以此，经验屡效。若仅寻常外邪，则又以小量微汗为宜，否则漏汗虚阳，是又不可不知者。

3. 冒寒失音

出处:《治验回忆录》。

汪之常以养鸭为业。残冬寒风凛冽，雨雪交加，整日随鸭群蹀躞奔波，不胜其劳。某晚归时，感觉不适，饮冷茶一大钟。午夜恶寒发热，咳嗽声嘶，既而语言失音。曾煎服姜汤冲杉木炭末数钟，声亦不扬。晨间，其父伴来就诊，代述失音原委。因知寒袭肺金，闭塞空窍，故咳嗽声哑。按脉浮紧，舌上无苔，身疼无汗，乃太阳表实证。其声喑者，非金破不鸣，是金实不鸣也。《素问·咳论》云:“皮毛者，肺之合也。”又《灵枢·邪气藏府病形篇》云:“形寒寒饮则伤肺。”由于贼风外袭，玄府阻闭，饮冷固邪，痰滞清道，治节失职之所致。治宜开毛窍宣肺气，不必治其喑。表邪解，肺气和，声自扬也。疏麻黄汤与之。

麻黄三钱，桂枝、杏仁各二钱，甘草一钱。

服后，覆温取汗，易衣二次。翌日外邪解，声音略扬，咳仍有痰，胸微胀。又于前方去桂枝，减麻黄为钱半，加贝母、桔梗各二钱，白蔻一钱，细辛五分，以温肺化痰。

续进二帖，遂不咳，声音复常。

4. 呕吐胸闷，冲气上逆

出处:《治验回忆录》。

陈襄人，男，25岁。

久泻得愈后，又复呕吐。医者以为虚也，进以参、术、砂、半；又以为热也，复进以竹茹、麦冬、芦根。诸药杂投，终属无效。

现症为：身微热，呕吐清水，水入则不纳，时有冲气上逆，胸略痞闷，口不知味，舌尖红燥，苔腻，不渴，脉阴沉迟而阳则浮数，此吾诊得之概状也。

窃思其病泻久脾虚，水停胃中不化，随气上冲而作呕，而水入不纳，由于胸中郁热所抗拒。乃上热中虚之证，治之以《伤寒论》黄连汤。此用姜、桂、参、草温补脾胃而降冲逆，黄连清胸热，伴半夏以止呕吐，为一寒热错综之良方。

服药呕吐渐止，再剂，症全除，能进稀糜，后用五味异功散加生姜温胃益气而安。

5. 伤寒变证，漏汗洞泄，肢厥脉微

出处:《治验回忆录》。

王新玉伤于风寒，发热怕冷，身疼汗出。服表散药未愈，转增腹痛泄泻。舌白润，口不渴，小便清利，一变而为太阳太阴并病。用时方平胃散加防风、桂枝，不惟前症未减，反益心下支结，胸胁满痛，口苦烦渴，再变而为太少二阳及太阴诸病矣。窃思证兼表里，《伤寒论》中之柴胡桂姜汤，病情颇为切合。其方柴桂发散和解，可治太少二阳之表；姜草健脾止泻，可温太阴之里；牡蛎开结住汗，有利气机之调畅；黄芩清热，蒌根生津，能清内在之烦渴，是一方而统治诸症，书方与之。否料患者又以病变时延，易医而欲速效。医不详察证情，认为表实里热而迭汗下之，遂致漏汗洞泻，息短偃卧，而势甚危殆。又复邀诊，脉微欲绝，四肢厥逆，汗泻未已，不时转侧手扰。此属阴阳垂绝之象，亟宜通脉四逆汤挽将绝之阳，配童便敛将尽之阴，以策万全。

附子一两，干姜两半，炙草五钱。浓煎，冲童便少许，频频灌下。

自晨迄暮，尽二大剂，泻汗逐减。当子夜阳回之时，汗泻全

止，身忽发热，是阴复阳回之兆。按脉浮缓无力。阴阳将和，邪气外透，乃煎桂枝汤加参续进，益气解肌。

二剂热退人安。后以补脾胃和气血调理匝月复元。夫是病几经转变已濒于危，虽得幸愈，然亦险矣。

6. 感冒误下坏证

出处:《治验回忆录》。

农民谢荆生，年25岁。先病感冒未解，寻又大便不利多日，但腹不痛不胀。诸医偏听主诉之言，皆斤斤于里证是务，频用大小承气汤。大黄用之半斤，芒硝达乎四两，且有投备急丸者。愈下而愈不通，病则日加剧矣。病家惧，因征及余。

诊脉浮而略弦，问答不乱，声音正常。据云：口苦胁痛，多日未食，最苦者两便不通耳。细询左右，则谓:“患者日有寒热，寒时欲加被，热则呼去之，两月来未曾一见汗。头身时痛，常闻呻吟，是外邪尚未尽耶？”吾闻之恍然有悟。是病始由外感未解而便闭，屡下未行。乃因正气足以驱邪，邪不内陷，尚有外出之势，故下愈频而气愈闭，便愈不通，此由邪正之相持也。如医者果能缜密审辨，不难见病知源。从其腹不胀不痛，即知内无燥结，况发热恶寒之表证始终存在，岂可舍表以言里。假使因误下而表邪内陷，仍不免于结胸，或酿成其他之变证，为害曷可胜言。幸其人体力健，抗力强，苟免如此。今当依据现有病情，犹以发汗解表为急，表去则里未有不和者。

症见脉弦口苦，胸胁满胀，病属少阳，当用柴胡和解；头身疼痛，寒热无汗，病属太阳，又宜防、桂解表。因拟柴胡桂枝汤加防风。

服后温覆汗出，病症显然减轻。再剂两便通行，是即外疏通内畅遂之义。遂尔进食起行，略事培补，日渐复元。

7. 小儿受惊发热

出处:《治验回忆录》。

谢菊生之子秋光，年2岁，体健天真，聪明可爱。昨夜倏然高热，口不渴，人清醒，家人虑热极生风，致生他变，夜半延唐医治之，进以清热解肌剂，天明热退，白日嬉戏如常。至夜复热，间有妄语，医又认作风兼积滞，用青蒿、薄荷、连翘、神曲、焦楂之属，解热消食，病亦不退。此后夜热无少间，儿体则日呈虚象。今晨儿母携来就诊，指纹青滞，舌尖红，无苔，夜热无汗，尿黄便和。但发热之前不恶寒，指纹青，既非外感伤风，则属受惊生热所致。乃母曰:“前夕儿从床坠地，次日即病，其以是欤？”如此则病因惊而发，惊则气血不和，影响经脉，因而发热，是热自内生，故非解表可治者，治宜安神和血则得之矣。处《金匮》桂枝茯苓丸而变通其用。

桂枝钱半，丹皮二钱，桃仁二钱，茯神三钱（辰砂拌），加龙骨、牡蛎各三钱。

午后服完一帖，当夜热大减，再剂热不复发，遂嬉笑如常矣。观此，则知发热之多端，不宜局限于清热解表之成法。

8. 漏汗不止亡阳

出处:《治验回忆录》。

谭长春，男，45岁。

患疟疾，经治多日获愈。曾几何时，又突发热不休，但口不渴，喜拥被卧，神疲不欲动。此为病久正虚之证，治宜温补。无如医者不察脉证虚实，病情真假，只拘泥于翕翕发热而用麻桂妄汗之，遂致漏汗不止。身不厥而外热愈炽，惟蜷卧恶寒，厚被自温，不欲露手足，声低息短，神衰色惨，证情严重。病家仓皇无计，由族兄某建议邀吾。至时，人已不能言，汗犹淋漓，诊脉数大无力，面赤，身壮热，舌白润无苔，不渴不呕。审系阴寒内盛，阳气外格，属诸戴阳一证。治宜回阳抑阴，阳回则阴和，阴阳和则汗敛也。因思伤寒论中之通脉四逆汤及茯苓四逆汤，皆回阳刚剂，若以汗多亡阳而论，则通脉四逆又不如茯苓四逆汤回阳止汗之力大，遂用大剂茯苓四逆汤以图挽救。

茯苓八钱，生附六钱，干姜五钱，野参四钱（另蒸兑），炙草三钱。煎好，另加童便半杯冲服。

上方实系通脉四逆、茯苓四逆两方化裁而合用之。一日夜进药三帖，午夜发生烦躁，刹那即止，渐次热退汗停，按脉渐和有神。次晨口能言一二句，声音低微，气不相续。此时阳气虽回，气血犹虚，改进十全大补汤（桂枝易肉桂）温补气血。后又随加破故纸、益智仁、巴戟、杜仲等温养肾元，服药半月，病体全复。

8. 胸痛

出处:《治验回忆录》。

罗妇冬英，原有胸痛宿疾，一年数发，发则呼号不绝，惨不忍闻。今秋发尤剧，几不欲生。医作胸痹治，投瓜蒌薤白枳实厚朴半夏汤及木防己汤多剂皆不效。因迎余治，按脉弦滑，胸胃走痛，手不可近，吐后则稍减，已而复作，口不渴，小便少。但痛止则能食，肠胃殊无病。证似大陷胸而实非，乃系痰饮之属，前药不效，或病重药轻之故欤？其脉弦滑，按与《金匮》痰饮篇中偏弦及细滑之言合，明是水饮结胸作痛，十枣汤为其的对之方，不可畏而不用。竟书：

甘遂、大戟、芫花各五分。研末，用大枣十枚煎汤，一次冲服。

无何，肠鸣下迫，大泻数次，尽属痰水，痛遂止，续以六君子汤调理。

9. 胸胁胀痛，尿黄便秘

出处：《治验回忆录》。

刘妇新连，性躁善怒，凡事不如意，即情绪索然，抑郁于心，因之肝气不舒，常见胸胁胀痛、噫气不休之症，但服芳香调气药即愈。今秋天候异常，应凉而反热，俨然炎夏，所谓当去不去，非时之候也。妇感时气，前病复作，胸胁益疼，心下痞硬欲呕。医用前药治之不效，邀往会诊。切脉弦数，口苦，舌干燥，胸胃痞胀，尿黄便结。审为肝燥胃热，有类于大柴胡汤证。由于天候失常，燥热为患，凡前芳香燥药，已非所宜，当随证情之异，应用解郁疏肝清热调胃法。处以大柴胡汤加香附、青皮、郁金、栀仁诸品煎服，顿觉心胸朗爽，须臾大便数行，呕痛顿失。

故医者贵察天时之变，审证之宜，方随证变，药以时施，拘囿成规，又乌乎可。古谓医者意也，即圆通权变之谓，临床者共审诸。

11. 呕吐

出处：《治验回忆录》。

林幼春，青年木工也。近日身发热，渴欲饮水，但水入则吐，饮食亦少进，常感胃脘满胀，舌苔淡黄不燥，小便黄短。医咸认为胃气之寒，先进不换金正气散鲜效，又转香砂二陈汤，胃胀虽得减，而呕吐终未止。历时半月，症情转剧，因来就诊。

切脉浮数，身仍有热，胃胀时呕，吐水则胀减，水食皆难入，小便不利。此乃胃内停水，水不化气，故水入则吐；水不上布而化津则渴；水潴于中而不降，州都乏液分利则尿少；病理至为明确。《伤寒论》有云："其人渴而口燥烦，小便不利者，五苓散主之"。又"渴欲饮水，水入则吐者……五苓散主之"。本证为水气内阻，津液不生，而非由于胃中之燥热所致，故宜化气行水之五苓散。前医用温胃止呕剂而不效者，良由仅知温胃而不知行水化气耳。若能执中枢以运上下，调畅气机，则水从下降，自鲜上逆之犯，呕从何来？书五苓散与服，呕吐遂止。

12. 反胃

出处：《治验回忆录》。

唐慎元，年三十许人也。病反胃，心下雷鸣不舒，食辄胀满，吐出而后快，吐后则思水，饮水却不吐，病虽久，犹可小劳动。诸医杂治，药多罔效，因置之勿问。夏初吾以事往其村，乃父乞为之一诊。

切脉浮而迟，舌白润无苔，胃胀有鸣声，食后仍吐，小便清长，大便自可。吾思此证若属虚寒，则必朝食暮吐；若系忧思郁结，中焦限滞，当有胸满吐涎之现象。今皆不然，其为胃内停水，脾不健运之所致乎？盖胃有积水，水入而不吐者，同气相求之意也。食入反出者，因由水积于中，消化失权，入不相容，排除异己之谓也。顾其病在水，水去则胃运恢复，食入可消，胃反何来。不此之图，宜其鲜效。现胃虽有停水，脾尚未虚，不宜理中之温补，而以燥土利水之五苓散为切。因该散肉桂具温阳化气之效，苓、术培土燥湿，猪、泽清热渗利，尤应遵古法研末为散，白汤送服，效始易显，许其一剂可愈。其家以为病久药轻，胡能如是之速效，疑信参半也。吾事毕即回，未之闻问，次年春邂逅其父于戚家，始悉其子服药后，果如所言。

13. 虫证腹痛

出处:《治验回忆录》。

萧大楚，老农也。腹中攻痛，上下窜扰，频吐清涎，痛剧则肢厥，数月一发以为常。自疑属寒积所致，煎姜艾汤冲胡椒末，往往获效。冬月不慎风寒，经医用解表及消导药，表解而腹痛益增，走注不定，甚至昏厥，医又认为大建中汤证，服药痛仍未止。医院检查为蛔虫集结肠间，用山道年杀虫药，虫不下，亦不便，痛视前增剧。又认为肠绞结，须开刀，否则多危险。患者惧而至中医院诊治。

其脉参差不一，乍大乍小，面色萎黄，并有白斑，唇红，舌白润，口不渴，肢冷吐涎，腹中攻痛，发作有时，此为虫证。《病源》有云:“蛔虫者……或因脏腑虚弱而动，或因食肥甘而动。其发动，则腹中痛，发作肿聚，去来上下，痛有休息，亦攻心痛，口喜吐涎及吐清水。”按与本证相合，既属虫证，当作虫治。但病久体虚，阳微阴盛，不宜专于驭虫，而应扶阳温中佐以杀虫，则相互为用，可收指臂之效。处方乌梅丸加减。

乌梅五钱，干姜、党参、附子、肉桂、当归，蜀椒各三钱，细辛一钱，去苦寒之连、柏，加杀虫之槟榔、雷丸各三钱，雄黄末八分（兑），并用赭石一两。

意在用温补药以增强胃肠，用杀虫药以驱虫内散，使不结聚，复用重坠药乘势逐其下行，则肠结可解，大便能通，虫亦难安，势将随便排出矣。

水煎顿服，1 日 2 剂，稀便数次，杂下死蛔 20 余条，痛减肢温，脉现细弱，尚属阳微不振，气血大虚，乃于前方去杀虫药，又服 5 剂，痛解全安，随用十全大补汤调理。

14. 留饮胃胀痛而呕

出处:《治验回忆录》。

张女小菊，14 岁。前以伤食胀满作痛，服平胃散加山楂、神曲、谷麦芽之类得愈。未期月，胃又胀痛而呕，有上下走痛感觉，但便后可稍减，再服前方则不验，辗转半年未愈。夏月不远百里来治，且曰:“胃胀痛，绵绵无休止，间作阵痛，痛则苦不堪言，手不可近。服破血行气药不惟不减，且致不欲食，是可治否？”问曰:“痛处有鸣声否？”则曰:“有之。”此病既非气血凝滞，亦非食停中焦，而为痰积作痛，即《金匮》之留饮证也。盖其痰饮停于胃而不及于胸胁，则非十枣汤所宜，若从其胃胀痛利反快而言，又当以甘遂半夏汤主之。

是方半夏温胃散痰，甘遂逐水。又恐甘遂药力过峻，佐白蜜、甘草之甘以缓其势，复用芍药之苦以安中。虽甘遂、甘草相反，而实则相激以相成，盖欲其一战而逐尽留饮也。

服后痛转剧，顷而下利数行，痛胀遂减，再剂全瘳。

15. 头痛

出处:《治验回忆录》。

有彭君以文者，患头痛 5 年矣。凡疏散补泻之药，尝之殆遍，均鲜疗效，迄今头隐作痛，乍止乍作，恒畏寒，喜戴帽，或厚带缠结，略觉宽解一时，不过人日清瘦，而饮食如常，未尝急治。

诊其脉细数无力，两尺犹虚，头痛喜热敷，肢寒身冷，舌白润无苔，尿清长，大便溏薄，脉证参合，乃系阴寒之气逆冲脑海，而无阳气以守之，故阴盛阳衰，证见虚寒，成为阳虚头痛。惟阳虚头痛较之真头痛为轻，其来势也缓，或由病久虚致，或由攻伐太过逐渐形成。若真头痛则不然，其来势暴，头脑尽痛，手足寒至节。两证虽有彼轻此重攸分，而治法则皆以抑阴扶阳为主，不过用药尚有等差耳。本证不特阳虚而脾土亦弱，拟用：

黄芪六钱，白术四钱，乌附三钱，肉桂二钱，细辛一钱。

4剂病未衰，惟痛时较昔减短，畏寒则如故。揆思证属虚寒，理应温补而效，其不效者，或通阳药中参有补剂，反制其肘而不能发挥回阳威力，则不如专力侧重扶阳之为愈。因改拟白通汤，重用生附以起下焦之阳，倍干姜大温中焦之气，葱白引阳气上通于脑以驱阴寒，浊降清升，病当自愈。

其服药后，即觉一缕热气由下而上，达心胸则扩然开朗，通头脑则痛止神清，药效之神验若是，非臆所及。连进3帖，5年沉疴顿即霍然，后用温阳益肾药进退调复。

16. 小儿伤食吐泻

出处：《治验回忆录》。

黄儿5岁，伤食吐泻，口渴尿少。医者不问病源，贸然进以温补药，企图止之，病反剧。后医又以水湿分利失常，治以五苓散，渴未减而吐利如故，因迎余治。

诊视指纹淡红隐隐，心烦欲饮，水入则吐，食亦少进，舌苔黄白而腻，腹鸣下利，时呕，大便稀，淡黄有腥气，嗜睡不少动，病月余矣。综合判断，乃系肠热胃寒，食积湿困之象。既不可温，又不可凉，治宜寒温并用，处以半夏泻心汤。半夏降逆止呕，参姜益气温中，芩连清理肠热，枣草甘温和胃，枢转其间。增茯苓健脾利水，花粉生津止渴，以宏效果。

服后吐泻均减，再剂病瘥。惟病久虚极，进以参苓白术散平调脾胃，10剂能行，又半月而乃健。

17. 妇人阴缩

出处:《治验回忆录》。

刘妇，年四旬余，邮亭圩北村人。体素虚弱，某日农作过劳。傍晚归途遇雨，衣履尽湿，归仅更衣，不甚介意。晚间又经房事，而风雨之夜，寒气砭骨，夜半时起如厕，未久，睡感寒甚，数被不温，少腹拘急绞痛，次第加剧，待至天将明时，阴户遽现紧缩，自觉向腹中牵引，冷汗阵出，手足厥冷，头晕神困，不能起立。

服药鲜效，其夫来迎治。脉象微细，舌润不渴。乃一阴寒证也。其夫且曰:“内子阴户收缩，成一杯大空洞形，时流清液，令人见而生畏。”吾曰:“病虽奇，治尚易，近村魏妇病与相若，曾一方即愈，毋用惊惧。”仍书与当归四逆加吴茱萸生姜汤，嘱一日服完二大剂，并用艾灸气海、关元十余炷，又锡壶盛开水，时熨脐下。

次日往视，已笑逐颜开，操作厨下，惟身觉略倦而已。

18. 泄泻

出处:《古方医案选编》中集。

代儿石珊，端午节伤于饮食，晚间又受风寒，翌日发热恶寒，腹疼泄泻。服发表消导药，表解而泻未止；以为虚复进温补药，泻得止，而腹胀且痛；又服泻药，遂泻而不止。诊其脉弱无力，口淡乏味，舌苔薄白，不干，腹鸣，日泻五六次，不胀不痛，神色、饮食均佳。归纳分析病情，乃胃寒而未大虚，不宜参、术之补，亦非肠热胃寒，不合三泻心汤寒热杂进之药……因拟温胃阳补脾虚之甘草干姜汤。药用炙甘草 24g，干姜 9g（不炮），温煎频服，1 日 2 大剂。泻减效著，连服 2 日，泻全止，用异功散调理而安。

赵锡武

医家简介：赵锡武先生（1902—1980 年），原名钟禄，河南省夏邑县人。15 岁起自学中医，孜孜不倦地探索中医药学理论和治疗方法。早年曾执教于华北国医学校，1955 年调至卫生部中医研究院工作，曾任该院西苑医院内科主任，中医研究院教授及副院长，中华医学总会中西医学术交流委员会委员，中华全国中医学会副会长等职。赵氏治学严谨，学识渊博，注重实践，不尚空谈，学术上善于博采众长，勇于推陈致新，对仲景学说、心脑血管疾病、糖尿病、肾炎及小儿麻痹症、小儿肺炎等独有专长。被西医同行赞誉为“一位疗效极其突出的中医老专家、老前辈”。

1. 小儿脑炎高热不退，神昏痉厥

出处：《赵锡武医疗经验》。

1957 年在北京儿童医院协作时，治一田姓儿，方 1 岁，患脑炎高热不退，神昏痉厥。病儿床下置巨冰一块，另以冰囊敷其头部，复以冬眠灵，使其沉睡。但儿醒时痉厥即作，高热如故。

邀余会诊。凡安宫牛黄、《局方》至宝、紫雪、白虎及清热解毒、滋阴增液等剂均用之不效。查其舌赤、烦躁，遂以黄芩黄连阿胶鸡子黄汤治之。服后热退病愈。

2. 先兆流产

出处:《赵锡武医疗经验》。

程某，头胎流产，二胎又患流产先兆，以加味黄土汤。熟地黄 60g，圆肉 30g，当归 12g，黄芪 18g，白术 9g，附子 9g，甘草 9g，黄芩 9g，鹿角胶 30g，伏龙肝 12g。以上十味，以水十二杯，先煮伏龙肝，取八杯，去渣，再煎前八味取二杯，去渣入鹿角胶，再上火，候胶化尽，分两次服。程之爱人供职于某医院，持方归院取药，院医见方中有附子，恐其坠胎不肯付药。其爱人又来，余劝其自费外购速服。服之遂安，后生一女。

赵献可

医家简介：明代医家，字养葵，号医巫闾子，鄞县(今属浙江)人。好学博览，曾游学陕西、山西等地，精医理，推崇薛己，谓“命门”是人身脏腑之主，其意义甚至重于心，命门之火为人身之至宝，性命之本。人体生机之盛衰与命门之火的强弱关系重大。故养生、治病重在养命门之火。于古方六味丸、八味丸运用颇有心得。但理论上表现一定的局限性，受到后世医家非议。著有《医贯》6卷(1617年)、《邯郸遗稿》、《内经抄》、《素问注》、《经络考》等。

伤寒吐血

出处:《医贯・血症论》卷三。

一贫者，冬天居大室中，卧大热炕，得吐血，求治于余。余料此病大虚弱而有火，热在内，上气不足，阳气外虚。当补表之阳气，泻其里之虚热，是其法也。冬天居大室，衣盖单薄，是重虚其阳，表有大寒壅遏，里热火邪不得舒伸，故血出于口。忆张仲景所著《伤寒论》中一证，太阳伤寒当以麻黄汤发汗而不与，遂成衄血。却以麻黄汤。立愈。

郑钦安

医家简介：清医家，名寿全。原籍安徽，其祖游宦四川，遂寓居邛崃。幼读经史，后从刘源（芷唐）学医。道光(1821—1851 年）中叶悬壶于成都。其学得《黄帝内经》、《周易》太极、仲景之奥旨，认为“人生立命全在坎中一阳，人身一团血肉之躯，阴也，全赖一团真气运于其中而立命”。以此论点指导临证，故治病立法重在扶阳，用药多为大剂姜、桂、附子等辛温之品，人称“姜附先生”“郑火神”。精研《伤寒论》，认为治外感病以六经辨证立法立方可愈，治内伤之疾，论病首重阴阳，且善用温热、长于扶阳。其后，“火神派”名家辈出，有卢铸之、吴佩衡、祝味菊、范中林、唐步祺、李可等人，多取法于郑氏，而各有创建，享誉医林。

1. 咳嗽发呕，小便不利

出处:《医法圆通·肺病咳嗽》卷一。

一人病患咳嗽，发呕欲吐，头眩腹胀，小便不利。余意膀胱气机不降而返上，以五苓散倍桂，一剂便通，而诸症立失。

2. 臌胀

出处:《医法圆通·胀满》。

一男子，腹大如鼓，按之中空，精神困倦，少气懒言，半载有余。余知为元气散漫也，即以大剂吴萸四逆汤（吴茱萸、附子、干姜、炙甘草）治之，一二剂而胀鼓顿失矣。

郑叔渔

医家简介：近代医家，浙江丽水人，擅长中医内科，为民国名医何廉臣选编的《全国名医验案类编》中记录的医家。

产后身热口渴，腹痛胸满便秘

出处:《全国名医验案类编·火淫病案》第六卷。

病者：刘式聪乃室，年逾四稔，体强，住西乡石牛。

病名：胃肠实热。

原因：初患温热，又复生产，邪热乘虚而陷入阳明，遂成实热之症。

证候：单热不寒，舌黑口渴，两耳无闻，腹痛胸满，大便旬余不解。

诊断：脉左手沉数，右手沉实。脉症合参，此手足阳明实热证也。

疗法：急则治标，仿仲景治产后实热例，用大承气汤以夺其邪。下后，即用归、芍、地以养其血，元、麦、生草以滋其液，治分标本先后，庶无实实虚虚之弊。

处方：生锦纹三钱，芒硝钱半，川朴一钱，枳实一钱，水六杯，先煮枳、朴，后纳硝、黄，煮取三杯，分二次服，一剂知，即勿服。

又方：当归身三钱，大生地四钱，生白芍三钱，元参钱半，破麦冬三钱，生甘草八分。

效果：一日大便利，耳能闻，舌黑退，胸腹舒。改服次方，旬余就痊。

郑 重 光

医家简介：郑重光（1638—1716 年），字在辛，号素圃，晚号完夫，清代医家，安徽歙县人。撰有《伤寒论条辨续注》《伤寒论翼》《温疫论补注》《素圃园医案》等书。郑重光录取生平治验撰《素圃园医案》，其目的在于“补专事苦寒之偏”，所以“用先圣成法与治合丹溪，后人不尽眩惑之证，束而废之，独摘其元害疑似之证。”经书分为 4 卷：卷一伤寒治效，卷二暑证、疟疾、痢疾治效，卷三诸中证、男病治效，卷四女病胎产治效，共收病案共 85 例。由同里人许茂付梓，后又收入《珍本医书集成》。

1. 蓄血下后小便不通

出处:《素圃医案·伤寒治效》卷一。

瓜镇侯公遴，深秋伤寒，始自以为疟，饮食如常，寒热渐甚，至七日方迎至，则阳明证矣。服药五日，渐变神昏谵语，胸腹满痛，舌干不饮水，小便清长，转为蓄血证。遂用桃仁承气汤，下黑血碗许，即热退神清。次日忽小便不通，犹有点滴可出，用五苓不效，乃太阳药也。病者素清癯，年迈六十，脉细而涩，此蓄血暴下，阴气必虚。《经》曰：无阴则阳无以化。原病阳明蓄血，仍用阳明之猪苓汤，汤用阿胶，是滋阴血者也。以本方（猪苓、茯苓、泽泻、滑石、阿胶）而加桂枝、芍药，以和营血，甫一剂，小便如涌泉矣。

2. 妊娠腹痛吐下，误治致厥

出处:《素圃医案·伤寒治效》卷一。

叶奉宇媳丁氏，孕三月，恶寒呕吐，腹痛下利。前医作霍乱治，至第三日腹痛而厥者三次，回苏则喉无音而竟哑，前医辞不治。其母迎余诊，其脉尺寸皆伏，惟寸口尚应指。余曰：此少阴寒证，肾脉循喉咙，散舌本。《经》云：肾气厥，不至舌。今寒极于下，阳气不升，致喉无音。惟救病人，不能顾胎矣。病家唯唯。遂以四逆汤加桔梗，大剂灌下。

片刻音出。再剂痛止，手足回温，脉亦渐出。第五日果胎堕，而产母无恙。若徘徊瞻顾，产母不救，而胎何能独存乎?

3. 嗜睡，呕吐不能食

出处:《素圃医案·伤寒治效》卷一。

黄庶常翁令政，年近四十，于五月初旬，惟熟睡不醒，呼醒又睡，胸背胀痛，呕吐不能食，不知何病。招余诊视，脉沉细紧滑，恶寒足冷。以前病论之，此少阴中寒而兼痰饮也。《经》曰：少阴病，但欲寐。此证是已。诸阳受气于胸中，转行于背，今胸背胀者，寒痰冷气，上参于阳部。幸未厥逆，急以四逆汤加半夏、茯苓，日投三剂，计用附子七钱五分，服至七日，即霍然起矣。

4. 中暑小便频数

出处:《素圃医案·暑证治效》卷二。

郑襟宇，余族叔祖也，年六十外。初秋每日仆仆道途，夜忽小便多极，两倍于平常，且频数不已，次日即发热口渴。先医作疟治，一二日即小便淋滴不断，竟无宁刻。余往视之，见其面垢、齿燥，口渴，脉浮而弦。此病似疟而非疟，乃仲景之中暍证也。暑邪中于太阳膀胱经，以膀胱受病，不能司出纳之权，是以小便频数。且面垢齿燥，口渴脉弦，的属中暍。用白虎加人参汤。

一剂，身得微汗，热渴旋止，小便即如常矣。

5. 妊娠冲疝，痛甚昏厥

出处:《素圃医案·女病治效》卷四。

吴饮玉兄令眷，未出室时，左肋下素有气积，时时举发而痛。在家皆用逍遥散治之，罔效。嫁后怀孕三月，此积竟冲心而痛，痛甚昏厥，手足逆冷，口出冷气，脉沉弦而紧。此肝经积冷，结为冲疝，非桂、附莫效。又属世医之女，且怀有孕，举世皆禁桂、附，予何敢用焉？其太翁言修先生曰：大人要紧，胎且置之。遂投以当归四逆汤。

桂枝、附子、当归、芍药、炮姜、吴萸、甘草、茯苓。

服卜即应手取效。每食生冷必发，发则必须前剂。怀孕在腹，屡发屡医而胎竟不伤。今所生之郎，已十有余岁矣。后以东垣酒煮当归丸，服三年未断，其冲疝不发，并形俱消，屡屡生育。

中神琴溪

医家简介：中神琴溪（1744—1833 年），名孚，通称右内，字以，琴溪乃其号也。宽保四年（1744 年）生于江国栗太郡南田村（现草津市南山田町），一般认为是继大津医家中神氏，一说为山田村真宗西念寺住职中神氏的次男，但据中神良太氏所言，其出生姓氏不明，年轻时入京都中神家为养子，学医时已是中年。琴溪先居于大津附近，此期即屡用轻粉治愈大津宿场女郎梅毒，宽政三年（1791 年）移居京都居町四条开业，极其繁昌，其后游学江户，游历诸国后，隐栖近江田上。天保四年（1833 年）8 月 4 日病殁，墓在京都府缀喜郡井手町田村新田临济宗永源寺派宝藏院。琴溪少著述，现存《生生堂医谈》《生生堂杂记》《生生堂治验》《伤寒论约言》，仅为门人笔录讲义。

1. 身肿腹痛

出处:《生生堂治验》卷下。

一妇人，满肿，医为脚气，专投利水剂，以虞变于冲心，不中疾益甚。师脉之，沉细，小腹急结，按之其痛彻前阴。与桃核承气汤，其夜半大腹痛，泄泻七八行，明日肿减过半，前法数日收功。

2. 厥证

出处:《生生堂治验》卷下。

车屋街竹屋街南菱屋与兵卫年六十余，冬月一日干事纷冗，不暇食，及昏饥甚，然后吃饭。饭后将浴，卒倒于汤中，家人骇，遽扶起，洒水其面乃苏。时四肢微冷，肌肤粟起，舌上燥裂，犹善饮热汤。医以为中寒，参附交投，病势愈加剧。师诊之，脉微欲绝，心下石硬，舌生黄苔。即试与冷水饮之，病者用尽一盂，因与大剂白虎汤四帖。

翌日来报曰：大汗如雨，衣被湿透，寅尾峻泻如倾，及至今朝渴已，诸症大退。服前方凡三十余帖，复故。

3. 中暑

出处:《生生堂治验》卷下。

西洞院竹屋街北近江屋某儿八岁，中暑，身灼热烦渴，四肢懈惰。一医与白虎汤，二旬余日，犹不效。先生曰：某氏之治，非不当，然其所不治者，以剂之轻也。即倍前药与之，帖重十钱。须臾发汗如流，至明日善食，不日复故。

4. 胸膈痞满

出处:《伤寒论今释》卷五引《生生堂治验》。

一男子，胸膈痞满，恶闻食气，动作甚懒，好坐卧暗所。百方不验者半岁。先生诊之，心下石硬，脉沉而数。即以瓜蒂散吐二升余，乃痊。

5. 癫痫

出处:《伤寒论今释》卷五引《生生堂医谈》。

城州梅端真休寺住持，有痫症，发则乱言，或欲自缢，且足挛急，难以行步，来请治。予晓以非吐剂莫治。而僧侣沮之，不肯服，乃请治于他医。医与四逆散加吴茱萸牡蛎，半年无寸效，于是再来请治。予则用瓜蒂、赤小豆末，以汁服之。吐黏痰许多，不复发，足挛急顿治。住持甚悦，行歌相赠。

6. 善笑不得息

出处:《伤寒论今释》卷五引《生生堂治验》。

绵屋弥三郎之妻，善笑，凡视听所及，悉成笑料。笑必捧腹绝倒，甚则胁腹吊痛，为之不得息。常自以为患，请师治之。即与瓜蒂散，吐二升余，遂不再发。

周慎斋

医家简介: 周子干(约1508—1586年)，字慎斋，明代江东太平县(今安徽省太平县)名医。《本草述钩元·武进阳湖合志》云:“自明以来，江南言医者，类宗周慎斋。”先生中年起潜心专研岐黄之术，私塾于张元素、李东垣，参以刘河间，后从师于薛立斋，问难数月，豁然贯通，其书中每多以六味、八味、补中益气数方治病，盖先生尝就正于立斋先生之门的缘故。慎斋一生因忙于诊疗，无暇著书，现存的《慎斋遗书》《周慎斋医旨》及《医家秘奥》均是先生口述后，由其门人整理而成。

1. 身热昏晕，泄泻脐痛

出处:《慎斋遗书》。

一人身热，头患昏晕，言语恍惚，此上热也；泄泻自汗，脐中痛，此下寒也。上实下虚，宜温宜汗，五苓散加炮姜、吴茱萸少许，水煎热服，一剂而愈。

2. 虚怯脚麻

出处:《慎斋遗书·麻木》卷八。

一人年三十，身体怯弱，素有劳伤。脚渐麻至膝，昼夜不定。方用八味汤加人参，纳气归肾而愈。

朱丹溪

医家简介: 朱丹溪（1281—1358 年），名震亨，字彦修，元代著名医学家，婺州义乌（今浙江义乌市）赤岸人，因其故居有条美丽的小溪，名“丹溪”，学者遂尊之为“丹溪翁”或“丹溪先生”。朱丹溪医术高明，临证治疗效如桴鼓，多有服药即愈不必复诊之例，故时人又誉之为“朱一贴”“朱半仙”。朱丹溪倡导“阳常有余，阴常不足”说，创阴虚相火病机学说，善用滋阴降火的方药，为“滋阴派”（又称“丹溪学派”）的创始人，与刘完素、张从正、李东垣并列为“金元四大家”，在中国医学史上占有重要地位。著有《丹溪心法》《局方发挥》《格致余论》《金匮钩玄》《素问纠略》《本草衍义补遗》《伤寒论辨》《外科精要发挥》等。其故里浙江义乌有墓园、纪念堂、纪念亭、丹溪街等。

1. 伤寒头痛发热，四肢胸胁痛

出处:《名医类案·伤寒》卷一。

项太一，年二十九岁，患伤寒，头痛发热，胁疼，四肢疼痛，胸痛不止。小柴胡汤加羌活、桔梗、香附、枳壳愈。

2. 伤寒发热，头痛泄泻

出处:《名医类案·伤寒》卷一。

吴亮年六十三岁，患伤寒，发热头痛，泄泻一日一夜二三十度。五苓散加白术、神曲、芍药、砂仁各一钱，服之，愈。

3. 痢疾

出处:《古今医案按·痢》卷三。

叶先生名仪，尝与丹溪俱从白云许先生学。其证病云：岁癸酉秋八月，予病滞下，痛作，绝不食饮，既而困惫不能起床。乃以衽席乃荐，阙其中而听其自下焉。时朱彦修氏客城中，以友生之好，日过视予，饮予药，但日服而病日增。朋游哗然议之，彦修弗顾也。浃旬病益甚，痰窒咽如絮，呻吟自昼夜，私自虞、与二子诀。二子哭，道路相传谓子死矣。彦修闻之，曰：吁！此必传者之妄也。翌日天甫明，来视予脉，煮小承气汤饮予。药下咽，觉所苦者自上下，凡一再行，意冷然，越日遂进粥，渐愈。

朋游因问彦修治法，答曰：前诊气口脉虚，形虽实而面黄稍白，此由平素与人接言多。多言者，中气虚。又其人务竟已事，恒失之饥而伤于饱。伤于饱，其流为积，积之久，为此证。夫滞下之病，谓宜去其旧而新是图。而我顾投以参、术、陈皮、芍药等补剂十余帖，安得不日以剧？然非浃旬之补，岂能当此两帖承气哉？故先补完胃气之伤，而后去其积，则一旦霍然矣。众乃敛衽而服。

4. 腹痛

出处:《名医类案·腹痛》卷六。

一人于六月投渊取鱼，至秋深雨凉，半夜小腹痛甚，大汗。脉沉弦细实，重取如循刀责责然。于大承气汤加桂二服，微利痛止。仍连日于申酉时复痛，坚硬不可近，每与前药，得微利，痛暂止。于前药加桃仁泥，下紫黑血升余，痛亦止。脉虽稍减而责责然犹在，又以前药加川附子，下大便五行，有紫黑血如破絮者二升而愈。又伤食，于酉时复痛，在脐腹间，脉和，与小建中汤，一服而愈。

5. 腹痛

出处:《古今医案按·腹痛》卷七。

一人……（腹痛用攻下愈后因）伤食，于酉时复痛在脐腹间，脉和。与小建中汤，一服而愈。

朱阜山

医家简介：近代医家，具体身世不详，为戴佛延编著的《古方医案选编》中记录的医家。

小儿咳喘，两便不利

出处:《古方医案选编》上集。

刘骋贤孙六岁，住刘行乡南潘径宅，十一月下旬，夜间随祖父戽水捕鱼，感冒风寒，咳嗽痰黏。前医投方旋覆代赭汤，咳嗽陡止，声音嘶哑，涎壅痰鸣，气急鼻掀，肩息胸高，烦躁不安，大小便不利。脉右伏，左弦细。乃予仲圣小青龙汤原方。

桂枝 2g，白芍 15g，半夏 15g，细辛 1.5g，炙麻黄 1g，炙甘草 2g，干姜 1.5g，五味子 1.5g。

一剂而喘平，再剂咳爽而咯痰便利矣。

朱增籍

医家简介：朱增籍，号兰召。清道光至光绪年间，湖南湘乡人。先生“聪颖过人，少通经史”，“三代两汉之书周弗读，读未澈，虽夜分不少休。时改制举文，满拟甲乙科可垂手得。”后因考试不第而业岐黄，师事王平石。其师谓：“是道当奉张长沙《伤寒》《金匮》二书为圭臬。”集 30 余年之经验，撰《疫证治例》5 卷。书成于光绪十八年（1892 年），前三卷系论疫病的病因证治及备用成方，“宗长沙六经之例”，“融会古义”。概括了伤寒、温病及其他外感病内容，后两卷专列医案，皆生平用心体贴，亲见效验者。

1. 狂证

出处：《疫证治例》卷四。

房镜堂客游省垣，抱病归，神识不清，言语善恶，不避亲疏，登高而呼，弃衣而走，治经旬日不应。细审之，每当少腹硬满难耐时，其症更甚，乃知蓄血发狂也。外用熨法，内服桃核承气汤。是夜小便下血一瓶，狂少定，服近二十剂，小便渐次清白，病乃痊愈。

2. 上中二焦痞塞，四肢厥逆

出处:《疫证治例》卷四。

友人袁君可知商安邑染疫，归治经月余，延余至。上中二焦痞塞不通，按摩导引不可释手，四肢厥逆，冷过肘膝，势在危急。阅所服方，在安邑则用表剂，归家纯用温剂，愈治愈甚。审之确系痞证，独不解四肢厥逆如是之甚。细而思之，必是湿邪盘踞上中，郁遏阳气不达四末，非半夏泻心汤不能使痞塞顿通，阳气四布也。遂主之。

一服减半，二三服痊愈。后以平补复其休。

3. 厥证

出处:《疫证治例》卷四。

刘翼卿妻朱氏染病旬日，其舅立庵公飞书召余。余至，云:昨日忽变指头厥冷而麻过肘肩，渐次入心即死，徐徐用姜汤灌之，良久乃苏，日发二三次。今延君至，未知能治否?诊之，脉细。乃知邪出厥阴之经，主当归四逆汤。

一服而愈。经方之神，诚有令人不可思议者。

4. 疫证囊缩

出处:《疫证治例》卷四。

王怀四，壮年力田，染病旬日，忽舌焦囊缩，延余诊治。诊得脉沉数，咽干，小便黄赤，大便燥结，以脉证审之，是厥阴大承气急下之证。然未经历炼，迟疑不敢，默思阴乃极阴之脏，而得极阳之证，非极阴之物，不足以制极阳之邪。取井底泥涂之，其囊即不缩入，速与大承气下其结粪，二服而愈。

祝仲宁

医家简介：祝仲宁，晚号橘泉翁，明浙江四明人。世代业医，至仲宁术益精。永乐初，召至京师，得见名医戴思恭，并师事之。未及卒业，以老病归乡，遂自学朱震亨及刘完素、张元素诸名家之书，于温热相火之说及内外伤辨尤有心解。尝曰："世不能推病于脉，而索病于方，此大误也。"当时医者信《局方》已久，而仲宁亦不喜自玄，故知之者甚少。程信子程敏政作《橘泉翁传》，盛称其术。

胸腹胀满，肢厥

出处：《医学入门·世医》卷首。

（一人）周身百节痛及胸腹胀满，目闭肢厥，爪甲青黑。医以伤寒治之，七日昏沉弗效。公曰：此得之怒火与痰相搏。与四逆散加苏、连，泻三焦火而愈。

邹维德

医家简介：具体身世不详，临床运用三物备急丸颇有经验，为戴佛延编著的《古方医案选编》中记录的医家。

伤食腹痛泄泻

出处:《古方医案选编》下集。

蒋某，女，52岁，业农。

因食团子6个，当夜即觉脘腹疼痛，伴有恶心嗳气及水泻，1日4～5次，泻出粪水液量不多，纳食不思，苔黄腻。前已用过保和丸、枳实导滞丸、承气汤一类方剂，毫无应验，延已5天，精神疲乏，消瘦显著。乃用三物备急丸3g，分2次吞服。

药后腹中如雷鸣，泄泻2次，有黏物性的粪便，腹痛即止；翌日已思纳谷，调理数日而愈。

邹五峰

医家简介：邹岳字五峰，号东山，清代盱江(今江西南城)人，父景波以医名世，然早殁。初习儒，为邑诸生，继父志业医。邹岳洞晓针药，精习经方，著有《医医说》(已佚)和《外科真诠》，后者有"虽《肘后》奇书，不是之过"的美誉，"每婴小疾，屡试屡验"。邹岳在"博采群书，删繁就简，分门别类"的基础上，"将师授之心法、不传之秘方和盘托出"撰著而成。全书分上下两卷，上卷记载疮疡总论、治疮疡要诀、膏散丹方和发有定位之各部位疮疡；下卷囊括发无定位部、小儿部及怪症外科疾病，末附经络图注、内景图说、脉学提要、疮疡杂症揭要、药品大略和吴锦堂、胡俊心二氏的外科医案。诠者，具也，释言也。谓之"真诠"者，正确的阐释也。近代名医秦伯未赞其"分析之细，罗列之富，为外科书籍所仅有，而处处以经验为依归，辅以相当之理论，使学者得收切实效果，尤觉难能而可贵。”

头肿如斗

出处:《外科真诠·头肿如斗》卷下。

人忽头面肿如斗大，看人小如三寸，饮食不思，呻吟如睡。此痰也。用瓜蒂散吐之而头目之肿消，又吐之见人如故。后用六君子汤煎服三剂痊愈。

邹趾痕

医家简介： 邹趾痕(1851—1938年)，名代权，字子衡，后又字趾痕，四川巴县(今重庆)人，被任应秋先生明确列为近代善用经方的四个医家之一，其著作主要有《圣方治验录》《素问微言详解》《灵枢微言详解》《伤寒论详解》《金匮要略详解》《素问上古天真论详解》等。《圣方治验录》一书乃邹氏于1936年1月在北京出版，书中记载了邹氏医案20则，医论医话9则，其治病不拘于成说，而是以辨证论治为准绳。

妊娠肠鸣呃逆

出处:《圣方治验录》。

金玉璋者，逊清之文孝廉也。其妇三十七岁，妊娠方七个月，腹中子鸣。自检方书，得妊娠子鸣之治疗方，服之无效，召愚诊视。谓愚曰：敝内妊娠七个月，腹中子鸣，声闻于腹外，用医书所载方服之而子鸣不愈，是用敬求妙手……愚曰：尊夫人病非子鸣，乃腹鸣也。《伤寒论·太阳一百六十节》曰：伤寒心下痞鞕，干噫食臭，胁下有水，腹中雷鸣下利。尊夫人之病，即此病也……愚于是主以生姜泻心汤，加茯苓、厚朴、枳壳、桔梗。

服一剂，呃逆愈增。愚察非方不合病，乃病重药轻故耳。仍用前方，生姜、半夏各六钱，外加杏仁三钱。以后视病之进退转移而加减以应之。

服六七剂，得大汗，又得大便，而胁下宽舒，呃逆解，腹鸣愈。